（懂点中医，护卫家人健康）

从基础理论到实践操作，跟着视频由浅入深、轻松掌握

视频讲透
中医经典处方大全

视频讲解　白话解读　简单易懂　一看就会

覃霄燕／主编

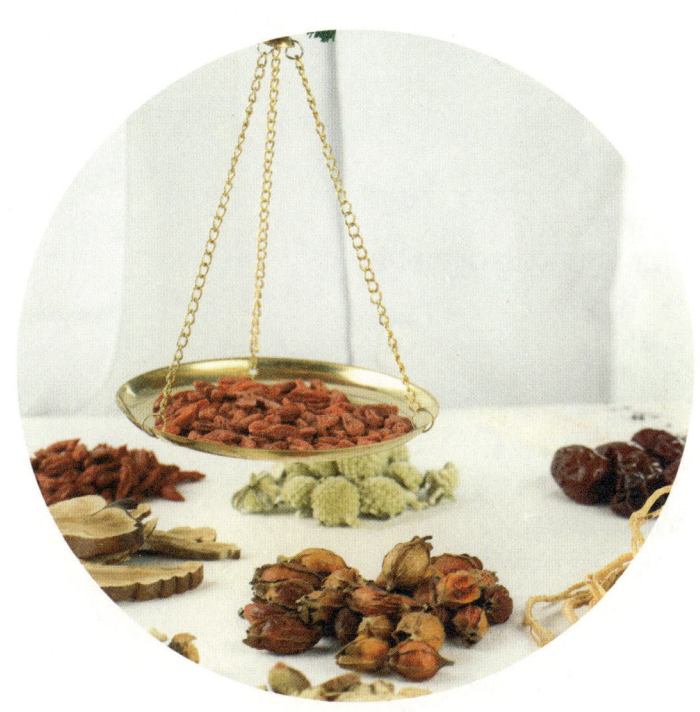

天津出版传媒集团

天津科学技术出版社

图书在版编目（CIP）数据

视频讲透中医经典处方大全 / 覃霄燕主编. -- 天津：天津科学技术出版社, 2025.3. -- ISBN 978-7-5742-2644-9

Ⅰ. R289.2

中国国家版本馆 CIP 数据核字第 2025RZ1586 号

视频讲透中医经典处方大全
SHIPIN JIANGTOU ZHONGYI JINGDIAN CHUFANG DAQUAN

策划编辑：杨 譞
责任编辑：孟祥刚
责任印制：刘 彤

出　　版：	天津出版传媒集团 天津科学技术出版社
地　　址：	天津市西康路 35 号
邮　　编：	300051
电　　话：	（022）23332490
网　　址：	www.tjkjcbs.com.cn
发　　行：	新华书店经销
印　　刷：	德富泰（唐山）印务有限公司

开本 787×1092　1/16　印张 16　字数 190 000
2025 年 3 月第 1 版第 1 次印刷
定价：128.00 元

前言

中医是中华文明的瑰宝，历代名医的经典处方更是其中的璀璨明珠，凝聚了古代医学的丰富经验，为后世留下了宝贵的医学财富。《中医经典处方大全》将为您介绍历代名医经典处方的精华，探寻这些药方的神奇价值。

全书按照治法分类，分为解表剂、泻下剂、和解剂、清热剂、祛暑剂、温里剂、表里双解剂、补益剂、固涩剂、安神剂、开窍剂、理气剂、理血剂、治风剂、治燥剂、祛湿剂、祛痰剂、消食剂、驱虫剂、涌吐剂、治痈疡剂，共计21种。所收录的经典处方涵盖了内科、外科、妇科、儿科等多个领域，为读者提供全面的中医处方知识。

具体到每一种方剂，又择取数种代表性方剂，每种方剂按方剂来源、功用、主治、方歌、组成、用法、方解、适应证、加减、现代运用、注意事项、附方等板块。内容翔实，形式丰富，信息排布一目了然，最大限度地保留了古代医家的智慧与经验。无论广大中医药院校师生、还是中医爱好者，都能从中学到这些处方的药理作用、适应证及临床应用，具有很强的实用性。

鉴于传统医学的博大精深，有些流传千年的方剂在今天看来颇为晦涩难懂，本书还采用了视频讲解的形式对书中的重点内容进行了直观解说，便于读者理解。

需要提醒的是，在使用本书时，注意用药禁忌与个体差异，须在专业医师的指导下运用，切不可盲目用药！

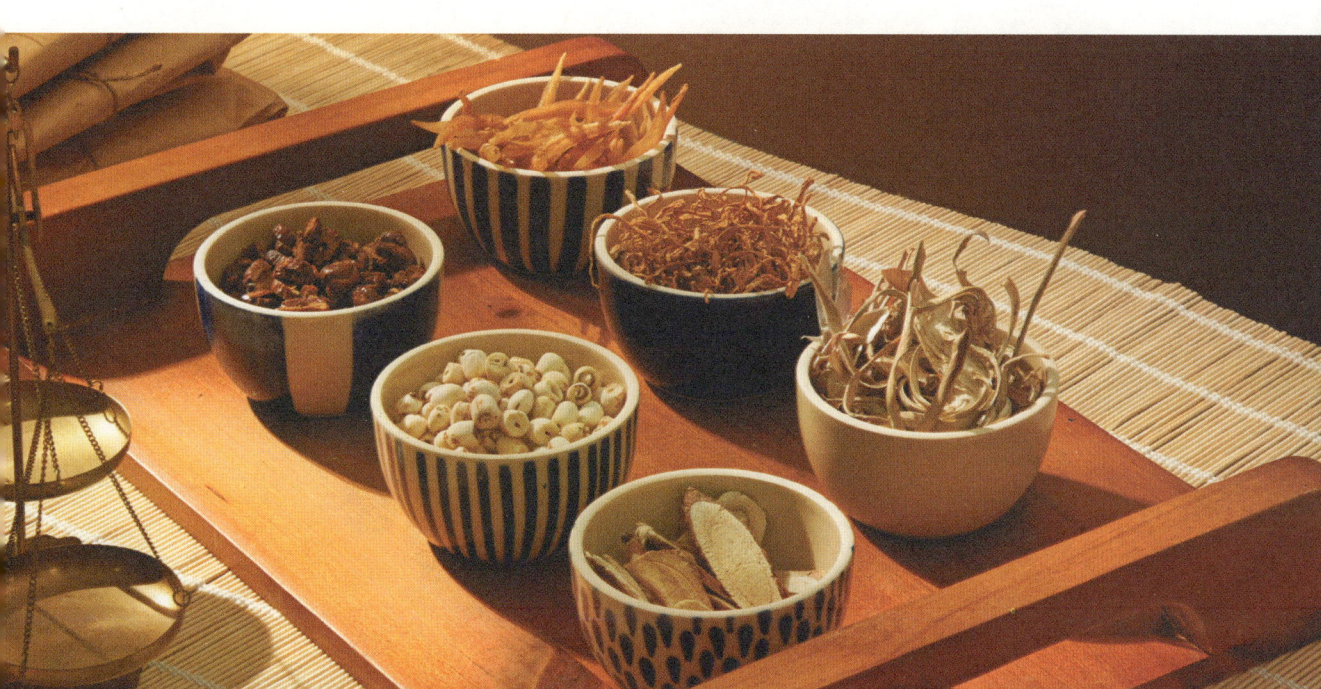

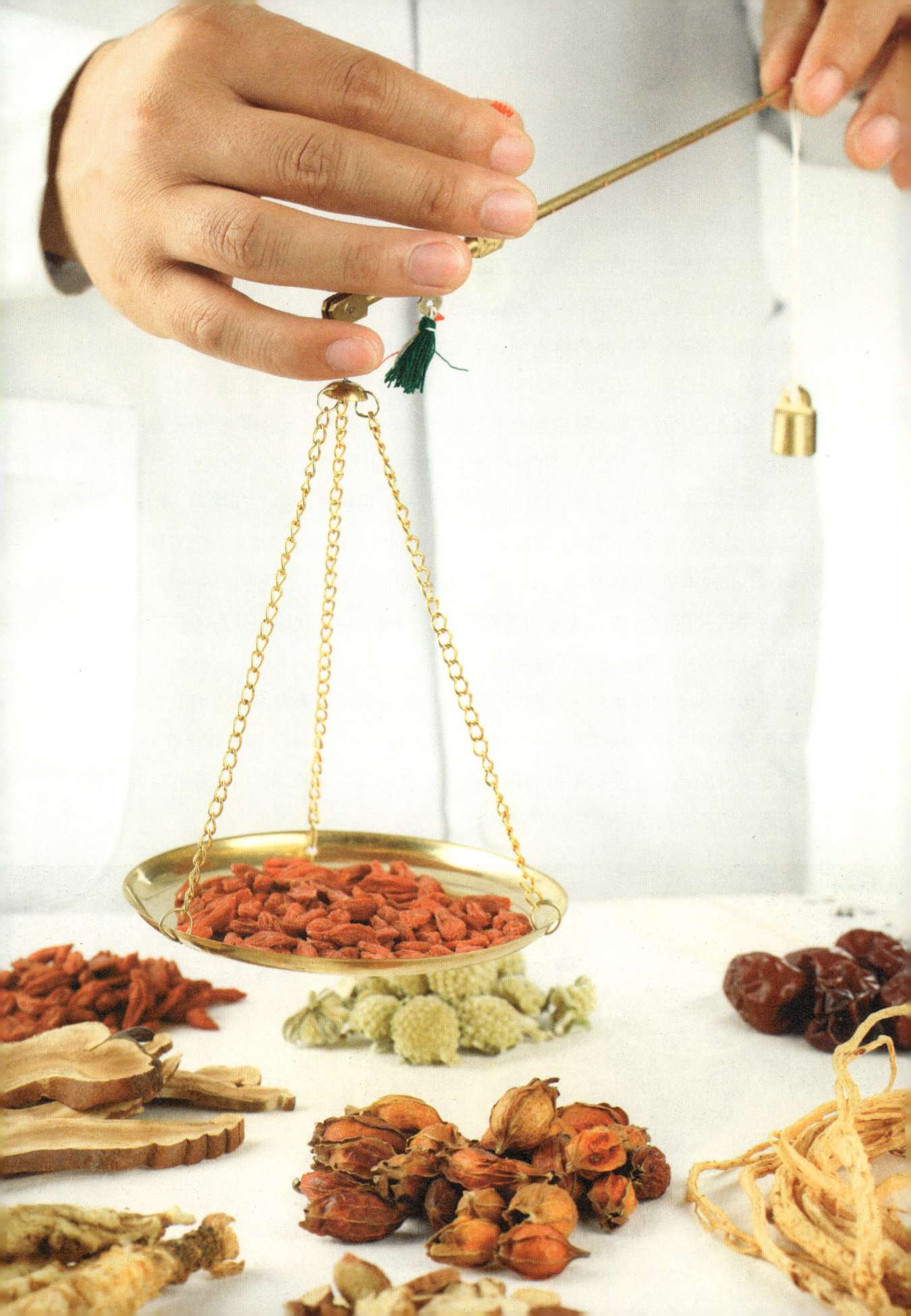

目录

第一章 解表剂

败毒散	2
桂枝汤	3
升麻葛根汤	5
九味羌活汤	7
香苏散	9
麻黄汤	10
柴葛解肌汤	12
麻黄细辛附子汤	14
葱豉桔梗汤	15

第二章 泻下剂

大承气汤	18
大黄附子汤	20
温脾汤	21
济川煎	23
黄龙汤	25
十枣汤	26
大陷胸汤	28
麻子仁丸（又名脾约丸）	29

第三章 和解剂

四逆散	32
蒿芩清胆汤	34
痛泻要方	35
小柴胡汤	36
半夏泻心汤	39
达原饮	41

第四章 清热剂

凉膈散	44
白虎汤	45
白头翁汤	48
青蒿鳖甲汤	49
清营汤	50
芍药汤	52
普济消毒饮	54
清骨散	55
当归六黄汤	57
竹叶石膏汤	59
左金丸	60
仙方活命饮	62
苇茎汤	63

第五章 祛暑剂

香薷散	66
六一散	67
桂苓甘露散	69
清暑益气汤	71

第六章 温里剂

理中丸	74
吴茱萸汤	76
四逆汤	78
回阳救急汤	80
当归四逆汤	82
暖肝煎	83

第七章 表里双解剂

葛根芩连汤	86
五积散	87
防风通圣散	89
大柴胡汤	91

第八章 补益剂

四君子汤	94
玉屏风散	96
四物汤	97
当归补血汤	99
大补阴丸（又名大补丸）	101
一贯煎	103
肾气丸	104
地黄饮子	106
龟鹿二仙胶	107

第九章 固涩剂

牡蛎散	110
九仙散	111
真人养脏汤	112
固冲汤	115
金锁固精丸	116
易黄汤	117

第十章 安神剂

朱砂安神丸	120
天王补心丹	121

| 酸枣仁汤 | 124 |
| 黄连阿胶汤 | 125 |

第十一章 开窍剂

安宫牛黄丸	128
紫雪	130
至宝丹	132
苏合香丸	134

第十二章 理气剂

越鞠丸（又名芎术丸）	138
金铃子散	139
天台乌药散（原名乌药散）	140
暖肝煎	143
苏子降气汤	144
定喘汤	146
小半夏汤	147
旋覆代赭汤	149
橘皮竹茹汤	150

第十三章 理血剂

鳖甲煎丸	154
桂枝茯苓丸	156
咳血方	157
槐花散	159
失笑散	160

第十四章 治风剂

镇肝熄风汤	164
牵正散	166
玉真散	167

大秦艽汤	168
活络丹	171
川芎茶调散	172
天麻钩藤饮	175

第十五章 治燥剂

麦门冬汤	178
杏苏散	179
养阴清肺汤	180
增液汤	182
益胃汤	183

第十六章 祛湿剂

三仁汤	186
甘露消毒丹	188
连朴饮	189
当归拈痛汤	191
二妙散	193
真武汤	194
羌活胜湿汤	196
独活寄生汤	197
萆薢分清散	198
五苓散	200
防己黄芪汤	202
五皮散	203

第十七章 祛痰剂

定痫丸	206
茯苓丸	208
滚痰丸	209
苓甘五味姜辛汤	211
温胆汤	213

小陷胸汤	214
三子养亲汤	216
贝母瓜蒌散	217

第十八章 消食剂

葛花解酲汤	220
枳实导滞丸	221
保和丸	223
枳实消痞丸（又名失笑丸）	225
健脾丸	227

第十九章 驱虫剂

化虫丸	230
乌梅丸	231
肥儿丸	233

第二十章 涌吐剂

| 瓜蒂散 | 236 |
| 急救稀涎散 | 237 |

第二十一章 治痈疡剂

四妙勇安汤	240
犀黄丸	241
牛蒡解肌汤	242
阳和汤	243
小金丹	245
海藻玉壶汤	246
透脓散	247
内补黄芪汤	249

第一章
解表剂

凡是以解表药为主要组成，具有发汗、解肌、透疹等作用，治疗表证的方剂，都是解表类方剂。代表方剂如败毒散、桂枝汤、麻黄细辛附子汤等。

败毒散

方剂来源《太平惠民和剂局方》

● 散寒祛湿，益气解表

方歌 人参败毒茯苓草，枳桔柴前羌独芎，薄荷少许姜三片，四时感冒有奇功。

组成

柴胡（去苗）、甘草、桔梗、人参（去芦）、川芎、茯苓（去皮）、枳壳（去瓤后麸炒）、前胡（去苗、洗）、羌活（去苗）、独活（去苗）各900克。

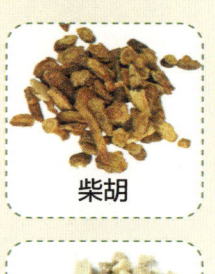
柴胡

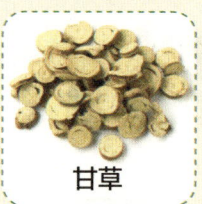
甘草

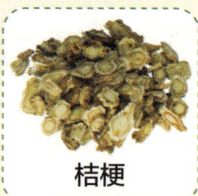
桔梗

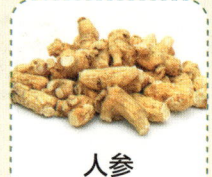
人参

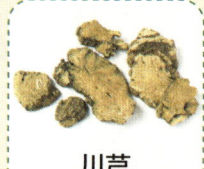
川芎

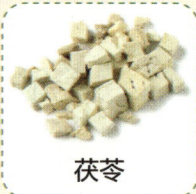
茯苓

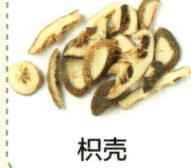
枳壳

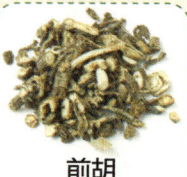
前胡

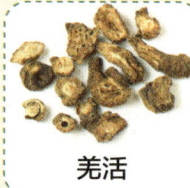
羌活

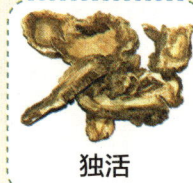
独活

用法

加生姜3克，薄荷2克，水煎温服。

方解

方中羌活、独活并用，祛风散寒，除湿止痛，通治一身上下之风寒湿邪，共为君药。柴胡发散退热，助君解表；川芎行气活血，助君宣痹止痛，二者俱为臣药。桔梗宣肺，枳壳降气，前胡化痰，茯苓渗湿，升降相合，宽胸利气，化痰止咳，皆为佐药。佐入人参，意在扶助正气以鼓邪外出，并使祛邪不更伤正气，且可防邪复入。生姜、薄荷为引，以助发散表邪；甘草调和药性，兼以益气和中，共为佐使。诸药相伍，有辛温解表、宣肺止咳、补气扶正的作用，达到祛风散寒、除湿止痛、宽胸利气、化痰止咳的目的。

主治 气虚外感风寒湿证。症见憎寒壮热，头项强痛，肢体酸痛，无汗，鼻塞声重，咳嗽有痰，胸膈痞满，舌苔白腻，脉浮而重按无力。

运用

1 适应证： 本方为益气解表的常用方。以恶寒发热，头身重痛，无汗，脉浮、重按无力为辨证要点。

2 加减： 正气未虚，而表寒较甚者，去人参，加荆芥、防风以祛风散寒；气虚明显者，加黄芪、淫羊藿以益气补虚；湿滞肌表经络，肢体酸楚疼痛者，可酌加威灵仙、桑枝、秦艽、防己等祛风除湿，通络止痛；咳嗽重者，加杏仁、白前止咳化痰；痢疾之腹痛、便脓血、里急后重甚者，加白芍、木香以行气和血止痛。

3 现代运用： 常用于感冒、流行性感冒、支气管炎、风湿性关节炎、痢疾、过敏性皮炎、湿疹等属外感风寒湿邪兼气虚者。

4 注意事项： 方中药物多是辛温香燥之品，外感风热、阴虚外感者忌用，时疫、湿温、湿热蕴结肠中而形成的痢疾不可用。

桂枝汤

方剂来源《伤寒论》

中医视频课

● **解肌发表，调和营卫**

方歌 桂枝汤治太阳风，芍药甘草枣生姜，解肌发表调营卫，汗出恶风此方功。

组成

桂枝（去皮）、芍药、生姜（切）各9克，炙甘草6克，大枣（擘）12枚。

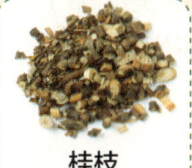
桂枝

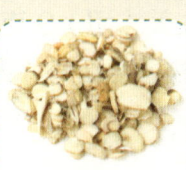
芍药

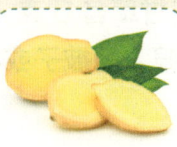
生姜

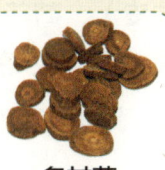
炙甘草

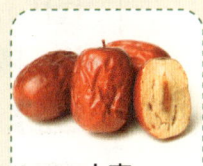
大枣

用法

水煎服，用被子或衣物覆盖至身体微微出汗。

方解

方中桂枝辛温，解肌发散风寒，为君药。芍药益阴敛营，敛固外泄之营阴，为臣药。桂枝、芍药等量配伍，既营卫同治，又散中有收。生姜助桂枝散表邪，兼和胃止呕；大枣协芍药补营阴，兼健脾益气。生姜、大枣相配，补脾和胃，化气生津，益营助卫，共为佐药。炙甘草调和药性，合桂枝辛甘化阳以实卫，合芍药酸甘化阴以益营，功兼佐使之用。诸药配伍，发中有补，散中有收，营卫同治，邪正兼顾，阴阳并调。

主治

外感风寒表虚证。症见恶风发热，汗出头痛，鼻鸣干呕，苔白不渴，脉浮缓或浮弱。

运用

1 适应证：本方既是治疗外感风寒表虚证的基础方，又是调和营卫、调和阴阳法的代表方。以恶风，发热，汗出，脉浮缓为辨证要点。

2 加减：恶风寒严重者，加防风、荆芥、淡豆豉以疏散风寒；体质虚弱者，加黄芪以扶正祛邪；伴有咳喘者，加杏仁、苏子、桔梗以宣肺止咳平喘。

3 现代运用：常用于感冒、流行性感冒、原因不明的低热、产后或病后低热、妊娠呕吐、冻疮、荨麻疹、多形红斑等属营卫不和者。

4 注意事项：凡外感风寒表实无汗者忌用；服药期间禁食生冷、黏腻、酒肉等。

附方

1 桂枝加葛根汤（《伤寒论》）

桂枝（去皮）、芍药、炙甘草各6克，生姜（切）9克，大枣（擘）12枚，葛根12克。水煎温服，用被子或衣物覆盖至身体微微出汗。

功用 解肌发表，升津舒筋。

主治 风寒客于太阳经输，营卫不和证，症见桂枝汤证兼项背强而不舒者。

2 桂枝加厚朴杏子汤（《伤寒论》）

桂枝（去皮）、芍药、生姜（切）各9克，炙甘草、厚朴（炙，去皮）各6克，大枣（擘）12枚，杏仁（去皮尖）50枚。水煎温服，用被子或衣物覆盖至身体微微出汗。

功用 解肌发表，降气平喘。

主治 宿有喘病，又感风寒，症见桂枝汤证兼咳喘者。

3 桂枝加桂汤（《伤寒论》）

桂枝（去皮）15克，芍药、生姜（切）各9克，炙甘草6克，大枣（擘）12枚。水煎温服。

功用 温通心阳，平冲降逆。

主治 心阳虚弱，寒水凌心之奔豚。太阳病误用温针或因发汗太过而发奔豚，气从少腹上冲心胸，起卧不安，有发作性者。

4 桂枝加芍药汤（《伤寒论》）

桂枝（去皮）、生姜（切）各9克，芍药18克，炙甘草6克，大枣（擘）12枚。水煎温服。

功用 温脾和中，缓急止痛。

主治 太阳病误下伤中，土虚木乘之腹痛。

升麻葛根汤

方剂来源 《太平惠民和剂局方》

● 解肌透疹

方歌 《局方》升麻葛根汤，芍药甘草合成方，麻疹初期出不透，解肌透疹此方良。

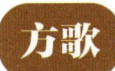

组成

升麻、白芍药、炙甘草各6克,葛根9克。

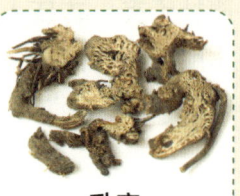
升麻

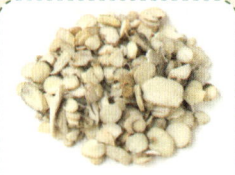
白芍药

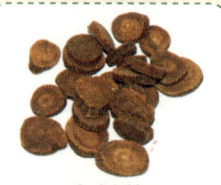
炙甘草

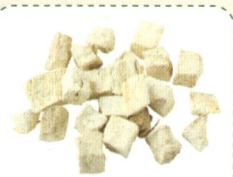
葛根

用法

水煎服。

方解

方中升麻为透疹之要药,既可辛散透疹,又能清热解毒,为君药。葛根解肌透疹,生津除热,为臣药。二药轻扬升散,通行肌表内外,对疹毒欲透未透、病势向外者,能因势利导,配伍能透达疹毒。白芍药益阴和营,以防君臣升散太过,为佐药。炙甘草调和药性,为使药。四药配伍,辛、凉、酸、甘合用,有升散清解、酸敛益阴的作用,可达到解肌透疹的目的。

主治

麻疹初起。症见疹发不出,身热头痛,咳嗽,目赤流泪,口渴,舌红,苔薄而干,脉浮数。

运用

1 适应证: 本方为治疗麻疹未发,或发而不透的基础方。以疹发不出或出而不畅,舌红,脉数为辨证要点。

2 加减: 若因风寒袭表不能透发,伴有恶寒、无汗、流清涕、苔薄而白,加防风、荆芥、柽柳以发表透疹;若麻疹未透、色深红,加紫草、丹皮、大青叶以凉血解毒。

3 现代运用: 除了麻疹初起,还可用于带状疱疹、单纯性疱疹、水痘、腹泻、急性细菌性痢疾等属邪郁肌表、肺胃有热者。

4 注意事项: 若麻疹已透,或疹毒内陷而气急而粗、鼻翼煽动者,禁用。

附方

竹叶柳蒡汤（《先醒斋医学广笔记》）

西河柳15克，荆芥穗、蝉蜕、薄荷叶、蜜炙知母、甘草、竹叶各3克，干葛、鼠粘子（炒，研）各4.5克，玄参6克，麦门冬（去心）9克。水煎服。

功用 透疹解表，清热生津。

主治 痧疹初起，透发不出。症见喘嗽，鼻塞流涕，恶寒轻，发热重，烦闷躁乱，咽喉肿痛，唇干口渴，苔薄黄而干，脉浮数。

九味羌活汤

方剂来源 张元素《此事难知》

● 发汗祛湿，兼清里热

方歌 九味羌活用防风，细辛苍芷与川芎，黄芩生地同甘草，三阳解表宜变通。

组成

羌活、防风、苍术各9克，细辛3克，川芎、香白芷、生地黄、黄芩、甘草各6克。

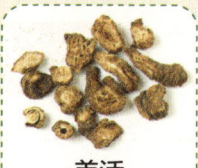
羌活

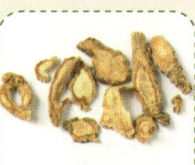
防风

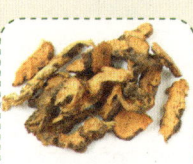
苍术

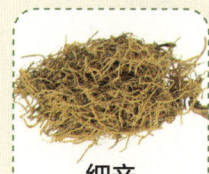
细辛

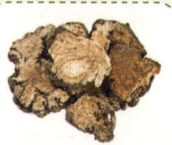
川芎

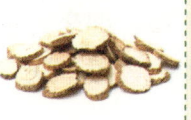
香白芷

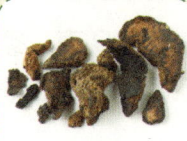
生地黄

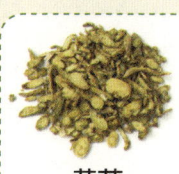
黄芩

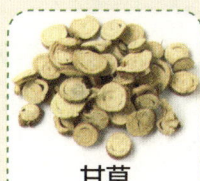
甘草

用法

水煎服。若需要快速出汗，应该趁热服用；若需要缓汗，应该温服。

方解

方中羌活入太阳经，擅解表寒，祛风湿，利关节，止痹痛，为君药。防风善祛风，并能胜湿止痛；苍术入太阴经，善燥湿，并能祛风散寒，共助君药祛风散寒，除湿止痛，为臣药。细辛、香白芷、川芎俱能祛风散寒。其中细辛主入少阴经，能止痛；香白芷入阳明经，兼可燥湿；川芎入少阳、厥阴经，行气活血，宣痹止痛。此三味共为佐药，以助君臣药祛风寒湿邪以除病因，畅行气血以解疼痛。生地黄、黄芩清泄里热，并防诸辛温燥烈之品助热伤津，也为佐药。甘草调和诸药，为使药。诸药配伍，既兼治内外，又分属六经，协调表里而起到发汗祛湿、兼清里热的功效。

主治

外感风寒湿邪，内有蕴热证。症见恶寒发热，无汗，头痛项强，肢体酸楚疼痛，口苦微渴，舌苔白或微黄，脉浮或浮紧。

运用

1 适应证：本方为治疗外感风寒湿邪而兼里热证的常用方。以恶寒发热，头痛无汗，肢体酸楚疼痛，口苦微渴为辨证要点。

2 加减：若湿邪轻、肢体酸楚不严重，可去苍术、细辛以减温燥之性；若肢体关节疼痛剧烈，可加独活、威灵仙、姜黄等以宣痹止痛；若湿重胸满，可去生地黄，加枳壳、厚朴以行气化湿宽胸；若口苦而微口渴，酌减生地黄、黄芩；若里热严重且烦渴，加石膏、知母以清热除烦止咳。

3 现代运用：常用于感冒、急性肌炎、风湿性关节炎、偏头疼、腰肌劳损等属外感风寒湿邪、兼有里热者。

4 注意事项：本方辛温燥烈，风热表证及阴虚内热者不宜用。

附方

大羌活汤（张元素《此事难知》）

防风、羌活、独活、防己、黄芩、黄连、苍术、白术各9克，炙甘草、细辛、生知母、川芎、地黄各30克。水煎服，第一次用药后没有明显效果的再服一次，治愈后则停止服药。

功用 发散风寒，祛湿清热。

主治 外感风寒湿邪兼有里热证。症见头痛身重，发热恶寒，口干烦满而渴，舌苔白腻，脉浮数。

香苏散

方剂来源 《太平惠民和剂局方》

● 疏散风寒，理气和中

方歌　香苏散内草陈皮，疏散风寒又理气，外感风寒兼气滞，寒热无汗胸脘痞。

组成

香附子（炒香，去毛）、紫苏叶各12克，炙甘草3克，陈皮（不去白）6克。

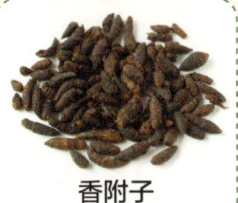
香附子

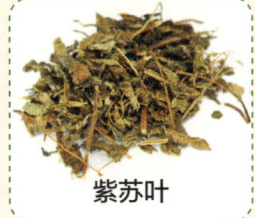
紫苏叶

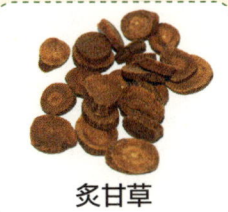
炙甘草

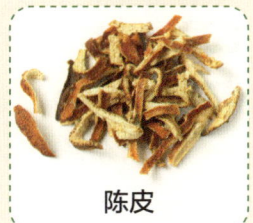
陈皮

用法

水煎服。

方解

方中紫苏叶归肺、脾二经，既可解表散寒，又能理气宽中，为君药。香附子行气解郁，为臣药。紫苏叶得香附之助，调畅气机药理倍增；香附子借紫苏叶之升散，可上行外达以祛邪。陈皮理气燥湿，既可助君臣行气以除气滞，又可燥湿以针对气滞所致津停。炙甘草健脾和中，与香附、陈皮相合，行气而不耗气，并调和药性，为佐使药。诸药共用，有辛温疏表、理气行滞的作用，可达到表里同治、重在解表的目的。

主治

外感风寒，气郁不舒证。症见恶寒身热，头痛无汗，胸脘痞闷，不思饮食，舌苔薄白，脉浮。

运用

1 适应证： 本方为治疗外感风寒而兼气滞的常用方。临床应用以恶寒发热，头痛无汗，胸脘痞闷，苔薄白，脉浮为辨证要点。

2 加减： 若风寒表证较重，加葱白、生姜、荆芥以增强发汗解表；若气郁较重，伴有胸胁胀痛、脘腹胀满，加柴胡、厚朴、大腹皮以增强行气解郁；若湿浊较重、胸闷，伴有饮食不振，加藿香、厚朴、半夏以化湿醒脾；若伴有咳嗽且有痰者，加苏子、桔梗、半夏等以降气化痰止咳。

3 现代运用： 多用于胃肠型感冒属感受风寒兼气机郁滞者。

附方

加味香苏散（《医学心悟》）

紫苏叶5克，陈皮、香附各4克，炙甘草2.5克，荆芥、秦艽、防风、蔓荆子各3克，川芎1.5克，生姜三片，水煎温服，盖上衣被至微微出汗。

功用 发汗解表，理气解郁。

主治 外感风寒，兼有气滞证。症见头痛项强，鼻塞流涕，身体疼痛，发热恶寒或恶风，无汗，胸脘痞闷，苔薄白，脉浮。

中医视频课

麻黄汤

方剂来源 《伤寒论》

● 发汗解表，宣肺平喘

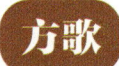
方歌 麻黄汤中用桂枝，杏仁甘草四般施，发热恶寒头项痛，喘而无汗服之宜。

组成

麻黄（去节）9克，桂枝（去皮）6克，杏仁（去皮尖）70个，炙甘草3克。

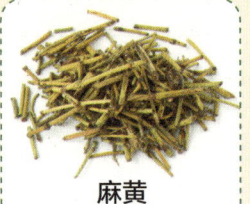
麻黄

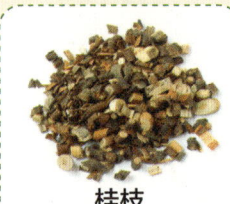
桂枝

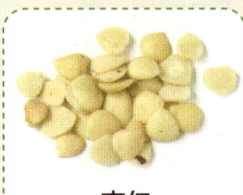
杏仁

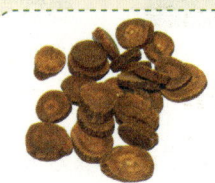
炙甘草

用法

水煎服，盖衣被至微微出汗。

方解

方中麻黄为发汗之峻剂，开腠理、透毛窍，发汗祛表，又宣散肺经风寒而平喘，为君药。桂枝为臣药，解肌发表，通达营卫，既助麻黄发汗散寒之力，又可温通营卫之郁。麻黄、桂枝配合使用，发汗之力较强，可使风寒去而营卫和。杏仁为佐药，利肺平喘，与麻黄相伍，恢复肺气的正常宣降功能，以达到平喘的效果，使邪气得以祛除，使肺气调和。炙甘草为使药，既调和药性，又缓麻黄、桂枝的峻烈之性，使汗出而不致耗伤正气。四药配伍，起到发散风寒、宣肺平喘、止咳化痰的作用，风寒感冒诸症可愈。

主治

外感风寒表实证。症见恶寒发热，头身疼痛，无汗而喘，舌苔薄白，脉浮紧。

运用

1 适应证：本方为治疗外感风寒表实证的基础方。以恶寒发热，无汗而喘，脉浮紧为辨证要点。

2 加减：若喘急胸闷、咳嗽痰多、表征不明显或不严重，去桂枝，加苏子、半夏以化痰止咳平喘；若鼻塞流鼻涕严重，加苍耳子、辛夷以宣通鼻窍；若骨节酸痛而夹湿邪，加苍术、薏苡仁以祛风除湿；若里热烦躁，酌情加石膏、黄芩以清泻肺热。

3 现代运用：常用于感冒、流行性感冒、急性支气管炎、支气管哮喘等属风寒表实证者。

4 注意事项：本方为辛温发汗之峻剂，病愈即停止服药，不可多用。

附方

1 麻黄加术汤（《金匮要略》）

麻黄（去节）9克，桂枝（去皮）6克，炙甘草3克，杏仁（去皮尖）70个，白术12克。水煎，先煮麻黄，温服，盖衣被至微微出汗。

功用 发汗解表，散寒祛湿。

主治 风寒湿痹证。症见身体疼烦，无汗等。

② 麻黄杏仁薏苡甘草汤（《金匮要略》）

麻黄（去节）6克，杏仁（去皮尖，炒）十个，薏苡仁12克，炙甘草3克。水煎，先煮麻黄，温服，盖衣被至微微出汗，注意避风。

功用 发汗解表，祛风除湿。

主治 风湿在表，湿郁化热证。症见一身尽痛，发热，下午3-5点病情加重者。

柴葛解肌汤

方剂来源 《伤寒六书》

● 解肌清热

方歌 陶氏柴葛解肌汤，邪在三阳热势张，芩芍桔草姜枣芷，羌膏解表清热良。

组成

柴胡、黄芩、葛根、芍药各6克，甘草、羌活、白芷、桔梗各3克。

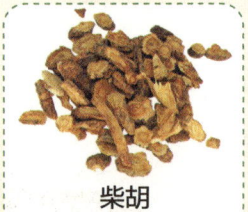
柴胡

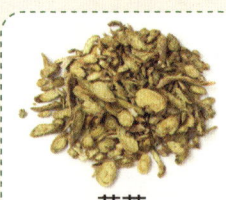
黄芩

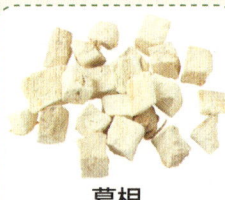
葛根

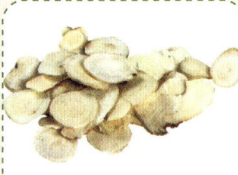
芍药

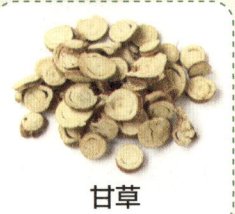
甘草

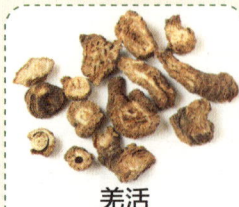
羌活

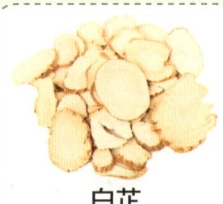
白芷

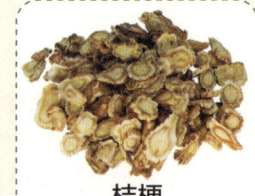
桔梗

用法

以上药材加水二盏、生姜三片，大枣二枚，槌法加石膏末3克，水煎热服。

方解

方中葛根外透肌热，内清郁热；柴胡善于祛邪解表退热。二药配伍，解肌清热之力强，共为君药。羌活、白芷助君药辛散发表，并止诸痛；黄芩、石膏清泄里热，俱为臣药。葛根配白芷、石膏，清透阳明之邪热；柴胡配黄芩，透解少阳之邪热；羌活发散太阳之风寒。诸药配伍，三阳兼治，治阳明为主。桔梗宣肺气以利祛邪外出；芍药、大枣益阴养血，既防热邪伤阴，又制疏散太过；生姜发散风寒，均为佐药。甘草调和药性，为使药。诸药配伍，温清并用，三阳同治，表里兼顾，重在疏泄透散。

主治 外感风寒，郁而化热证。症见恶寒渐轻，身热增盛，无汗头痛，目疼鼻干，心烦不眠，咽干耳聋，眼眶痛，舌苔薄黄，脉浮微洪。

运用

1 适应证： 本方为治疗太阳风寒未解，入里化热，初犯阳明或三阳合病的常用方。以发热重，恶寒轻，头痛，眼眶痛，鼻干，脉浮微洪为辨证要点。

2 加减： 若无汗而恶寒严重，去黄芩，加麻黄以增强发散表寒之力，夏秋季节可用苏叶代替麻黄；若热邪伤津而口渴，加天花粉、知母以清热生津；若恶寒不明显而里热严重，伴有烦躁、舌质红，加银花、连翘，重用石膏以加清热。

3 现代运用： 常用于感冒、流行性感冒、牙龈炎、急性结膜炎等属外感风寒、邪郁化热者。

4 注意事项： 若太阳表邪未入里者，或里热而见阳明腑者，不宜使用。

附方

柴葛解肌汤（《医学心悟》）

柴胡、葛根、黄芩、赤芍、贝母各6克，甘草、丹皮各3克，知母5克，生地9克。水煎服。若心烦，加淡竹叶3克；若谵语，加石膏12克。

功用 解肌清热。

主治 外感风热，里热亦盛证。症见不恶寒而口渴，舌苔黄，脉浮散。

麻黄细辛附子汤

方剂来源《伤寒论》

● 助阳解表

方歌　麻黄细辛附子汤，发表温经两法彰，若非表里相兼治，少阴反热曷能康。

组成

麻黄（去节）6克，细辛3克，附子（炮，去皮）9克。

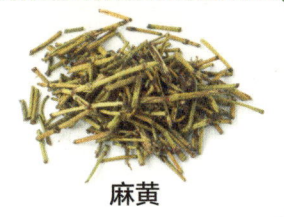
麻黄

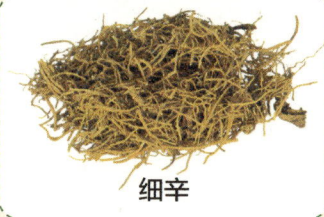
细辛

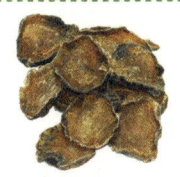
附子

用法　水煎服。

方解

方以麻黄为君药，发汗散寒解表。以制附子为臣药，取其大辛大热之性，温补阳气，助麻黄鼓邪外出。因麻黄发汗之力较峻，与附子同用则无伤阳之弊，是助阳解表的常用配伍。细辛芳香气浓，性善走窜，通彻表里，既能祛风散寒以助麻黄解表，又可鼓动阳气以协附子助阳散寒，为佐药。三药并用，解表与温里合法，辛温并用，使外感风寒之邪得以表散，在里之阳气得以振奋，起到治疗表里都受寒、太少两感病症的作用。

主治　素体阳虚，外感风寒表证。症见发热，恶寒甚剧，其寒不解，神疲欲寐，脉沉微。

运用

1. 适应证：本方为治疗阳虚外感风寒表证的基础方。以恶寒重,发热轻,神疲欲寐,脉沉为辨证要点。

2. 加减：若阳虚而面色苍白、语声低微、肢冷,加人参、黄芪合附子以助阳益气;伴有咳喘吐痰者,加半夏、杏仁、苏子、白芥子以化痰止咳平喘;伴有湿滞经络而肢体酸痛者,加苍术、独活以祛湿通络止痛。

3. 现代运用：常用于感冒、流行性感冒、支气管炎、病态窦房结综合征、风湿性关节炎、过敏性鼻炎、暴盲、暴暗、皮肤瘙痒等属于阳虚外感者。

4. 注意事项：若出现少阴阳虚的症状,如腹泻、四肢冰冷、脉微欲绝等,则应遵张仲景"先温其里,乃攻其表"的原则,否则导致患者阳虚症状加重,甚至出现亡阳危候。

附方

再造散（《伤寒六书》）

黄芪 6 克,人参、桂枝、熟附、羌活、防风、川芎、煨生姜、炒白芍各 3 克,甘草 1.5 克,细辛 2 克。加大枣 2 枚,水煎服。

功用 助阳益气,解表散寒。

主治 阳气虚弱,外感风寒表证。恶寒发热,热轻寒重,无汗肢冷,倦怠嗜卧,面色苍白,语声低微,舌淡苔白,脉沉无力或浮大无力。

葱豉桔梗汤

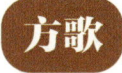

方剂来源 《重订通俗伤寒论》

● **疏风清热**

方歌 葱豉桔梗薄荷翘,山栀竹叶合甘草,热邪束肺嗽咽痛,风温初起此方疗。

组成

鲜葱白、淡豆豉各9克，苦桔梗5克，焦山栀、青连翘各6克，苏薄荷5克，生甘草2克，鲜淡竹叶3克。

葱白

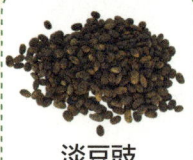
淡豆豉

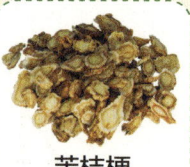
苦桔梗

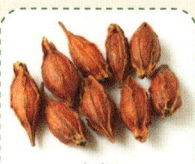
山栀

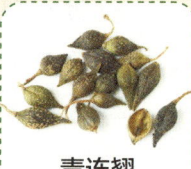
青连翘

用法

水煎服。

方解

方中葱白辛温通阳，淡豆豉解肌发表，二者合用，疏风散邪，共为君药。薄荷、连翘疏散风热，助君解表，为臣药。桔梗宣肺止咳利咽；山栀、竹叶清泻心肺之热，并导热从小便而去，为佐药。生甘草合桔梗以清利咽喉，又可调和药性，为佐使。诸药配伍，使风热病邪通过辛味药物的发散作用从外部解除，又能通过清泄作用，从下方排出，消除诸症。

主治

风温初起证。症见头痛身热，微恶风寒，咳嗽，咽痛，口渴，舌尖红，苔薄白，脉浮数。

运用

1 适应证： 本方为治疗风温初起证的常用方。以头痛身热、咳嗽、咽痛、口渴、脉浮数为辨证要点。

2 加减： 若头胀痛较重，加菊花、桑叶；咽喉肿痛，加一枝黄花、土牛膝、玄参；咳嗽痰多，加象贝母、杏仁、前胡；咯淡黄稠，加黄芩、知母、瓜蒌皮；肺热素盛，烦热咳逆气急，加石膏、麻黄；口干咽燥，舌红少津，加梨皮、南沙参、天花粉。

3 现代运用： 常用于感冒、流行性感冒等属于风温、风热初起者。

第二章
泻下剂

凡是以泻下药为主要组成，具有通导大便、排出胃肠积滞、荡涤实热，及攻逐水饮、寒积等作用，治疗里实证的方剂，都是泻下类方剂。这类方剂用于表证已解，里实已成时，代表方剂如大承气汤、济川煎、麻子仁丸等。

大承气汤

方剂来源 《伤寒论》

● 峻下热结

方歌：大承气汤用芒硝，枳实厚朴大黄饶，救阴泻热功偏擅，急下阳明有数条。

组成

大黄（酒洗）、炙枳实各12克，厚朴（去皮，炙）24克，芒硝9克。

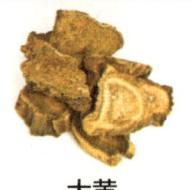
大黄

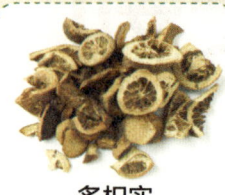
炙枳实

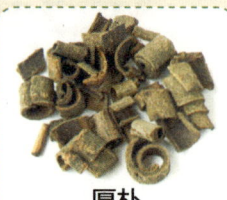
厚朴

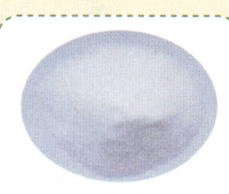
芒硝

用法

以上四味药材，以水一斗，先下枳实、厚朴煮沸，取出五升药液，去滓，再下大黄，再次煮沸，取二升药液，去滓，最后放入芒硝，用微火煮沸，将药液分成两次服用，病情缓解后就不要再服剩下的药液了。

方解

方中大黄苦寒泻热，攻积通便，荡涤肠胃邪热积滞，为君药。芒硝咸苦而寒，泻热通便，润燥软坚，增强大黄峻下热结之力，为臣药。芒硝、大黄配伍，相须为用，既可苦寒泻下，又能软坚润燥，泻热推荡之力更猛。积滞内阻，致使腑气不通，则内结之实热积滞，恐难速下，因此厚朴也为君药。炙枳实下气开痞散结，助厚朴行气而除痞满，为臣药。二者与大黄、芒硝相伍，泻热破气，推荡积滞，以成速泻热结之功。四药合用，辛苦通降与咸寒合法，泻下与行气并重，相辅相成，使塞者通，闭者畅，热得泄，阴得存，阳明腑实证可愈。起到峻下行气、通导大便的作用，以承顺胃气下行之特点而得名"承气汤"。

主治

1. 阳明腑实证。症见大便不通，频转矢气，脘腹痞满，腹痛拒按，按之硬，甚或潮热谵语，手足濈然汗出，舌苔黄燥起刺，或焦黑燥裂，脉沉实。

2. 热结旁流证。症见下利清水，色纯青，其气臭秽，脐腹疼痛，按之坚硬有块，口舌干燥，脉滑实。

3. 里实热证而见热厥、痉病、发狂者。

运用

1 适应证： 本方既为治疗阳明腑实证的代表方，也是寒下法的基础方，后世众多泻下类方剂均由此方化裁而成。以数日不大便，脘腹痞满胀痛，苔黄厚而干，脉沉数有力为辨证要点。

2 加减： 若兼气虚者，加人参以补气，以防泻下气脱；兼阴津不足者，宜加玄参、生地等滋阴润燥。

3 现代运用： 常用于急性单纯性肠梗阻、粘连性肠梗阻、蛔虫性、肠梗阻、急性胆囊炎、急性胰腺炎、幽门梗阻，以及某些热性病程中出现的高热、神昏谵语、警觉、发狂而见大便不通、苔黄脉实者。

4 注意事项： 本方为泻下峻剂，一旦见效即停止服用，避免损耗正气，气虚阴亏、年老、体弱者慎用；孕妇禁用。

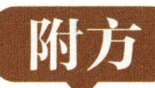

1 小承气汤（《伤寒论》）

大黄（酒洗）12克，厚朴（去皮，炙）6克，枳实9克。水煎、分两次服用。初次服后可能排气或排便，若没有，就一次性喝完剩下的药；若已排气或排便，不必再服。

功用 轻下热结。

主治 阳明腑实证。症见谵语，便秘，潮热，胸腹痞满，舌苔老黄，脉滑而疾；或痢疾初起，腹中胀痛，里急后重等。

2 调胃承气汤（《伤寒论》）

大黄（去皮，清酒洗）、芒硝各12克，炙甘草6克。用三升水煮大黄、炙甘草，煮至剩下一升药液，去渣，加入芒硝微火煮沸，药液温热后一次服下。

功用 缓下热结。

主治 阳明病，胃肠燥热证。症见大便不通，口渴心烦，蒸蒸发热，或腹中胀满，舌苔黄，脉滑数；以及胃肠热盛而致发斑吐衄，口齿咽喉肿痛等。

3 宣白承气汤（《温病条辨》）

生石膏15克，生大黄9克，杏仁粉6克，栝蒌皮5克。用五杯水煮药，煮成两杯药液。先喝一杯，效果不明显再喝一杯药液。

功用 泻下热结，宣肺化痰。

主治 阳明温病，热结肠腑，痰热壅肺。潮热便秘，喘促胸闷，痰涎壅滞，舌质红，舌苔黄厚腻，脉沉滑数，右寸实大。

大黄附子汤

方剂来源《金匮要略》

● 温里散寒，通便止痛

方歌 大黄附子细辛汤，散寒通便止痛良，寒积里实服此方，邪去正安腹通畅。

组成

大黄9克，附子（炮）12克，细辛3克。

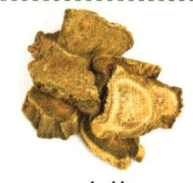
大黄

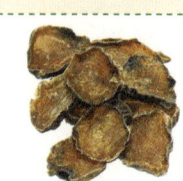
附子

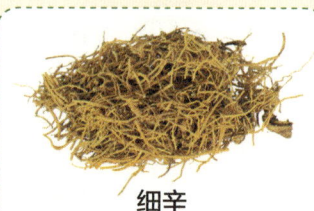
细辛

用法

将三种药材放入五升水中煮至药液剩二升，分三次温服。身体强壮的人可以煮至二升半，分成三次温服。服药后，让病人走动四五里地的时间，再服下一次药。

方解

方中附子温里助阳，散寒止痛，为君药。里已成实，虽用温药以祛其寒，同时也需配伍泻下药以通其结，因此以大黄通导大便，荡涤肠道积滞，为臣药。附子、大黄并用，前者散寒助阳，后者通积导滞，是温下法的常用配伍。佐以细辛，辛温宣通，既散寒结以止痛，又助附子温里祛寒。三药并用，苦寒辛热合法，相反相成，起到温里散寒、攻下寒积的功效。

主治

寒积里实证。症见腹痛便秘，胁下偏痛，发热，畏寒肢冷，舌苔白腻，脉弦紧。

运用

1 适应证： 本方为温下法的基础方，是治疗寒积里实证的代表方。以腹痛便秘，手足不温，苔白腻，脉弦紧为辨证要点。

2 现代运用： 常用于急性阑尾炎、急性肠梗阻、睾丸肿痛、胆绞痛、胆囊术后综合征、慢性痢疾、尿毒症等属寒积里实者。

3 注意事项： 方中附子用量应大于大黄，以达到温里散寒、泻结行滞的目的。

中医视频课

温脾汤

方剂来源《备急千金要方》

● 攻下冷积，温补脾阳

方歌

温脾参附与干姜，甘草当归硝大黄，寒热并行治寒积，脐腹绞结痛非常。

组成

当归、干姜各9克,附子、人参、芒硝、甘草各6克,大黄15克。

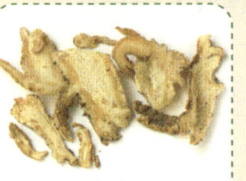
当归

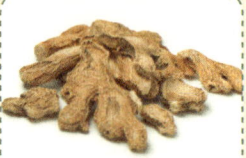
干姜

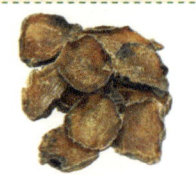
附子

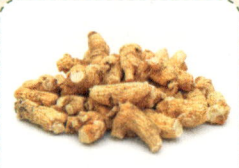
人参

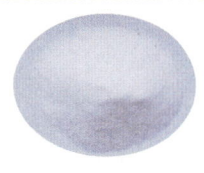
芒硝

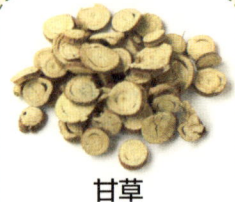
甘草

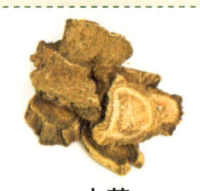
大黄

用法

以上药材,水煎,分三次服,每日三次。

方解

方中附子大辛大热,温脾阳以散寒凝;干姜温中助阳,增附子温阳祛寒之力;大黄苦寒沉降,荡涤泻下而除积滞;芒硝软坚,助大黄泻下攻积,四药配伍,温下以攻逐寒积。人参、甘草补益脾气,与附子、干姜相伍,有阳虚先益气之意。甘草能调药和中。当归养血润燥,既润肠以资泻下,又使泻下而不伤正。诸药合用,辛热甘温咸寒合法,寓补于攻,温下相成,起到泻下冷积、温补脾阳的作用。

主治

阳虚冷积证。症见便秘腹痛,脐周绞痛,手足不温,苔白不渴,脉沉弦而迟。

运用

1 适应证: 本方为治疗脾阳不足、冷积内停证的常用方。以便秘腹痛,得温则缓,倦怠少气,手足欠温,苔白,脉沉弦为辨证要点。

2 加减: 若腹中胀痛者,加厚朴、木香以行气止痛;若腹中冷痛,加肉桂、吴茱萸以增强温中驱寒之力。

3 现代运用: 常用于急性单纯性肠梗阻或不全梗阻等属中阳虚寒、冷积内阻者。

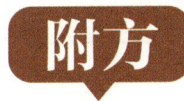

温脾汤（《备急千金要方》）

大黄、附子各12克，干姜、人参、甘草各6克。水煎分三服。

功用 攻下寒积，温补脾阳。

主治 下利赤白，连年不止，霍乱，脾胃冷积不消，手足欠温，苔白不渴，脉沉弦而迟。

济川煎

方剂来源《景岳全书》

中医视频课

● 温肾益精，润肠通便

方歌 济川归膝肉苁蓉，泽泻升麻枳壳从，肾虚精亏肠中燥，寓通于补法堪宗。

组成

当归9~15克，牛膝6克，肉苁蓉（酒洗去咸）6~9克，泽泻4.5克，升麻1.5~3克，枳壳3克。

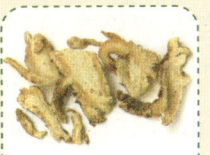
当归

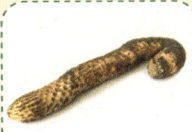
牛膝

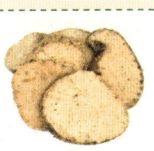
肉苁蓉

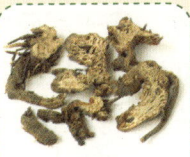
泽泻

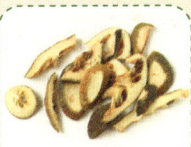
枳壳

用法

药材加水一盅半，煎至药液剩七分，饭前服用。

方解

方中肉苁蓉咸温，入肾与大肠经，善于温补肾精、暖腰润肠，为君药。当归养血和血，润肠通便；牛膝补肾壮腰，善行于下，二者共为臣药。枳壳宽肠下气助通便；泽泻性降，渗利泄浊，共为佐药。少加升麻升举清阳，使清升浊降以助通便，用为佐使。诸药合用，既通便，又补益，既可温肾益精以治其本，又能润肠通便以治其标，标本兼顾。济川，即滋润河川，使河流能够行舟车，形象地表达了处方的作用。

主治

肾虚便秘。症见大便秘结，小便清长，腰膝酸冷，舌淡苔白，脉沉迟。

运用

1. 适应证： 本方为治疗肾虚便秘的常用方。以便秘，小便清长，腰膝酸冷，舌淡苔白，脉虚弱为辨证要点。

2. 加减： 若气虚者，加人参；有火者，加黄芩；肾虚者，加熟地；体虚者，去枳壳。

3. 现代运用： 常用于习惯性便秘、老年便秘、产后便秘等属于肾虚津亏肠燥者。

4. 注意事项： 凡热邪伤津及阴虚者忌用。

附方

半硫丸（《太平惠民和剂局方》）

半夏用水浸泡七次，晒干后研成细末。硫黄研磨至极细，压碎，与半夏细末等分混合。混合物中加入生姜汁熬煮，再加入干蒸饼末搅拌均匀，放入臼内杵捣数百下，制成梧桐子大小的丸剂。空腹用温酒或生姜汤送服15~20丸，妇女也可以用醋汤送服。

功用 温肾祛寒，通阳泄浊。

主治 老人下元虚冷便秘，或阳虚寒湿久泻。

黄龙汤

方剂来源《伤寒六书》

● 攻下热结，益气养血

方歌 黄龙枳朴与硝黄，参归甘桔枣生姜，阳明腑实气血弱，攻补兼施效力强。

组成

大黄、枳实、厚朴、人参各9克，芒硝、当归、甘草各3克。

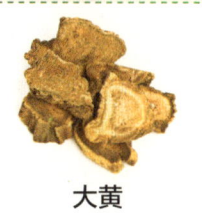 大黄
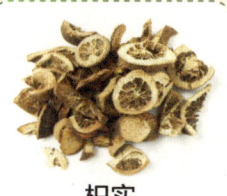 枳实
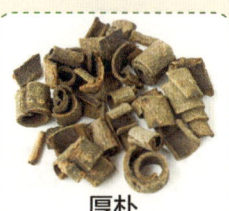 厚朴
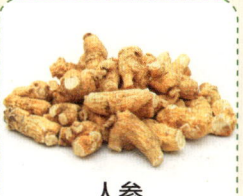 人参
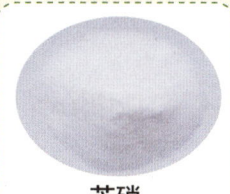 芒硝
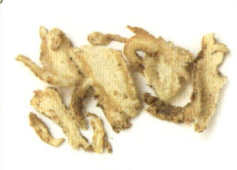 当归
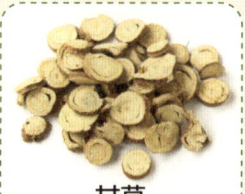 甘草

用法

以上药材加水二盅、生姜三片、大枣二枚，煎之后，再入桔梗一撮，热服。

方解

方中大黄泻热通便，荡涤积滞；芒硝润燥软坚，以助大黄泻热攻逐之力；枳实、厚朴行气导滞，荡涤胃肠实热积滞；人参、当归益气养血，与前药配伍，扶正祛邪，使攻下而不伤正；桔梗开宣肺气而通肠腑；生姜、大枣、甘草和中益胃。诸药配伍，峻下热结与补益气血并用，攻补兼施，以攻为主，祛除热结，气血得以得复，各种症状消除。

主治 阳明腑实，气血不足证。症见下利清水，色纯青，或大便秘结，脘腹胀满，腹痛拒按，身热口渴，神倦少气，谵语甚或循衣撮空，神昏肢厥，舌苔焦黄或焦黑，脉虚。

运用

1 适应证：本方为治疗阳明腑实兼气血不足证的基础方。以大便秘结，或自利清水，脘腹胀痛，身热口渴，神倦少气，舌苔焦黄，脉虚为辨证要点。

2 加减：老年气血虚者，去芒硝以减缓泻下之力，或适当增加人参、当归以加强补虚扶正。

3 现代运用：常用于伤寒、副伤寒、流行性脑脊髓膜炎、乙型脑炎、老年性肠梗阻等属于阳明腑实而兼气血不足者。

十枣汤

方剂来源《伤寒论》

● 攻逐水饮

方歌 十枣逐水效堪夸，大戟甘遂与芫花，悬饮内停胸胁痛，大腹肿满用无差。

组成

芫花（熬）、甘遂、大戟各等分。

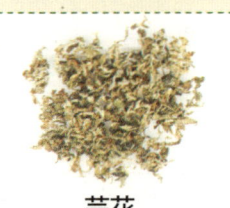
芫花

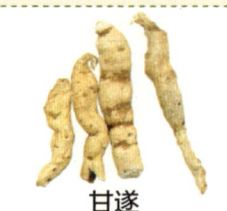
甘遂

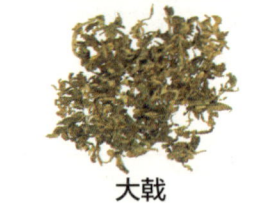
大戟

用法

三种药物分别研末，将十枚大枣加入一升半的水中煮沸，熬至八成，去渣，加入药末。早上空腹服用。身体强壮的人每次服 2 克，羸弱者每次服 1 克。药效不明显者，第二天加量，每次加 1 克；药效发挥后能够快速排便，之后用糜粥调养身体。

方解

方中甘遂苦寒有毒,善行经隧之水湿;大戟苦寒,善泻脏腑之水邪;芫花辛温,善消胸胁伏饮痰癖。三药峻烈,各有所长,合而用之,峻泻攻逐,可将胸腹积水迅速逐出体外。大枣煎汤送服,取其益脾缓中,防止逐水伤及脾胃,并缓和诸药毒性,使邪去而不伤正,且以补脾来制约水湿,达到治疗水肿的作用。

主治

1. 悬饮。症见咳唾胸胁引痛,心下痞硬,干呕短气,头痛目眩,或胸背掣痛不得息,舌苔白滑,脉沉弦。

2. 水肿。症见一身悉肿,尤以身半以下为重,腹胀喘满,二便不利,脉沉实。

运用

1 适应证: 本方为峻下逐水法的基础方,也是治疗悬饮、水肿实证的代表方。以咳唾胸胁引痛,或水肿腹胀,二便不利,脉沉弦为辨证要点。

2 现代运用: 常用于渗出性胸膜炎、结核性胸膜炎、肝硬化、慢性肾炎所致的胸水、腹水或全身水肿,以及晚期血吸虫病所致的腹水等属于水饮内停里实证者。

3 注意事项: 本方峻猛,不宜久用;年老体弱者慎用,孕妇忌用。

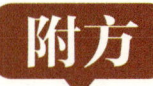

控涎丹(又名妙应丸、子龙丸,《三因极一病证方论》)

甘遂(去心)、紫大戟(去皮)、白芥子各等分。以上药材分别研为末,煮糊丸如梧子大,晒干,临睡前以淡姜汤或熟水下5~7丸(2~3克)。若痰多、气滞严重,适当增加剂量。

功用 祛痰逐饮。

主治 痰涎伏在胸膈上下,忽然胸背、手脚、颈项、腰胯隐痛不可忍,连筋骨,牵引钓痛,走易不定,或令头痛不可举,或神志昏倦多睡,或饮食无味,痰唾稠黏,夜间喉中痰鸣,多流涎唾,手脚重,腿冷痹。

大陷胸汤

方剂来源《伤寒论》

● 泻热逐水

方歌 大陷胸汤用硝黄,甘遂一克效力强,擅疗热实结胸证,泻热逐水效专长。

组成

大黄(去皮)、芒硝各10克,甘遂1克。

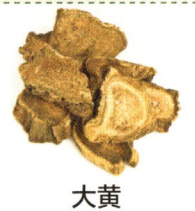
大黄

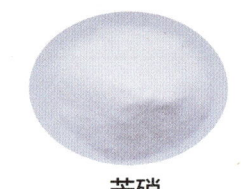
芒硝

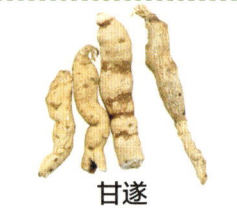
甘遂

用法

将大黄放入六升水中煮至二升药液,去滓,放入芒硝煮至一升,再放入甘遂末。温服一升,若出现腹泻等快利现象,停止服药。

方解

方中甘遂苦寒,泻热散结,善峻下泻水逐饮。大黄苦寒,荡涤胸腹之邪热;芒硝咸寒,泻热通滞,润燥软坚。二药相须为用,可泻热破积、软坚通滞。三药配伍,寒下峻逐并用,前后分消,药材简单但效果显著,共同起到峻下逐水泻热的功效。

主治

大结胸证。症见心下疼痛,拒按,按之硬,或心下至少腹硬满疼痛而不可近,大便秘结,日晡潮热,或短气烦躁,舌上燥而渴,脉沉紧,按之有力。

运用

1 适应证： 本方为治疗水热互结之大结胸证的常用方。以心下硬满而痛不可近，苔黄舌燥，脉沉为辨证要点。

2 现代运用： 常用于急性胰腺炎、急性肠梗阻、肝脓肿、渗出性胸膜炎、胆囊炎、胆石症等属于水热互结者。

3 注意事项： 本方药力峻猛，一旦见效即停止服用，避免损耗正气，身体虚弱者慎用。

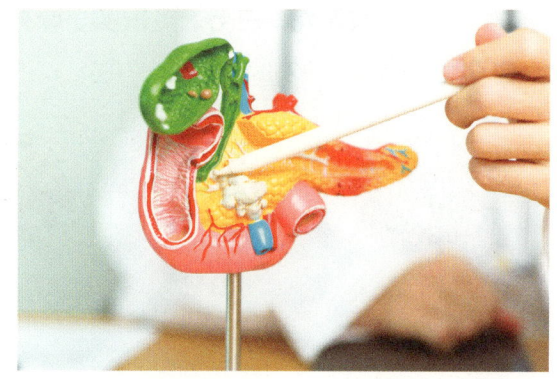

急性胰腺炎以急性上腹痛、恶心、呕吐、发热和血胰酶增高等为特点。

附方

大陷胸丸（《伤寒论》）

大黄15克，葶苈子（熬）、芒硝、杏仁（去皮尖，熬黑）各9克。大黄、葶苈子捣碎，加入杏仁和芒硝，研磨至药液黏稠如脂，再混合散开，制成弹丸大小的药丸。另外将甘遂研成粉末，用白蜜二合、水二升煮至一升，温热后一次服下。服后等待一夜，若还未排便，再次服药，直到排便为止。

功用 泻热逐水。

主治 结胸证。症见胸中硬满而痛，项强如柔痉状。

麻子仁丸（又名脾约丸）

方剂来源 《伤寒论》

● 润肠泄热，行气通便

方歌 麻子仁丸小承气，杏芍麻仁治便秘，胃热津亏解便难，润肠通便脾约济。

组成

麻子仁20克,白芍、炙枳实、厚朴(炙,去皮)各9克,大黄(去皮)12克,杏仁(去皮尖,熬)10克。

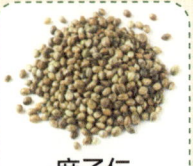
麻子仁

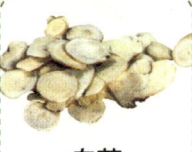
白芍

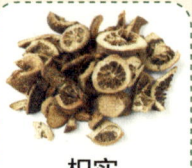
枳实

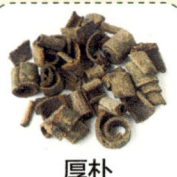
厚朴

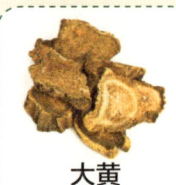
大黄

用法

以上药材研成粉末,加入蜂蜜水拌匀,搓成梧桐子大小的蜜丸。每次服十丸,每日服三次。根据病情逐渐增加服用量,直至达到疗效。

方解

方中麻子仁性味甘平,质润多脂,润肠通便。肺与大肠相表里,宣降肺气有助于通降肠腑,因此配杏仁肃降肺气而润肠;白芍养阴和里以缓急;大黄苦寒沉降,泻热通便以通腑;枳实、厚朴行气破结消滞,以助腑气下行而通便;蜂蜜润燥滑肠,调和诸药。诸药合用,泻下与润下相伍,泻而不峻,下不伤正,起到使燥热去、腑气通、阴液修复、脾津布散,大便恢复正常的功效。

主治

脾约证。症见大便干结,小便频数,脘腹胀痛,舌红苔黄,脉数。

运用

1 适应证: 本方为治疗胃热肠燥便秘的常用方。以大便秘结,小便频数,或脘腹胀痛,舌质红,苔薄黄,脉数为辨证要点。

2 加减: 若痔疮便秘,加桃仁、当归以养血和血、润肠通便;痔疮出血属胃肠燥热者,酌加槐花、地榆以凉血止血;燥热伤津者,加生地、玄参、石斛以增液通便。

3 现代运用: 常用于老人肠燥性便秘、习惯性便秘、产后便秘、痔疮术后便秘等属胃肠燥热者。

4 注意事项: 本方含有攻下破滞之品,因此年老体虚、津亏血少者不宜常用,孕妇慎服用。

第三章
和解剂

凡是和解少阳、调和肝脾、调和寒热等作用为主，用于治疗伤寒邪在少阳、肝脾不和、寒热错杂的方剂，都是和解类方剂。这类方剂适应证较为广泛，组方配伍既要祛邪又要扶正，既透表又清里，既疏肝又治脾，性质平和，作用和缓，代表方剂如小柴胡汤、达原饮等。

四逆散

方剂来源《伤寒论》

● 透邪解郁,疏肝理脾

方歌 四逆散里用柴胡,芍药枳实甘草须,此是阳邪成郁逆,敛阴泄热平剂扶。

组成 炙甘草、枳实(破,水渍,炙干)、柴胡、白芍各6克。

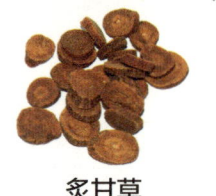
炙甘草

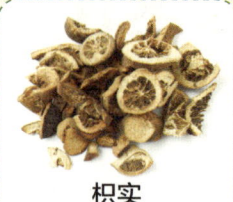
枳实

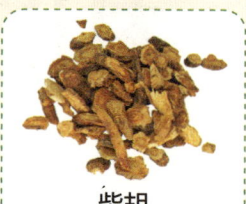
柴胡

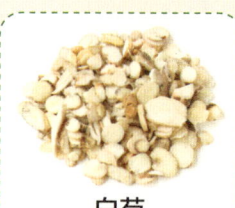
白芍

用法 以上四味药捣筛,用白开水混合均匀,每次服1克,每日三服。

方解 方中柴胡入肝胆经,升发阳气,疏肝解郁,透邪外出,为君药。白芍敛阴,养血柔肝,为臣药。二药合用,可补养肝血,条达肝气,是疏肝法的基本配伍。佐药以枳实理气解郁,泄热破结,与柴胡配伍,一升一降,增舒畅气机之功,并奏升清降浊之效;与白芍配伍,能理气和血。炙甘草调和诸药,益脾和中。四药配伍,可使邪去郁解,气血调畅,清阳得伸,四逆自愈。

主治
1. 阳郁厥逆证。症见手足不温,或腹痛,或泄利下重,脉弦。
2. 肝脾不和证。症见胁肋胀痛,脘腹疼痛,脉弦。

运用

1 适应证： 本方原为疏肝理脾的基础方。以手足不温，或胁肋、脘腹疼痛，脉弦为辨证要点。

2 加减： 若咳嗽，加五味子、干姜以主下利；若心悸，加桂枝；若小便不利，加茯苓；若腹痛，加附子（炮）；若泄利下重，加薤白以除下重。

3 现代运用： 常用于慢性肝炎、胆囊炎、结石症、胆道蛔虫症、肋间神经痛、胃溃疡、胃炎、胃肠神经官能症、附件炎、输卵管堵塞、急性乳腺炎等属肝胆气郁，肝脾或胆胃不和者。

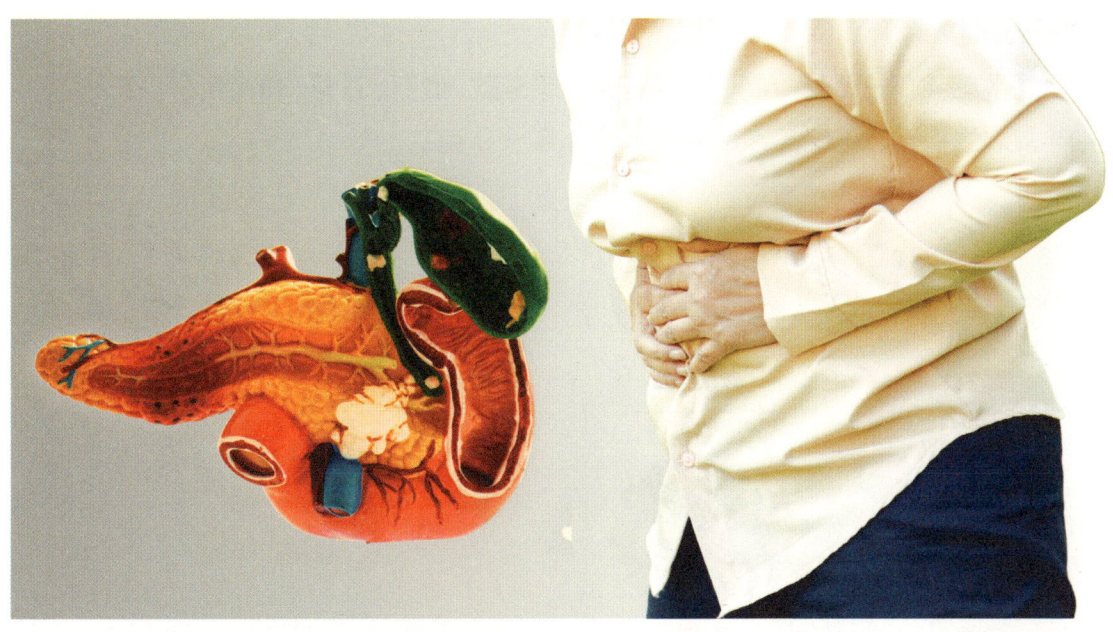

急性胆囊炎表现为右上腹剧痛或绞痛，疼痛常突然发作，十分剧烈。

附方

柴胡疏肝散（《证治准绳》）

陈皮（醋炒）、柴胡各6克，川芎、枳壳（麸炒）、芍药、香附各4.5克，炙甘草1.5克。水煎服。

功用 疏肝解郁，行气止痛。

主治 肝气郁滞证。症见胁肋疼痛，胸闷喜太息，情志抑郁或易怒，或嗳气，脘腹胀满，脉弦。

蒿芩清胆汤

方剂来源《通俗伤寒论》

● 清胆利湿，和胃化痰

方歌 俞氏蒿芩清胆汤，陈皮半夏竹茹襄，赤苓枳壳兼碧玉，湿热轻宣此法良。

组成

青蒿脑4.5～6克，淡竹茹、赤茯苓、碧玉散（滑石、甘草、青黛包裹）各9克，仙半夏、生枳壳、陈皮各4.5克，黄芩4.5～9克。

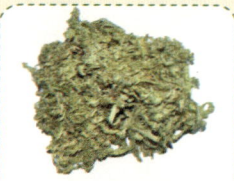
淡竹茹

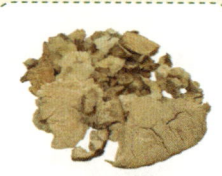
赤茯苓

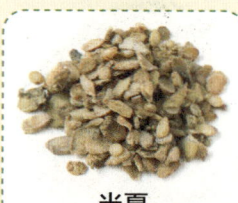
半夏

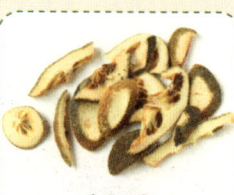
生枳壳

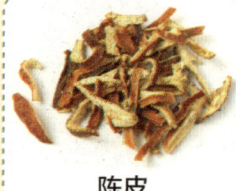
陈皮

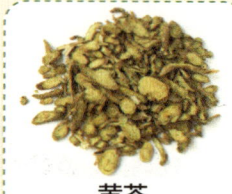
黄芩

用法

水煎服。

方解

方中青蒿苦寒芳香，既清透少阳邪热，又辟秽化浊；黄芩苦寒，善清胆热，并能燥湿，两药配伍，既可内清少阳湿热，又能透邪外出，共为君药。淡竹茹善清胆胃之热，化痰止呕；生枳壳下气宽中，除痰消痞；半夏燥湿化痰，和胃降逆；陈皮理气化痰，宽胸畅膈，四药配伍，使热清湿化痰除，共为臣药。赤茯苓、碧玉散清热利湿，导湿热从小便而去，为佐使药。诸药配伍，可使胆热清，痰湿化，气机畅，胃气和，各种病症得以解除。

主治 少阳湿热痰浊证。症见寒热如疟，寒轻热重，口苦膈闷，吐酸苦水，或呕黄涎而黏，甚至干呕呃逆，胸胁胀痛，小便黄少，舌红苔白腻，间现杂色，脉数而右滑左弦。

运用

1. 适应证： 本方为治疗少阳湿热证的常用方。以寒热如疟，寒轻热重，胸胁胀痛，吐酸苦水，舌红苔腻，脉弦滑数为辨证要点。

2. 加减： 若呕多，加黄连、苏叶以清热止呕；若湿重，加藿香、薏苡仁、白蔻仁以化湿浊；若小便不利，加车前子、泽泻、通草以利小便。

3. 现代运用： 常用于急性胆囊炎、急性黄疸型肝炎、胆汁反流性胃炎、肾盂肾炎、疟疾、盆腔炎等属少阳湿热痰浊内阻者。

中医视频课

痛泻要方

方剂来源 《丹溪心法》

● 补脾柔肝，祛湿止泻

方歌 痛泻要方陈皮芍，防风白术煎丸酌，补泻并用理肝脾，若作食伤医更错。

组成

炒白术9克，炒白芍6克，炒陈皮4.5克，防风3克。

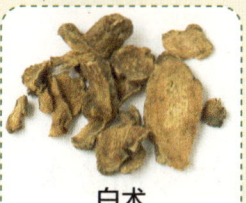
白术

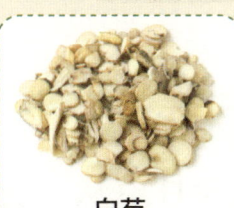
白芍

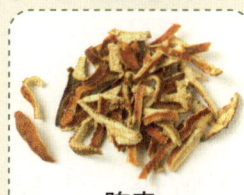
陈皮

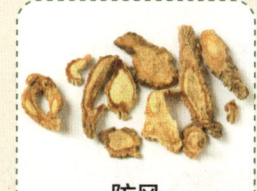
防风

用法

以上药材锉成粉末，分制成八帖，水煎或制成药丸后服。

方解

方中白术补脾燥湿以培土，为君药。白芍酸甘而寒，柔肝缓急以止痛，为臣药。陈皮理气燥湿，醒脾和胃，为佐药。防风具升散之性，合白芍以助疏散肝郁，配伍白术以鼓舞脾之清阳，可祛湿以助止泻，为脾经引经药，兼具佐使之用。四药组合，可使脾健肝柔，从而治愈泄泻。

主治

脾虚肝郁之痛泻。症见肠鸣腹痛，大便泄泻，泻必腹痛，泻后痛缓，舌苔薄白，脉两关不调，左弦而右缓者。

运用

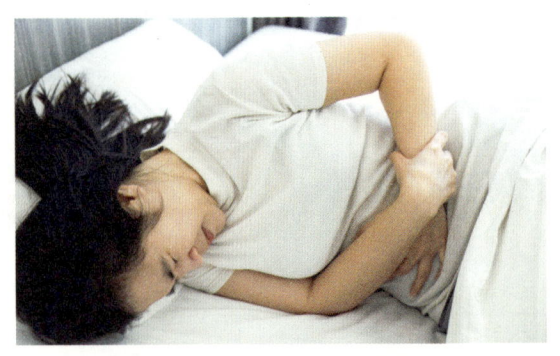

急性肠炎表现为腹泻、腹痛、腹胀，伴不同程度恶心呕吐，严重时可导致脱水。

1. **适应证**：本方为治疗痛泻的代表方。以肠鸣腹痛，大便泄泻，泻必腹痛，泻后痛缓，左关脉弦而右关脉缓为辨证要点。

2. **加减**：久泻者，加炒升麻以升阳止泻；舌苔黄腻者，加黄连、煨木香以清热燥湿，理气止泻。

3. **现代运用**：常用于急性肠炎、慢性结肠炎、肠易激综合征等属肝旺脾虚者。

小柴胡汤 | 方剂来源《伤寒论》

● 和解少阳

方歌

小柴胡汤和解供，半夏人参甘草从，更用黄芩加姜枣，少阳百病此为宗。

组成

柴胡24克，黄芩、人参、炙甘草、半夏（洗）、生姜（切）各9克，大枣（擘）4枚。

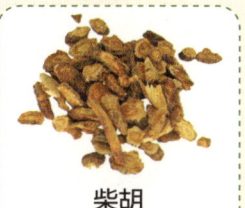
柴胡

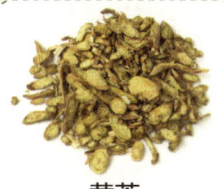
黄芩

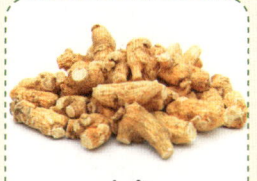
人参

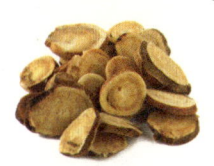
炙甘草

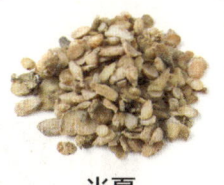
半夏

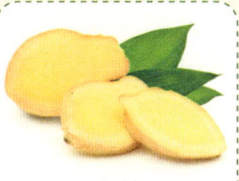
生姜

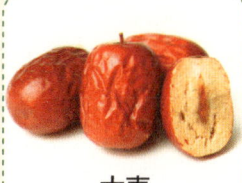
大枣

用法

以上药材加以水一斗二升煮取六升，去滓，再煎，取三升，温服一升，每日三服。

方解

方中柴胡入肝胆经，透泄少阳之邪，并能疏泄气机之瘀滞，使少阳之邪得以疏散，故为君药。黄芩为臣药，能清泄少阳之热。柴胡、黄芩相配伍，一散一清，恰入少阳，以解少阳之邪。胆气犯胃，胃失和降，佐以半夏、生姜和胃降逆止呕。邪从太阳传入少阳，缘于正气本虚，故又佐以人参、大枣益气补脾；参、枣与夏、姜相伍，以利中州气机之升降。炙甘草助参、枣扶正，且能调和诸药，用为佐使。诸药合用，有透散邪气、清泄热邪、和解少阳的作用，使邪气得解，枢机得利，诸证自除。

主治

1. 伤寒少阳证。症见往来寒热，胸胁苦满，默默不欲饮食，心烦喜呕，口苦，咽干，目眩，舌苔薄白，脉弦。
2. 妇人中风，热入血室。经水适断，寒热发作有时。
3. 疟疾、黄疸等病而见少阳证者。

运用

1. 适应证： 本方为治疗少阳病证的基础方、代表方。以往来寒热，胸胁苦满，默默不欲饮食，心烦喜呕，口苦，咽干，目眩，苔白，脉弦为辨证要点。

2. 加减： 若胸中烦而不呕，去半夏、人参，加瓜蒌清热理气宽胸；渴者，去半夏，加天花粉止渴生津；腹中痛，去黄芩，加芍药柔木缓急止痛；胁下痞硬，去大枣，加牡蛎软坚散结；心下悸，小便不利，去黄芩，加茯苓利水宁心；不渴，外有微热，去人参，加桂枝疏风解表；咳者，去人参、大枣、生姜，加五味子、干姜温肺止咳。

3. 现代运用： 常用于感冒、流行性感冒、疟疾、慢性肝炎、肝硬化、急慢性胆囊炎、胆结石、急性胰腺炎、胸膜炎、中耳炎、产褥热、急性乳腺炎、睾丸炎、胆汁反流性胃炎、胃溃疡等属邪居少阳、胆胃不和者。

4. 注意事项： 阴虚血少者禁用。

附方

1. 柴胡桂枝干姜汤（《伤寒论》）

柴胡24克，桂枝（去皮）、黄芩各9克，干姜、牡蛎（熬）、炙甘草各6克，栝楼根12克。以上药材以水一斗二升煮取六升，再煎取三升，每次温服一升，每日三服，汗出便愈。

功用 和解少阳，温化水饮。

主治 伤寒，胸胁满微结，小便不利，渴而不呕，但头汗出，往来寒热，心烦；又治疟疾寒多微有热，或但寒不热。

2. 柴胡加龙骨牡蛎汤（《伤寒论》）

柴胡12克，龙骨、牡蛎（熬）、生姜（切）、人参、桂枝（去皮）、茯苓各4.5克，半夏（洗）9克，黄芩3克，铅丹1克，大黄6克，大枣（擘）6枚，水煎服。

功用 和解少阳，通阳泻热，重镇安神。

主治 伤寒少阳兼痰热扰心证。症见胸满烦惊，小便不利，谵语，一身尽重，不可转侧。

半夏泻心汤

方剂来源《伤寒论》

● 寒热平调，散结除痞

方歌 半夏泻心黄连芩，干姜甘草与人参，大枣和之治虚痞，法在降阳而和阴。

组成

半夏（洗）12克，黄芩、干姜、人参、炙甘草各9克，黄连3克，大枣（擘）4枚。

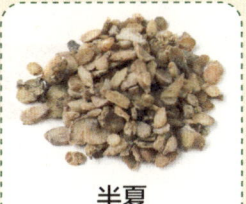
半夏

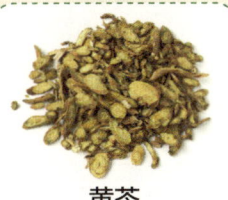
黄芩

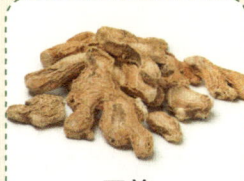
干姜

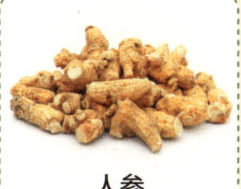
人参

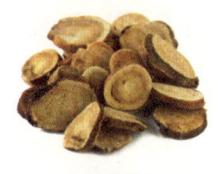
炙甘草

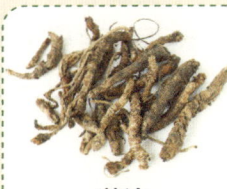
黄连

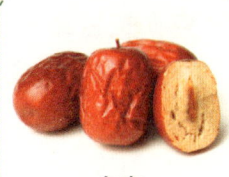
大枣

用法

以上药材以水一斗煮取六升，去滓，再煎，取三升，温服一升，每日三服。

方解

方中以半夏为君，散结除痞，又善降逆止呕。以辛热的干姜为臣药，可温中散寒，以苦寒之黄芩、黄连泄热开痞。君臣相伍，寒热平调，辛开苦降。又以人参、大枣甘温益气，以补脾虚，为佐药。炙甘草补脾和中而调诸药，为佐使药。诸药相伍，可使寒去热清，升降复常，痞满可除，呕利自愈。

主治 寒热互结之痞证。症见心下痞,但满而不痛,或呕吐,肠鸣下利,舌苔腻而微黄。

运用

1. 适应证: 本方为治疗中气虚弱、寒热互结、升降失常的基础方,又是寒热平调、辛开苦降、散结除痞法之代表方。以心下痞满,呕吐泻痢,苔腻微黄为辨证要点。

2. 加减: 如湿热蕴积中焦,呕甚而满,中气不虚,或舌苔厚腻者,去人参、甘草、大枣、干姜,加枳实、生姜以下气消痞止呕。

3. 现代运用: 常用于急慢性胃肠炎、慢性结肠炎、慢性肝炎、早期肝硬化等属于中气虚弱、寒热错杂者。

附方

1. 生姜泻心汤(《伤寒论》)

生姜(切)12克,炙甘草、人参、黄芩、半夏(洗)各9克,干姜、黄连各3克,大枣(擘)4枚。水煎温服,每日三服。

功用 和胃消痞,宣散水气。

主治 水热互结痞证。症见心下痞硬,干噫食臭,腹中雷鸣下利。

2. 甘草泻心汤(《伤寒论》)

炙甘草12克,黄芩、人参、干姜、半夏(洗)各9克,黄连3克,大枣(擘)4枚。水煎温服,每日三服。

功用 和胃补中,降逆消痞。

主治 胃气虚弱痞证。症见下利日数十行,谷不化,腹中雷鸣,心下痞硬而满,干呕,心烦不得安。

③ 黄连汤（《伤寒论》）

黄连、炙甘草、干姜、桂枝（去皮）、半夏（洗）各9克，人参6克，大枣（擘）4枚。水煎温服，日三服，夜二服。

功用 寒热并调，和胃降逆。

主治 胃热肠寒证。症见腹中痛，欲呕吐者。

达原饮 方剂来源《温疫论》

● 开达膜原，辟秽化浊

方歌 达原饮用槟朴芩，芍甘知母草果并，邪伏膜原寒热作，开膜辟秽化浊行。

组成

槟榔6克，厚朴、知母、白芍、黄芩各3克，草果仁、甘草各1.5克。

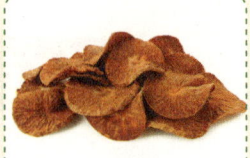
槟榔

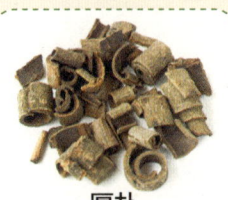
厚朴

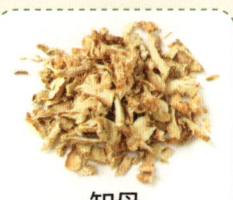
知母

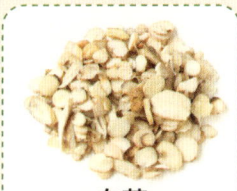
白芍

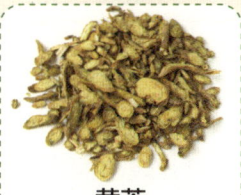
黄芩

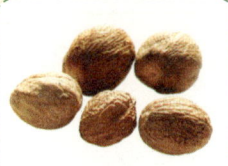
草果仁

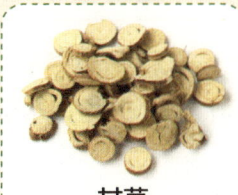
甘草

用法

以上药材用水二盅，煎八分，午后温服。

方解

方中槟榔为君药，破滞气，消痰癖。厚朴芳香化浊，理气祛湿；草果仁辛香化浊，辟秽止呕，共为臣药。以上三药气味辛烈，可直达膜原，逐邪外出。白芍、知母清热滋阴，可防诸辛燥药之耗散阴津；黄芩苦寒，清热燥湿，共为佐药。配以甘草生用为使，既能清热解毒，又可调和诸药。诸药相伍，可使秽浊得化，热毒得清，则邪气溃散，速离膜原，因此得名"达原饮"。

主治

瘟疫或疟疾，邪伏膜原证。症见憎寒壮热，或一日三次，或一日一次，发无定时，胸闷呕恶，头痛烦躁，脉数，舌边深红，舌苔垢腻，或苔白厚如积粉。

运用

1 适应证： 本方为治疗瘟疫初起或疟疾，邪伏膜原的代表方。以憎寒壮热，舌红、苔垢腻如积粉为辨证要点。

2 加减： 若兼胁痛、耳聋、寒热、呕而口苦，加柴胡以引经；若兼腰背项痛，加羌活以引经；若兼目痛、眉棱骨痛、眼眶痛、鼻干、不眠，加葛根以引经。

3 现代运用： 常用于疟疾、流行性感冒、病毒性脑炎等属毒潜伏于膜原者。

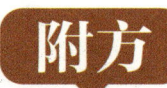

柴胡达原饮（《重订通俗伤寒论》）

柴胡、生枳壳、川朴、青皮、黄芩各4.5克，炙草2.1克，苦桔梗3克，草果1.8克，槟榔、荷叶梗各6克。水煎服。

功用 宣湿化痰，透达膜原。

主治 痰疟。痰湿阻于膜原，胸膈痞满，心烦懊憹，头眩口腻，咳痰不爽，间日疟发，舌苔粗如积粉，扪之糙涩者。

第四章
清热剂

凡是以清热药为主要组成，具有清热、泻火、凉血、解毒等作用，治疗里热证的方剂，都是清热类方剂。这类方剂用于表证已解，热已入里，或里热又气分、血分、脏腑等的区别。代表方剂如凉膈散、白虎汤、白头翁汤等。

凉膈散

方剂来源《太平惠民和剂局方》

● 泻火通便，清上泄下

方歌 凉膈硝黄栀子翘，黄芩甘草薄荷饶，竹叶蜜煎疗膈上，中焦燥实服之消。

组成

川大黄、朴硝、甘草各600克，山栀、薄荷叶（去梗）、黄芩各300克，连翘1250克。

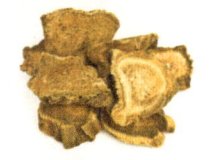
川大黄

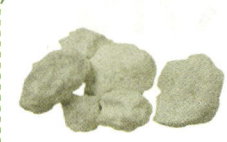
朴硝

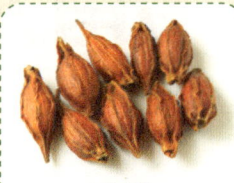
山栀

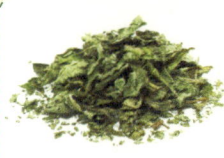
薄荷叶

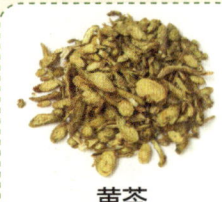
黄芩

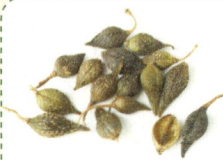
连翘

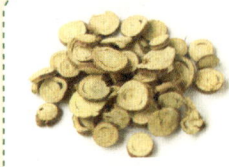
甘草

用法

以上药材研为粗末，每次服6克，用水一盏，加入七片竹叶、少许白蜜，煎至七分，去滓，饭后温服。小儿可服1.5克，根据年龄大小来调整药物剂量，服后若见效，就停止服用。

方解

方中连翘苦、微寒，归心、肺、小肠经，长于清热解毒，透散上焦之热，为君药。大黄、朴硝泻火通便，荡涤中焦燥热内结，以助君药清解上焦之邪热，共为臣药。配黄芩以清胸膈郁热；山栀通泻三焦，以引火下行；薄荷叶清头目，利咽喉，竹叶清上焦之热，二药轻清疏散，助连翘、黄芩清泄上焦郁热，均为佐药。甘草、白蜜既能缓和硝、黄峻泻之力，又能生津润燥，调和诸药，为佐使药。全方配伍，既包含清泄上焦的药物，也包含了泻下通便的药物，具有泻火通便、清上泄下的功效。

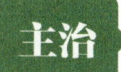

主治 上中二焦的火热证。症见烦躁口渴，面赤唇焦，胸膈烦热，口舌生疮，睡卧不宁，谵语狂妄，或咽痛吐衄，便秘溲赤，舌红苔黄，脉滑数。

运用

1 适应证： 本方为治疗上、中二焦火热炽盛证的常用方，以胸膈烦热，面赤唇焦，烦躁口渴，舌红苔黄，脉数为辨证要点。

2 加减： 若热毒壅阻上焦，症见壮热、口渴、烦躁、咽喉红肿、大便不燥者，可去朴硝，加石膏、桔梗以增强清热凉膈的功效。

3 现代运用： 常用于治疗咽炎、口腔炎、急性扁桃体炎、胆道感染、急性黄疸型肝炎等属上、中二焦火热的患者。

中医视频课

白虎汤

方剂来源《伤寒论》

● 清热生津

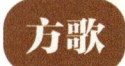

方歌 白虎汤用石膏偎，知母甘草粳米陪，亦有加入人参者，躁烦热渴舌生苔。

组成

石膏碎50克，知母18克，炙甘草6克，粳米9克。

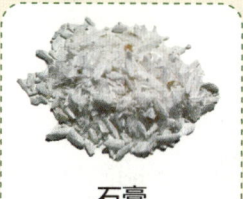
石膏

知母

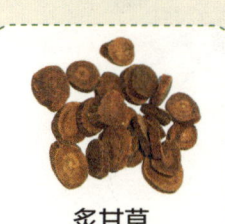
炙甘草

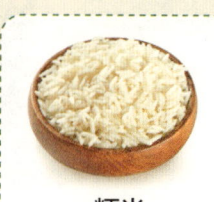
粳米

用法

以上四味，加水一斗，煮至米熟汤成，去滓，温服一升，日三服。

方解

方中石膏为君药，味辛甘大寒，主入肺胃气分，善清阳明气分大热，清热而不伤阴，并能止渴除烦。臣药为知母，苦寒质润，滋阴润燥，止渴除烦。石膏配知母，能够增强彼此的药力，清热除烦、生津止渴之力尤强，是治气分大热的最佳配伍。粳米、炙甘草益胃生津，可缓和石膏、知母的苦寒重降之性，均为佐药。炙甘草为使药，兼以调和诸药。四药配伍，重用辛寒清气的药物，再配以苦寒质润的药物，又加入了甘温和中的药物，既不伤阴液，也不伤中焦脾胃，共同起到清热除烦、生津止渴的功效。

主治

气分热盛证。症见壮热面赤，烦渴引饮，汗出恶热，脉洪大有力。

运用

1 适应证： 本方为治疗伤寒阳明经证，或温病气分热盛证的基础方。以身大热，汗大出，口大渴，脉洪大为辨证要点。

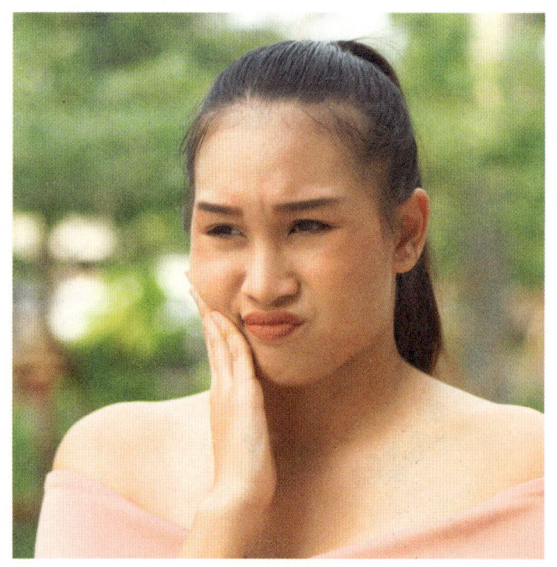

气血不足、胃火炽盛、肾阴不足等均可导致牙龈炎。

2 加减： 若气血两燔，引动肝风，见神昏谵语、抽搐者，加羚羊角、水牛角以凉肝熄风；若兼阳明腑实，见神昏谵语、大便秘结、小便赤涩者，加大黄、芒硝以泻热攻积；消渴病而见烦渴引饮，属胃热者，可加天花粉、芦根、麦门冬等以增强清热生津之力。

3 现代运用： 常用于感染性疾病，如大叶性肺炎、流行性乙型脑炎、流行性出血热、牙龈炎，以及小儿夏季热、糖尿病、风湿性关节炎等属气分热盛者。

4 注意事项： 表证未解的无汗发热，口不渴者；脉见浮细或沉者；血虚发热，脉洪不胜重按者；真寒假热的阴盛格阳证等，均不可误用。

附方

1. 白虎加人参汤（《伤寒论》）

知母18克，石膏碎（绵裹）50克，炙甘草6克，粳米9克，人参10克。水煎温服。

功用 清热，益气，生津。

主治 气分热盛，气津两伤证。汗、吐、下后，里热炽盛而见四大症者；以及白虎汤证见有背微恶寒，或饮不解渴，或脉浮大而芤者；以及暑热病见有身大热属气津两伤者。

2. 白虎加桂枝汤（《金匮要略》）

知母18克，炙甘草、粳米各6克，石膏50克，桂枝（去皮）9克。水煎温服，汗出则病愈。

功用 清热，通络，和营卫。

主治 温疟。症见其脉如平，身无寒但热，骨节疼烦，时呕；以及风湿热痹而见壮热，气粗烦躁，关节肿痛，口渴，苔白，脉弦数。

3. 白虎加苍术汤（《类证活人书》）

知母18克，炙甘草6克，石膏50克，苍术、粳米各9克。水煎温服。

功用 清热祛湿。

主治 湿温病。症见身热胸痞，汗多，舌红苔白腻等；以及风湿热痹，身大热，关节肿痛等。

白头翁汤

方剂来源《伤寒论》

● 清热解毒，凉血止痢

方歌 白头翁汤治热痢，黄连黄柏佐秦皮，清热解毒并凉血，赤多白少脓血医。

组成

白头翁15克，黄柏、黄连、秦皮各9克。

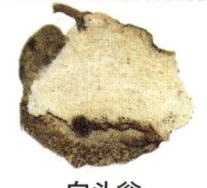
白头翁

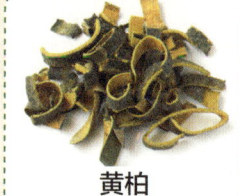
黄柏

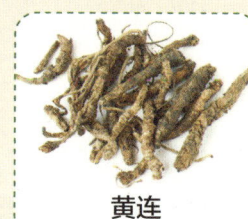
黄连

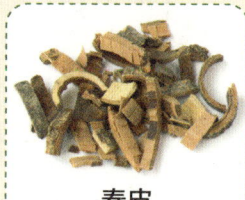
秦皮

用法 以上四味药，以水七升，煮取二升，去滓，温服一升，若不愈，再服一升。

方解 白头翁苦寒，为君药，清热解毒，凉血止痢。黄连泻火解毒，燥湿厚肠，为治痢要药；黄柏清下焦湿热，二者为臣药，可助君药清热解毒、燥湿止痢。秦皮清热解毒而兼以收涩止痢，用为佐使。四药合用，苦寒之中兼有凉血之力，清燥之内存收涩之义，共同起到清热解毒、凉血止痢的功效。

主治 热毒痢疾。症见下痢脓血，赤多白少，腹痛，里急后重，肛门灼热，渴欲饮水，舌红苔黄，脉弦数。

运用

1 适应证： 为治疗热毒血痢的常用方。以下痢赤多白少，腹痛，里急后重，舌红苔黄，脉弦数为辨证要点。

2 加减： 若外有表邪，恶汗发热者，加葛根、连翘、银花以透表解热；若里急后重较甚者，宜加木香、槟榔、枳壳以调气；脓血多者，宜加赤芍、丹皮、地榆以凉血和血；兼表邪恶寒发热者，宜加葛根、连翘、银花以解表透热；兼食滞者，宜加焦山楂、枳实以消食导滞；证属阿米巴痢疾，当配合吞服鸦胆子（以桂圆肉包裹），疗效更佳。

3 现代运用： 本方常用于治疗阿米巴痢疾、细菌性痢疾属热毒偏盛者。

附方

白头翁加甘草阿胶汤（《金匮要略》）

白头翁15克，黄连、柏皮、秦皮9克，甘草、阿胶各6克。水煎服，至阿胶完全溶解。

功用 清热解毒，凉血止痢，养血和中。

主治 妇人产后血虚热利，心烦不得眠者。

青蒿鳖甲汤

方剂来源《温病条辨》

中医视频课

● 养阴透热

方歌 青蒿鳖甲知地丹，阴分热伏此方攀，夜热早凉无汗者，从里达表服之安。

组成

青蒿、知母各6克，鳖甲15克，细生地12克，丹皮9克。

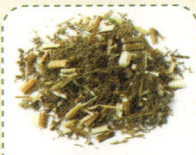 青蒿
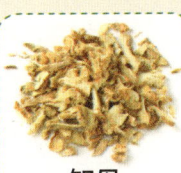 知母
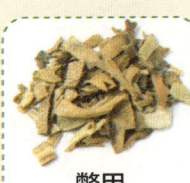 鳖甲
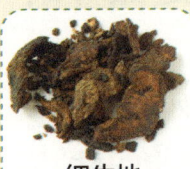 细生地
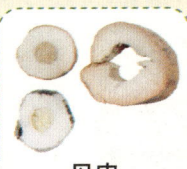 丹皮

用法

以上药材用水五杯，煮取二杯，每日2服。

方解

方中鳖甲咸寒，直入阴分，滋阴退热；青蒿苦辛而寒，其气芳香，清中有透散之力，清热透络，引邪外出。两药相配，滋阴清热，内清外透，使阴分伏热有外达之机，共为君药。生地甘寒，滋阴凉血；知母苦寒质润，滋阴降火，共助鳖甲以养阴退虚热，为臣药。丹皮辛苦性凉，泄血中伏火，以助青蒿清透阴分伏热，为佐药。诸药合用，滋中有清，清中有透，邪正兼顾，先入后出，共同起到养阴透热的功效。

主治

温病后期，邪伏阴分证。症见夜热早凉，热退无汗，舌红苔少，脉细数。

运用

1 适应证： 本方为治疗阴虚发热证的常用方。以夜热早凉，热退无汗，舌红少苔，脉细数为辨证要点。

2 加减： 若暮夜早凉，渴饮，去生地，加天花粉以清热生津止渴；兼肺虚，加沙参、麦冬滋阴润肺。

3 现代运用： 常用于原因不明的发热、各种传染病恢复期低热、慢性肾盂肾炎、肾结核等属阴分内热、低热不退者。

4 注意事项： 阴虚易作动风者不宜使用。

清营汤

方剂来源《温病条辨》

● **清营解毒，透热养阴**

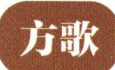
方歌 清营汤治热传营，脉数舌绛辨分明，犀地银翘玄连竹，丹麦清热更护阴。

组成

犀角（用水牛角代替）30克，生地黄15克，玄参、麦冬、银花各9克，竹叶3克，丹参、连翘（连心用）各6克，黄连5克。

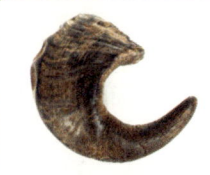
水牛角

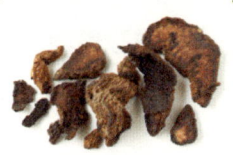
生地黄

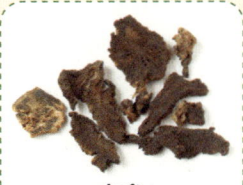
玄参

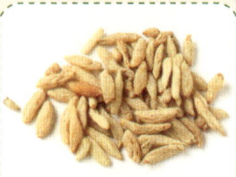
麦冬

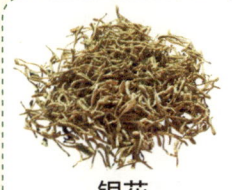
银花

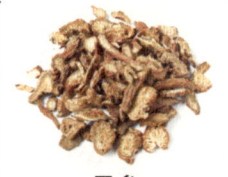
丹参

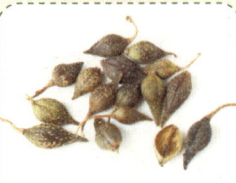
连翘

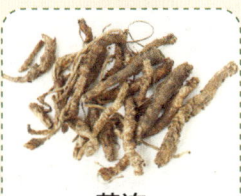
黄连

用法

以上药材加水八杯，煮取三杯，每日三服。

方解

方中犀角苦咸寒，可清解营分之热毒。以生地黄清热凉血养阴，麦冬清热养阴生津，玄参滋阴降火解毒，三药共用，既可甘寒养阴保津，又可助犀角清营凉血解毒。四药相配，苦咸寒与甘寒并用，清营热而养营阴，祛邪扶正兼顾。用银花、连翘清热解毒，轻清透泄，促使营分热邪向外从气分透泄而解；竹叶清心除烦，黄连清心解毒，丹参清热凉血，并能活血散瘀，可防热与血结，深陷血分。诸药配伍，辛苦甘寒以滋养清解，透热转气以入营清散，共同发挥清营养阴、透热转气的功效。

主治

热入营分证。症见身热夜甚，神烦少寐，时有谵语，目常喜开或喜闭，口渴或不渴，斑疹隐隐，脉细数，舌绛而干。

运用

1 适应证： 本方为治疗热邪初入营分的常用方。以身热夜甚，神烦少寐，斑疹隐隐，舌绛而干，脉细数为辨证要点。

2 加减： 若寸脉大、舌干甚者，可去黄连，以免苦燥伤阴；若热陷心包而窍闭神昏者，可与安宫牛黄丸或至宝丹合用以清心开窍；若营热动风而见痉厥抽搐者，可配紫雪，或酌加羚羊角、钩藤、地龙以熄风止痉；若兼热痰，可加竹沥、天竺黄、川贝母以清热涤痰；若营热多系由气分传入，如气分热邪犹盛，可重用银花、连翘、黄连，或更加石膏、知母，及大青叶、板蓝根、贯众，以增强清热解毒之力。

3 现代运用： 常用于乙型脑炎、流行性脑脊髓膜炎、败血症、肠伤寒或其他热性病症热入营分者。

4 注意事项： 应用本方尤当注重舌诊，以舌绛而干为要，以防滋腻而助湿留邪。

芍药汤

方剂来源《素问病机气宜保命集》

● **清热燥湿，调气和血**

方歌　芍药芩连与锦纹，桂甘槟木及归身，别名导气除甘桂，枳壳加之效若神。

组成

芍药30克，当归、黄连各15克，槟榔、木香、炙甘草、大黄各6克，黄芩9克，肉桂5克。

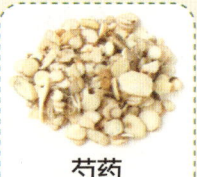
芍药

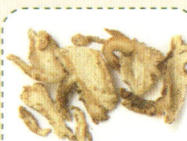
当归

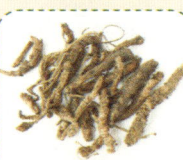
黄连

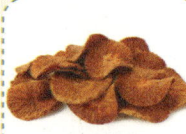
槟榔

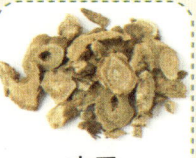
木香

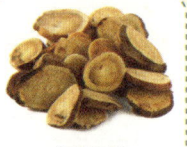
炙甘草

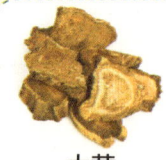
大黄

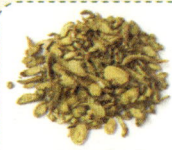
黄芩

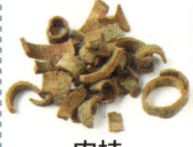
肉桂

用法

以上药材切成小块或切成片，水二盏，煎至一盏，饭后温服。

方解

方中黄芩、黄连性味苦寒，擅清热燥湿解毒，以除致病之因，为治湿热痢疾之本。芍药柔肝理脾，养血和营，缓急止痛，配以当归养血活血，且可兼顾湿热邪毒熏灼肠络、耗伤气血之虑。木香、槟榔行气导滞。四药相配，调气和血，可除肠中气血壅滞。大黄苦寒沉降，合芩、连则清热燥湿之功显著；合当归、芍药则活血之力彰；合木香、槟榔则行气导滞之效显，五药相配，行血则便脓自愈，调气则后重自除，且可导湿热积滞从大便而去。入少量肉桂，既可助归、芍行血和营，又能制芩、连苦寒之性。炙甘草和中调药，与芍药相配，缓急止痛。诸药合用，主以苦燥，辅以甘柔，佐温于寒，气血同调，湿去热清，气血调和，故下痢可愈。

主治

湿热痢疾。症见腹痛，便脓血，赤白相兼，里急后重，肛门灼热，小便短赤，舌苔黄腻，脉弦数。

运用

1 适应证： 本方为治疗湿热痢疾的常用方。以痢下赤白，腹痛里急，苔腻微黄为辨证要点。

2 加减： 苔黄而干，热甚伤津者，可去肉桂，加乌梅，避温就凉；如苔腻脉滑，兼有食积，加山楂、神曲以消导；如热毒重者，加白头翁、银花以增强解毒之力；如痢下赤多白少，或纯下血痢，加丹皮、地榆凉血止血。

3 现代运用： 常用于细菌性痢疾、阿米巴痢疾、溃疡性结肠炎、急性肠炎等属湿热为患者。

4 注意事项： 痢疾初起有表证者忌用。

附方

1 香连丸（《太平惠民和剂局方》）

黄连15克（去芦、须，用茱萸7克同炒至赤色，去茱萸不用），木香6克（不见火）。以上药材研为细末，醋糊为丸，如梧桐子大。每服20丸（6~9克），饭饮吞下。

功用 清热燥湿，行气化滞。

主治 湿热痢疾。症见下痢，赤白相兼，腹痛，里急后重。

2 黄芩汤（《伤寒论》）

黄芩9克，芍药、炙甘草各6克，大枣（擘）4枚。以上四味药，以水一斗，煮取三升，去滓。温服一升，每天服用两次，晚上再服一次。

功用 清热止利，和中止痛。

主治 热泻热痢。症见身热，口苦，腹痛下利，舌红苔黄，脉数。

普济消毒饮

方剂来源《东垣试效方》

● 清热解毒，疏风散邪

方歌 普济消毒芩连鼠，玄参甘桔蓝根侣，升柴马勃连翘陈，薄荷僵蚕为末咀，或加人参及大黄，大头天行力能御。

组成

黄芩、黄连各15克，人参9克，橘红（去白）、玄参、生甘草、柴胡、桔梗各6克，连翘、黍粘子、板蓝根、马勃各3克，白僵蚕（炒）、升麻各2克。

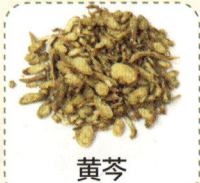
黄芩

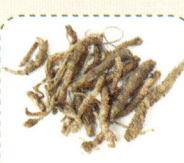
黄连

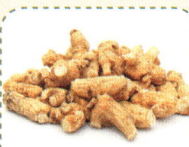
人参

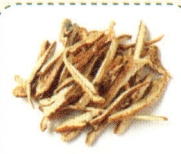
橘红

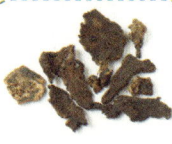
玄参

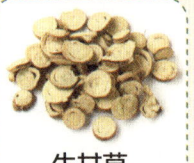
生甘草

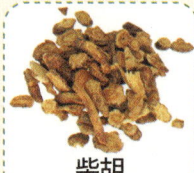
柴胡

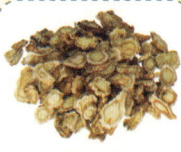
桔梗

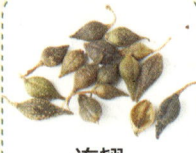
连翘

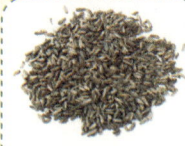
黍粘子

用法

以上药材加水二盏，煎至一盏，去滓，稍热，时时服。

方解

方中黄连、黄芩清热泻火解毒，祛上焦头面热毒；黍粘子、连翘、白僵蚕辛凉疏散头面风热，兼清热解毒，共清头面之热毒。升麻、柴胡疏散风热，并引药达上，使壅于头面的风热疫毒之邪得以散泄。黄芩、黄连得升麻、柴胡之引，直达病所，清泄头面热毒；升麻、柴胡得黄芩、黄连之苦降，可防其升散太过。玄参、马勃、板蓝根加强清热解毒之功，配甘草、桔梗清利咽喉，且桔梗载药上行以助升、柴之力；玄参滋阴，可防苦燥升散之品伤阴；橘红理气疏壅，以利散邪消肿；人参补气，扶正以祛邪；甘草调和药性。诸药配伍，共同起到清热解毒、疏风散邪的功效。

主治 大头瘟。症见恶寒发热，头面红肿焮痛，目不能开，咽喉不利，舌燥口渴，舌红苔白兼黄，脉浮数有力。

运用

1 适应证： 本方为治疗大头瘟的代表方。以头面红肿焮痛，恶寒发热，舌红苔白兼黄，脉浮数为辨证要点。

2 加减： 若大便秘结者，加大黄以泻热通便；腮腺炎并发睾丸炎者，加川楝子、龙胆草以泄肝经湿热。

3 现代运用： 常用于治疗丹毒、腮腺炎、急性扁桃体炎、淋巴结炎伴淋巴管回流障碍属风热邪毒者。

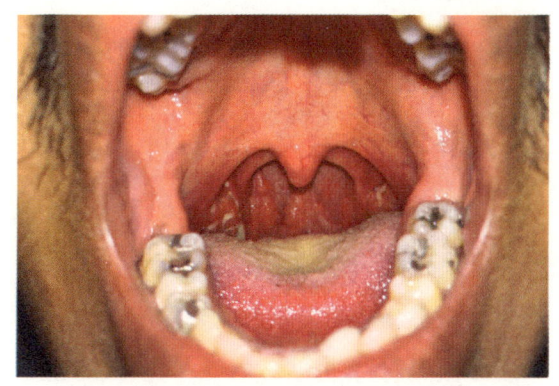

急性扁桃体炎常伴有轻重程度不等的咽黏膜及咽淋巴环的急性炎症。

清骨散 | 方剂来源《证治准绳》

● **清虚热，退骨蒸**

方歌 清骨散用银柴胡，胡连秦艽鳖甲辅，地骨青蒿知母草，骨蒸劳热保无虞。

组成

银柴胡5克，胡黄连、秦艽、鳖甲（醋炙）、地骨皮、青蒿、知母各3克，甘草2克。

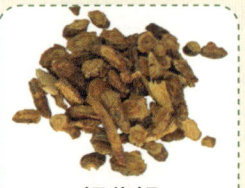 银柴胡
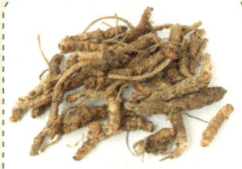 胡黄连
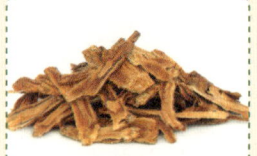 秦艽
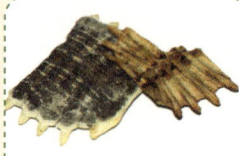 鳖甲
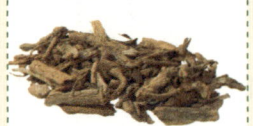 地骨皮
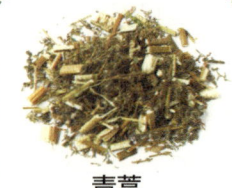 青蒿
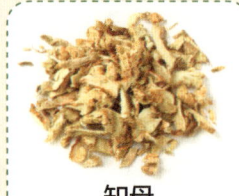 知母
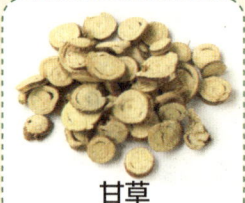 甘草

用法

水二盅，煎八分，饭后半小时服。

方解

方中银柴胡甘苦微寒，直入阴分而清热凉血，善退虚劳骨蒸之热，为君药。知母泻火滋阴以退虚热；胡黄连入血分而清虚热；地骨皮凉血而退有汗之骨蒸，三药俱入阴退虚火，以助银柴胡清骨蒸劳热，共为臣药。秦艽、青蒿皆辛散透热之品，清虚热并透伏热以外解；鳖甲咸寒，既滋阴潜阳，又引药入阴分，为治虚热的常用药，同为佐药。甘草调和诸药，并防苦寒药物损伤胃气，为使药。全方集诸般退热除蒸之药，清透退蒸，重在治标。

主治

肝肾阴虚，虚火内扰证。症见骨蒸潮热，或低热日久不退，形体消瘦，唇红颧赤，困倦盗汗，或口渴心烦，舌红少苔，脉细数。

运用

1 适应证： 本方为治疗骨蒸劳热的常用方。以骨蒸潮热，形瘦盗汗，舌红少苔，脉细数为辨证要点。

2 加减： 若血虚者，加当归、熟地、白芍、生地以养血；若咳嗽，加桔梗、五味子、阿胶、麦冬以润肺止咳。

3 现代运用： 常用于结核病、慢性消耗性疾病的发热骨蒸等属阴虚内热者。

附方

秦艽鳖甲散（《卫生宝鉴》）

柴胡、鳖甲（去裙，酥炙，用九肋者）、地骨皮各 30 克，秦艽、当归、知母各 15 克。以上六味研为粗末，每服 15 克。以水一盏，青蒿 5 叶，乌梅一个，煎至七分，去渣温服，空腹、临睡各一服。

功用 清热除蒸，滋阴养血。

主治 阴亏血虚，风邪传里化热之风劳病。症见骨蒸盗汗，肌肉消瘦，唇红颊赤，气粗，困倦，舌红少苔，脉细数。

当归六黄汤

方剂来源《兰室秘藏》

中医视频课

● 滋阴泻火，固表止汗

方歌 当归六黄治汗出，芪柏芩连生熟地，泻火固表复滋阴，加麻黄根功更异。

组成

当归、生地黄、黄芩、黄柏、黄连、熟地黄各 6 克，黄芪 12 克。

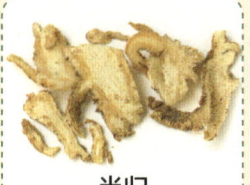
当归

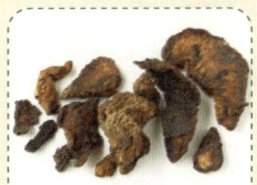
生地黄

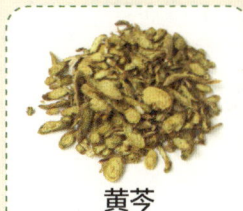
黄芩

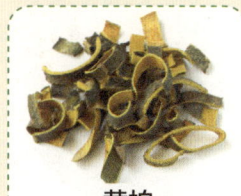
黄柏

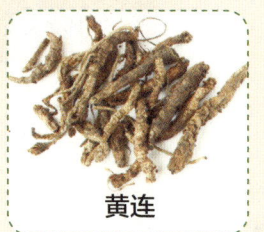
黄连

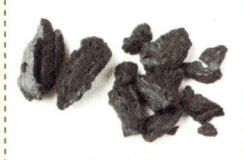
熟地黄

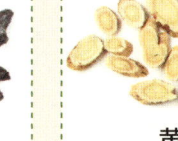
黄芪

用法

以上药材研为粗末，每服15克，水二盏，煎至一盏，饭前服，小儿减半服。

方解

方中当归、生地黄、熟地黄入肝肾而滋阴养血，阴血充则水能制火。黄连、黄芩、黄柏苦寒并用，意在清热泻火，黄连尤善清心，黄柏尚可坚阴。六药相伍，滋阴泻火兼施，标本兼顾。黄芪益气实卫以固表，且合当归、熟地黄益气养血。诸药配伍，标本兼顾，甘润养血滋阴，苦寒坚阴泻火，甘温益气固表，共同起到滋阴泻火、固表止汗的功效。

主治

阴虚火旺盗汗。症见发热盗汗，面赤心烦，口干唇燥，大便干结，小便黄赤，舌红苔黄，脉数。

运用

1 适应证： 本方为治疗阴虚火旺盗汗的常用方。以盗汗面赤，心烦溲赤，舌红，脉数为辨证要点。

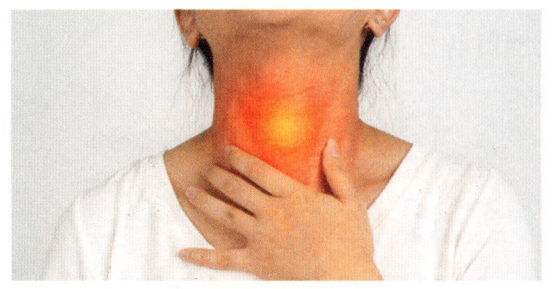

甲状腺功能亢进主要表现为心悸、出汗、进食和便次增多和体重减少，多数患者伴有突眼。

2 加减： 若阴虚而实火较轻者，可去黄连、黄芩，加知母，以泻火而不伤阴；汗出甚者，可加浮小麦、山萸肉增强止汗作用；若阴虚阳亢，潮热颊赤突出者，加白芍、龟板滋阴潜阳。

3 现代运用： 常用于甲状腺功能亢进、结核病、糖尿病、更年期综合征等属阴虚火旺者。

4 注意事项： 本方养阴泻火之力很强，脾胃虚弱、纳减便溏者不宜使用。

竹叶石膏汤

方剂来源《伤寒论》

● 清热生津，益气和胃

方歌 竹叶石膏汤人参，麦冬半夏甘草临，再加粳米同煎服，暑烦热渴脉虚寻。

组成

竹叶、人参、炙甘草各6克，石膏50克，半夏（洗）9克，麦冬（去心）20克，粳米10克。

竹叶	人参	炙甘草	石膏
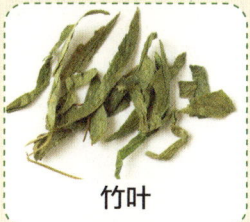	人参	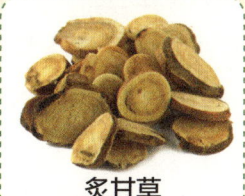	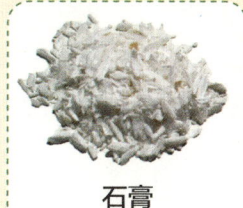

半夏	麦冬	粳米
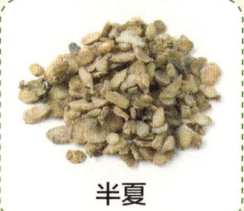	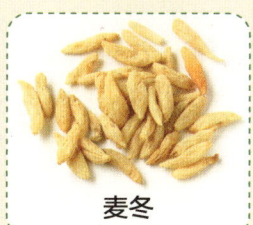	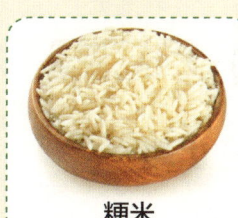

用法

以上药材以水一斗，煮取六升，去滓，放入粳米，煮至米熟汤成，去米喝药，温服一升，日三服。

方解

方中石膏清热生津，除烦止渴，为君药。人参益气生津；麦冬养阴生津清热，二者气阴双补，共为臣药。君臣相合，清补并行。半夏降逆和胃止呕，配伍麦冬，则温燥之性去而降逆之用存，也可使人参、麦冬补而不滞。竹叶清热除烦；粳米、炙甘草养胃和中，与半夏配伍可防石膏寒凉伤胃，与人参配伍可益脾养胃，共为佐药。炙甘草调和诸药，兼为使药。诸药相伍，辛甘大寒与甘寒甘温合为清补之剂，清而不寒，补而不滞，共同发挥清热生津、益气和胃的功效。

主治 伤寒、温病、暑病余热未清，气阴两伤证。症见身热多汗，心胸烦闷，气逆欲呕，口干喜饮，虚羸少气，或虚烦不寐，舌红苔少，脉虚数。

运用

1 适应证：本方为治疗热病后期，余热未清，气阴耗伤证的常用方。以身热多汗，气逆欲呕，烦渴喜饮，舌红苔少，脉虚数为辨证要点。

2 加减：若胃阴不足，胃火上逆，加石斛、天花粉等以清热养阴生津；若胃火炽盛，消谷擅饥，加知母、天花粉以增强清热生津；若气分热犹盛，加知母、黄连以增强清热。

3 现代运用：常用于流脑后期、夏季热、中暑等属余热未清、气津两伤者。

4 注意事项：本方清凉质润，内有痰湿或阳虚发热者，应忌用。

左金丸

方剂来源《丹溪心法》

● 清泻肝火，降逆止呕

方歌 左金茱连六一丸，肝经火郁吐吞酸，再加芍药名戊己，热泻热痢服之安。

组成

黄连18克，吴茱萸3克。

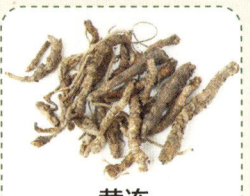
黄连

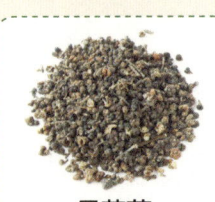
吴茱萸

用法

以上药材研为末，制成水丸或蒸饼为丸，用白开水送服50丸（6克）；或做汤剂，水煎服。

方解

方中黄连为君药,与吴茱萸相伍,可入肝经而清肝火、清胃热、泻心火。佐辛热之吴茱萸,主入肝经,辛开肝郁,苦降胃逆,既可助黄连和胃降逆,又能制黄连之寒,使泻火而不凉遏,苦寒而不伤胃,并可引黄连入肝经,是为佐使药。二药配伍,辛开苦降,肝胃同治,寒热并用,主以苦寒,共同起到清肝火、降胃逆的功效。

主治

肝火犯胃证。症见胁肋疼痛,嘈杂吞酸,呕吐口苦,舌红苔黄,脉弦数。

运用

1. **适应证**:本方为治疗肝火犯胃、肝胃不和证的常用方。以呕吐吞酸,胁痛口苦,舌红苔黄,脉弦数为辨证要点。
2. **加减**:黄连与吴茱萸用量比例为6:1。吞酸重者,加乌贼骨、煅瓦楞子以制酸止痛;胁痛重者,可与四逆散、金铃子散合用以加强疏肝理气。
3. **现代运用**:常用于食管炎、胃炎、消化性溃疡等属肝火犯胃者。

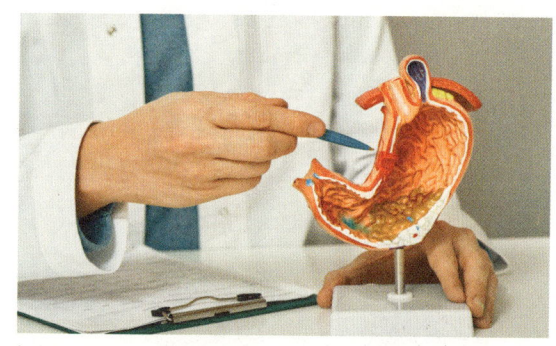

浓茶、浓咖啡、辛辣食物、烈酒、过冷或过热食物、粗糙食物等均可损伤胃黏膜,导致胃炎。

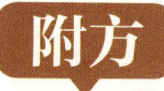

戊己丸(《太平惠民和剂局方》)

黄连(去须)、吴茱萸(去梗,炒)、白芍药各15克。以上药材研为细末,面糊为丸,如梧桐子大。每服20丸,浓煎米汤服下,空腹服,每日三服。

[功用] 疏肝理脾,清热和胃。

[主治] 肝火横逆犯脾胃,肝脾胃不和证。症见胃痛吞酸,腹痛泄泻。

仙方活命饮

方剂来源《校注妇人良方》

● 清热解毒，消肿溃坚，活血止痛

方歌 仙方活命君银花，归芍乳没陈皂甲，防芷贝粉甘酒煎，阳证疮疡内消法。

组成

白芷、贝母、防风、赤芍药、当归尾、甘草、皂角刺（炒）、穿山甲（炙）、天花粉、乳香、没药各6克，金银花、陈皮各9克。

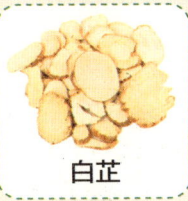
白芷

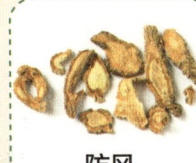
贝母

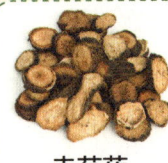
防风

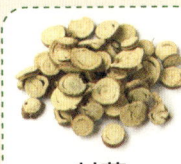
赤芍药

甘草

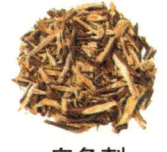
皂角刺

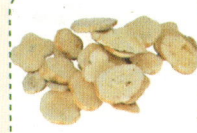
天花粉

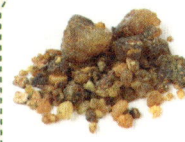
乳香

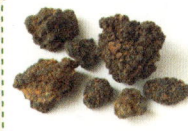
没药

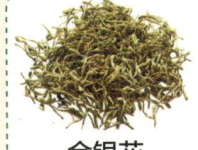
金银花

用法

以上药材用酒一大碗，煎至沸腾后再煮5～7分钟，温服。

方解

方中金银花芳香透达，轻清气浮，善清热解毒，消肿疗疮，为君药。当归尾、赤芍药、乳香、没药、陈皮行气活血通络，消肿止痛，气行则营卫畅通，营卫畅通则邪无滞留，使瘀去肿散痛止，共为臣药。白芷、防风疏风散表，以助散结消肿；贝母、天花粉清热化痰排脓，可使脓未成即消；穿山甲、皂甲刺通行经络，透脓溃坚，可使脓成即溃，均为佐药。甘草助清热解毒，并和中调药，为佐使药。诸药合用，共同起到清热解毒、消肿溃坚、活血止痛的功效。

主治 痈疡肿毒初起。症见局部红肿焮痛,或身热凛寒,苔薄白或黄,脉数有力。

运用

1 适应证: 本方为热毒痈肿的常用方,以红肿焮痛,或身热凛寒,苔薄白或黄,脉数有力为辨证要点。

2 加减: 红肿痛、热毒重者,加蒲公英、连翘、紫花地丁、野菊花等以加强清热解毒之力;便秘者,加大黄以泻热通便;血热盛者加丹皮以凉血;气虚者加黄芪以补气;不善饮酒者可用酒水各半或用清水煎服。还可以根据疮疡肿毒的部位,适当加入引经药,以使药力直达病所。本方除煎煮取汁内服外,其药渣可捣烂外敷。

3 现代运用: 常用于化脓性炎症,如蜂窝织炎、化脓性扁桃体炎、乳腺炎、脓包疮、疖肿、深部脓肿等属阳证、实证者。

4 注意事项: 本方只可用于痈肿未溃之前,若已溃断不可用;本方性偏寒凉,阴证疮疡忌用;脾胃本虚,气血不足者均应慎用。

苇茎汤

方剂来源《外台秘要》

● 清肺化痰,逐瘀排脓

方歌 苇茎瓜瓣苡桃仁,清肺化痰逐瘀能,热毒痰瘀致肺痈,脓成未成均胜任。

组成

苇茎(锉)60克,薏苡仁30克,瓜瓣24克,桃仁(去皮、尖、选取两仁的)9克。

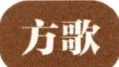

苇茎

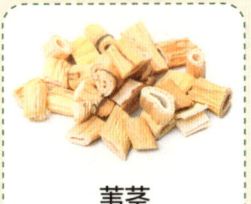

薏苡仁

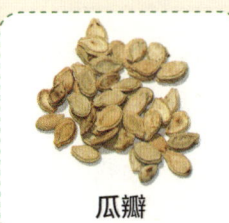

瓜瓣

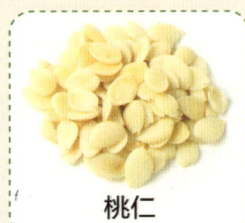

桃仁

用法

上述四味药放入苇汁中煮取两升药液，服一升，再服，应能呕吐出脓状物。

方解

方中苇茎为君药，善清肺热，专于利窍，善治肺痈，吐脓血臭痰，为治肺痈的要药。臣药以瓜瓣清热化痰，利湿排脓，能清上彻下，肃降肺气，与君药配伍，则清肺宣壅、涤痰排脓；薏苡仁甘淡微寒，上清肺热而排脓，下利肠胃而渗湿，也为臣药。佐药以桃仁活血祛瘀以助消痈，且能润燥滑肠而通下，使痰瘀之邪从下而解。四药配伍，药性平和，清化于上，降渗于下，凉而不寒，共同起到清热化痰、逐瘀排脓的功效。

主治

痰瘀互结、热毒壅滞之肺痈证。症见身有微热，咳嗽痰多，甚则咳吐腥臭脓血，胸中隐隐作痛，舌红，苔黄腻，脉滑数。

运用

1 适应证： 本方为治肺痈的常用方。以身有微热，咳嗽痰多，胸中隐隐作痛，舌红，苔黄腻，脉滑数等为辨证要点。

2 加减： 若肺痈脓未成者，加金银花、鱼腥草以增强清热解毒；脓已成者，可加桔梗、生甘草、贝母以增强化痰排脓。

3 现代运用： 常用于肺脓肿、大叶性肺炎、支气管炎、百日咳等属肺热痰瘀互结者。

附方

桔梗汤（《伤寒论》）

桔梗30克，甘草60克。以上药材以水三升，煮取一升，去滓，温分再服。

功用 清热解毒，消肿排脓。

主治 少阴客热咽痛证，以及肺痈溃脓，咳吐脓血，腥臭胸痛，气喘身热，烦渴喜饮，舌红苔黄，脉象滑数。

第五章
祛暑剂

凡是以祛暑药为主要组成，具有祛除暑邪作用，治疗暑病的方剂，都是祛暑类方剂。这类方剂适用于夏季暑热证，代表方剂如香薷散、六一散等。

香薷散

方剂来源 《太平惠民和剂局方》

● 祛暑解表，化湿和中

方歌　三物香薷豆朴先，散寒化湿功效兼，若益银翘豆易花，新加香薷祛暑煎。

组成

香薷（去土）10克，白扁豆（微炒）、厚朴（去粗皮，姜汁炙熟）各5克。

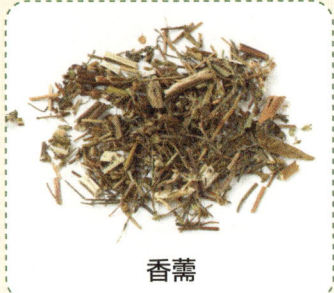

香薷　　　白扁豆　　　厚朴

用法

以上药材研为粗末。每服9克，用水一盏，入酒一分，煎七分，去滓，放入水中沉冷，连吃二服。

方解

方中香薷辛而微温，芳香质轻，为夏月祛暑解表之要药，为君药。厚朴苦辛性温，行气除满，燥湿运脾，为臣药。白扁豆甘而微温，健脾和中，渗湿消暑，为佐药。入酒少许同煎，意在温经脉，通阳气，使药力畅达周身。诸药合用，辛温芳香以解表，苦温燥化以和中，有表里双解之功。

主治　阴暑证。症见恶寒发热，头疼身痛，无汗，腹痛吐泻，胸脘痞闷，舌苔白腻，脉浮。

运用

1 适应证： 本方为治疗夏月乘凉饮冷，外感风寒，内伤于湿证的常用方。以恶寒发热，头痛身痛，无汗，胸脘痞闷，舌苔白腻，脉浮为辨证要点。

2 加减： 若兼内热者，加黄连以清热；湿盛于里者，加茯苓、甘草以利湿和中；素体脾虚，中气不足者，加人参、黄芪、白术以益气健脾燥湿。

3 现代运用： 常用于夏季感冒、急性胃肠炎等属外感风寒夹湿证者。

4 注意事项： 若属表虚有汗或中暑发热汗出、心烦口渴者，不宜使用。

六一散

方剂来源《黄帝素问宣明论方》

● 清暑利湿

方歌 六一散用滑石草，解肌行水兼清燥，益元碧玉与鸡苏，砂黛薄荷加之好。

组成

滑石18克，甘草3克。

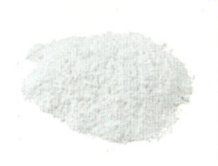
滑石

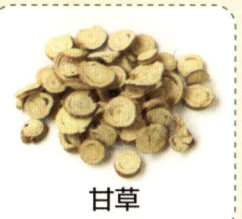
甘草

用法

以上药材研为细末，每服9克，加蜜少许，温水调下，每日三服；或欲冷饮者，新井泉调下。

方解

方中滑石甘淡性寒，质重而滑，寒能清热，淡能渗利，重能走下，滑能利窍，善清解暑热、通利水道，令暑热水湿从小便而去，为君药。甘草生用，甘平偏凉，清热泻火，益气和中，与滑石相配，防寒凉伐胃。二药合用，药简效专，共同起到清暑利湿的功效。

主治

暑湿证。症见身热烦渴，小便不利，或泄泻。

运用

1. 适应证： 本方为治疗暑湿证的基础方。以身热烦渴，小便不利为辨证要点。

2. 加减： 若暑热较重，可酌加淡竹叶、西瓜翠衣以祛暑；伤津而口渴舌红者，可加麦冬、沙参、石斛等养阴生津止渴；心火较旺而舌红心烦者，可加竹叶、灯心、黄连等泻火除烦；气津两伤可加西洋参、五味子等益气养阴；小便涩痛或有砂石诸淋者，可选加白茅根、小蓟、车前草及海金沙、金钱草、鸡内金以利尿通淋；若兼内热者，加黄连以清热；若湿盛于里，加茯苓、甘草以利湿和中；若素体脾虚，中气不足者，可再加人参、黄芪、白术、橘红以益气健脾燥湿。

3. 现代运用： 常用于膀胱炎、尿道炎，外用治痱子。

4. 注意事项： 阴虚而内无湿热，或小便清长者忌用。

附方

1. 益元散（《奇效良方》）

辰砂1克，滑石18克，甘草3克。以上药材研为细末，每服9克，不拘时，白沸汤调下。

功用 清暑利湿，镇心安神。

主治 暑湿证。症见烦渴多汗，心悸怔忡，失眠多梦，小便不利。

2. 碧玉散（《黄帝素问宣明论方》）

滑石18克，甘草3克，青黛9克，以上药材研为散，每服9克，温开水调服，或水煎服。

功用 清暑利湿，凉肝解毒。

主治 暑湿证兼肝胆郁热，症见烦渴口苦，目赤咽痛。

3 鸡苏散(《黄帝素问宣明论方》)

滑石18克,甘草3克,薄荷叶末6克。以上药材同研为末,每服9克,温开水调服。

功用 清暑利湿,疏风散热。

主治 暑湿证兼微恶风寒,头痛头胀,咳嗽不爽。

桂苓甘露散

方剂来源《黄帝素问宣明论方》

● 清暑解热,化气利湿

方歌 桂苓甘露猪苓膏,术泽寒水滑石草,清暑化气又利湿,发热烦渴吐泻消。

组成

茯苓(去皮)3克,炙甘草、石膏、寒水石6克,白术、官桂(去皮)、猪苓各1.5克,泽泻3克,滑石12克。

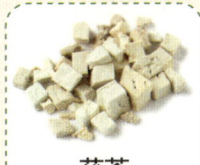
茯苓

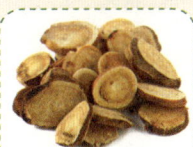
炙甘草

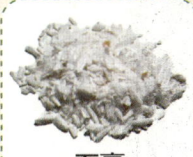
石膏

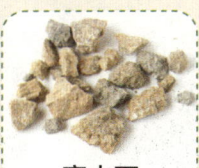
寒水石

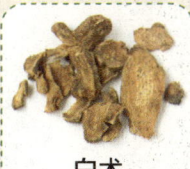
白术

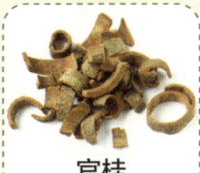
官桂

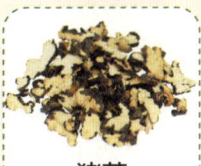
猪苓

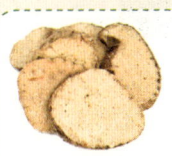
泽泻

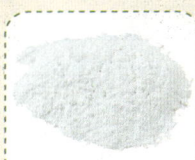
滑石

用法

以上药材研为末,每服9克,温汤调下,新水亦可,生姜汤服效果更好。小儿每服3克。

方解

方中滑石清解暑热,利水渗湿,为君药。配大寒质重之石膏、寒水石,以助滑石清解暑热,为臣药。泽泻、茯苓、猪苓又助滑石利水渗湿;白术健脾运化水湿;官桂助膀胱化气,与泽泻、茯苓、猪苓配伍,一化一利,使水湿从小便而去,兼防寒凉太过而凝滞留湿之弊,共为佐药。炙甘草益气和中,调和诸药,助白术、茯苓健脾,又缓滑石、石膏、寒水石大寒重坠之性,使清利不伤正,为佐使药。诸药合用,清利并举,寓温化于渗利,共同起到清暑解热、化气利湿的功效。

主治

暑湿证。症见发热头痛,烦渴引饮,小便不利,以及霍乱吐泻。

运用

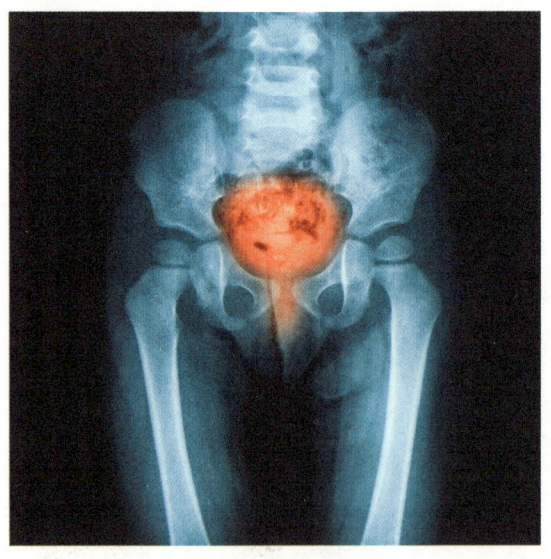

女性尿道直而短,细菌容易上行至膀胱,因此尿道感染多是女性患者,尤其是老年女性患者的常见病、多发病。

1 适应证: 本方为清暑利湿的常用方。以发热头痛,烦渴引饮,小便不利为辨证要点。

2 加减: 如暑热较轻,去石膏、寒水石,加西瓜翠衣、芦根、竹叶;若水湿中阻,呕恶腹胀者,加藿香、佩兰以芳香化湿;若水泻暴注可去猪苓,加人参、藿香、葛根、木香等。

3 现代运用: 常用于中暑、尿道感染属暑湿者。

4 注意事项: 本方清暑利湿之力较大,宜于暑湿俱盛且证情较重者,轻证或汗泻过多、气液大伤者,均不宜使用此方。

清暑益气汤

方剂来源 《温热经纬》

● 清暑益气，养阴生津

方歌 王氏清暑益气汤，西瓜翠衣荷梗襄，知麦石斛西洋参，黄连竹叶草粳方。

组成

西洋参5克，石斛、荷梗、粳米各15克，麦冬9克，黄连、甘草各3克，竹叶、知母各6克，西瓜翠衣30克。

西洋参　石斛　粳米　麦冬　黄连

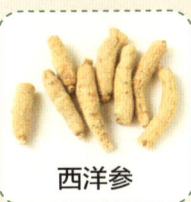

甘草　竹叶　知母　西瓜翠衣

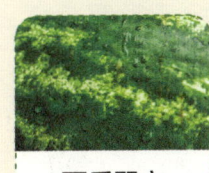

用法

水煎服。

方解

方中以味甘性凉的西瓜翠衣清解暑热，生津止渴；西洋参甘苦性凉，益气生津，养阴清热，共为君药。荷梗助西瓜翠衣清热解暑；石斛、麦冬甘寒质润，助西洋参养阴生津清热，共为臣药。黄连苦寒，清热泻火，以助清热祛暑之力；知母苦寒质润，泻火滋阴；竹叶甘淡，清热除烦，均为佐药。粳米、甘草益胃和中，调和诸药，为佐使药。诸药合用，甘寒与苦寒相伍，清补并举，气津兼顾，共同起到清暑益气、养阴生津的功效。

主治 暑热气津两伤证。症见身热汗多，口渴心烦，小便短赤，体倦少气，精神不振，脉虚数。

运用

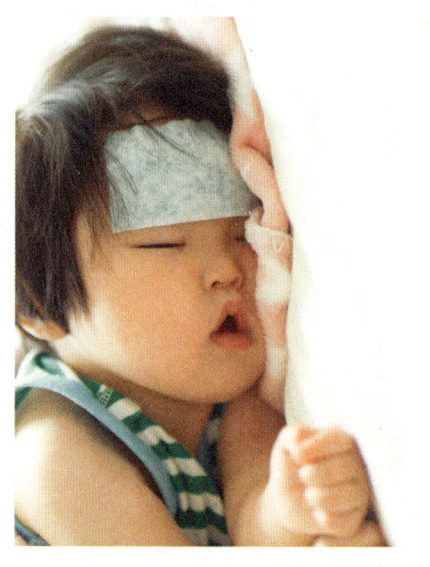

小儿夏季热常在夏季温度高时发生，上午发热，下午就降至正常体温，一般不需特殊处理，可用物理降温，并让患者多喝点水。

1. **适应证**：本方为治疗暑热气津两伤证的常用方。以身热汗多，口渴心烦，小便短赤，体倦少气，脉虚数为辨证要点。

2. **加减**：若暑热较高，可加石膏以清热解暑；暑热夹湿、苔白腻者，可去麦冬、石斛、知母，加藿香、六一散等，以增强祛湿之功；黄连味苦质燥，若暑热不盛者可去之；小儿夏季发热者，可去黄连、知母，加白薇、地骨皮等。

3. **现代运用**：常用于小儿夏季热等属于气津不足者。

4. **注意事项**：本方有滋腻之品，暑病夹湿者不宜使用。

附方

清暑益气汤（《内外伤辨惑论》）

黄芪（汗少者，减1.5克）、苍术（泔浸去皮）各4.5克，升麻3克，人参（去芦）、白术、橘皮、神曲（炒）、泽泻、炙甘草、黄柏（酒浸）、当归身、麦门冬（去心）、青皮（去白）、葛根、五味子各2克。水煎服。

功用 清暑益气，除湿健脾。

主治 平素气虚，又感暑湿证。症见身热头痛，口渴自汗，四肢困倦，不思饮食，胸满身重，大便溏薄，小便短赤，苔腻，脉虚。

第六章
温里剂

凡是以温热药为主要组成，具有温里助阳、散寒通脉等作用，治疗里寒证的方剂，都是温里类方剂。代表方剂如四逆汤、回阳救急汤等。

理中丸 | 方剂来源《伤寒论》

● 温中祛寒，补气健脾

方歌　理中丸主理中乡，甘草人参术干姜，呕利腹痛阴寒盛，或加附子总扶阳。

组成

人参、干姜、炙甘草、白术各9克。

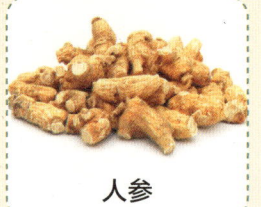
人参

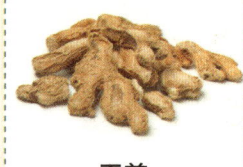
干姜

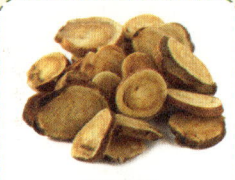
炙甘草

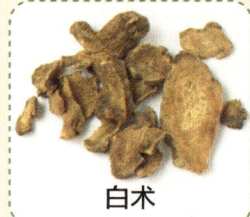
白术

用法

以上四味药一起捣碎并过筛，加入蜂蜜制成丸，如鸡子黄大（9克）。用时以沸汤调和均匀，然后温服下去，每日三四服，夜间二服。腹中未热，增加至三四丸，但丸剂效果不及汤法。汤法：以四物加水八升，煮取三升，去滓，温服一升，每日三服。服汤剂后，等一会儿，饮热粥一升许，微自温，用药期间注意保暖。

方解

方中干姜大辛大热，温脾暖胃，助阳祛寒为君药。阳虚则兼气弱，气旺亦可助阳，故臣以甘温之人参，益气健脾，补虚助阳，君臣相配，温中健脾。佐以甘温苦燥之白术，既健脾补虚以助阳，又燥湿运脾以助生化。炙甘草与参、术以助益气健脾，补虚助阳，还可缓急止痛，并能调和诸药，是佐药而兼使药之用。四药相伍，辛热甘苦合法，温补并用，补中寓燥，可温中阳，补脾气，助运化。

主治

1. 脾胃虚寒证。症见脘腹疼痛，喜温喜按，呕吐便溏，脘痞食少，畏寒肢冷，口淡不渴，舌质淡、苔白润，脉沉细或沉迟无力。

2. 阳虚失血证。症见便血、吐血、衄血或崩漏等，血色暗淡，质清稀，面色㿠白，气短神疲，脉沉细或虚大无力。

3. 中阳不足，阴寒上乘之胸痹；脾气虚寒，不能摄津之病后多涎唾；中阳虚损，土不荣木之小儿慢惊；食饮不节，损伤脾胃阳气，清浊相干，升降失常之霍乱等。

运用

1 适应证： 本方为治疗中焦脾胃虚寒证的基础方。以脘腹疼痛，喜温喜按，呕吐便溏，脘痞食少，畏寒肢冷，舌淡，苔白，脉沉细为辨证要点。

2 加减： 若虚寒甚者，加附子、肉桂以增强温阳祛寒之力；呕吐者，加生姜、半夏以降逆和胃止呕；便溏者，加茯苓、白术、白扁豆以健脾渗湿止泻；阳虚出血者，将干姜换为炮姜，再加艾叶、灶心土以温涩止血；胸痹者，加桂枝、薤白、枳实以振奋心阳、舒畅气机。

3 现代运用： 常用于急慢性胃肠炎、消化性溃疡、胃痉挛、胃下垂、胃扩张、慢性结肠炎等属脾胃虚寒者。

4 注意事项： 温热内蕴中焦或脾胃阴虚者禁用。

附方

1 理中化痰丸（《明医杂著》）

人参、白术（炒）、干姜各9克，炙甘草3克，茯苓、半夏（姜制）12克。以上药材研为末，水丸桐子大。每服四五十丸，白汤送下。

功用 温中化痰。

主治 脾胃虚寒，痰饮内停之证。症见呕吐少食，或大便不实，饮食难化，咳唾痰涎者。

2 桂枝人参汤（《伤寒论》）

桂枝（别切）12克，炙甘草、白术、人参、干姜各9克。以上五味药，以水九升，先煮除桂枝外的其他四味，取五升，再放入桂枝煮，取三升，去滓，温服一升，每日二服，夜一服。

功用 温阳健脾，解表散寒。

主治 脾胃虚寒，复感风寒表证。症见恶寒发热，头身疼痛，腹痛，下利便溏，口不渴，舌淡苔白滑，脉浮虚者。

3 附子理中丸（《太平惠民和剂局方》）

附子（炮，去皮、脐）、人参（去芦）、干姜（炮）、甘草（炙）、白术各9克。以上研为细末，炼蜜为丸，以水一盏，化开，煎至七分，稍热服之，饭前空腹服。

功用 温阳祛寒，补气健脾。

主治 脾胃虚寒较甚，或脾肾阳虚证。症见脘腹疼痛，下利清谷，恶心呕吐，畏寒肢冷，或霍乱吐痢转筋等。

吴茱萸汤
方剂来源《伤寒论》

● 温中补虚，降逆止呕

方歌 吴茱萸汤人参枣，重用生姜温胃好，阳明寒呕少阴利，厥阴头痛皆能保。

组成

吴茱萸（洗）、人参各9克，生姜（切）18克，大枣（擘）4枚。

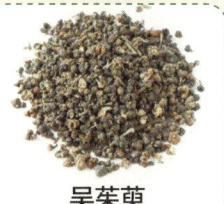
吴茱萸

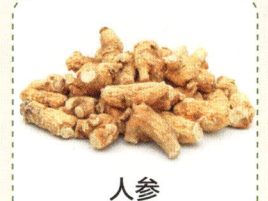
人参

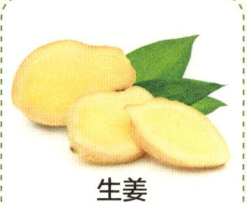
生姜

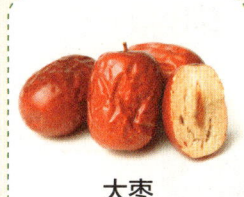
大枣

用法

以上四味，以水七升，煮取二升，去滓。每次温服七合，每日三次。

方解

方中吴茱萸辛苦性热，入肝、肾、脾、胃经，上可温胃散寒，下可温暖肝肾，又能降逆止呕，为君药。生姜为臣，温胃散寒，降逆止呕。吴茱萸与生姜配伍，相须为用，温降并行。佐以甘温之人参，补益中焦脾胃之虚；佐使以甘平之大枣，益气补脾，调和诸药。四药相伍，肝、肾、胃三经同治，温、降、补三法并施，使清阳得升，浊阴得降。

主治

1. 胃寒呕吐证。食谷欲呕，或兼胃脘疼痛，吞酸嘈杂，舌淡，脉沉弦而迟。
2. 肝寒上逆证。干呕吐涎沫，头痛，颠顶痛甚，舌淡，脉沉弦。
3. 肾寒上逆证。呕吐下利，手足厥冷，烦躁欲死，舌淡，脉沉细。

运用

1 适应证： 本方为治疗肝胃虚寒，浊阴上逆证的常用方。以食后欲吐，或颠顶头痛，干呕吐涎沫，畏寒肢凉，舌淡苔白滑，脉弦细而迟为辨证要点。

2 加减： 若呕吐较甚者，加半夏、陈皮、砂仁以增强和胃止呕之功；头痛较甚者，加川芎以加强止痛之功；肝胃虚寒重证，加干姜、小茴香温里祛寒。

3 现代运用： 常用于慢性胃炎、妊娠呕吐、神经性呕吐、神经性头痛、耳源性眩晕等属肝胃虚寒者。

4 注意事项： 胃热呕吐、阴虚呕吐或肝阳上亢之头痛禁用此方。

四逆汤

方剂来源《伤寒论》

● 回阳救逆

方歌 四逆汤中姜附草，阳衰寒厥急煎尝，腹痛吐泻脉沉细，急投此方可回阳。

组成

炙甘草、干姜各6克，附子（生用，去皮，破八片）15克。

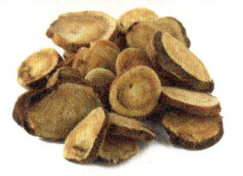
炙甘草

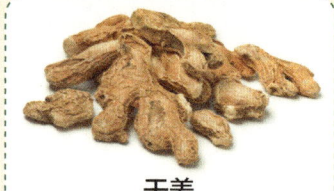
干姜

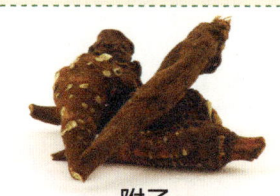
附子

用法

以上三味药，以水三升，煮取一升二合，去滓，分温再服。体质好的患者可用大附子一枚，干姜三两。

方解

方中附子大辛大热，入心、脾、肾经，温壮心肾之阳，回阳破阴以救逆，生用则能迅达内外以温阳逐寒，为君药。臣以辛热之干姜，入心、脾、肺经，既与附子相须为用，以增温里回阳之力；又温中散寒，助阳通脉。二药并用，为回阳救逆的基本配伍。炙甘草益气补中，与姜、附温补结合，可治虚寒之本；并且能缓姜、附峻烈之性，使其破阴回阳而无暴散之虞，还能调和药性，使药力持久，是为佐药而兼使药之用。三药合用，药少力专而效捷，大辛大热，使阳复厥回。

主治

少阴病，心肾阳衰寒厥证。症见四肢厥逆，恶寒蜷卧，神衰欲寐，面色苍白，腹痛下利，呕吐不渴，舌苔白滑，脉微细。以及太阳病误汗亡阳者。

运用

1. 适应证：本方为治疗少阴心肾阳衰寒厥证的基础方。以四肢厥逆，神衰欲寐，面色苍白，脉微细为辨证要点。

2. 现代运用：常用于心肌梗死、心力衰竭、急性胃肠炎吐泻过多，或某些急症大汗而见休克等属阳衰阴盛者。

3. 注意事项：若服药后出现呕吐拒药者，可将药液置凉后服用。本方纯用辛热之品，中病手足温和即止，不可久服。真热假寒者禁用。

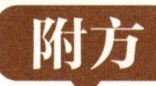

1. 通脉四逆汤（《伤寒论》）

炙甘草6克，附子（生用，去皮，破八片）20克，干姜9~12克。以上三味药，以水三升，煮取一升二合，去滓，分温再服，其脉即出者愈。

功用 破阴回阳，通达内外。

主治 少阴病，阴盛格阳证。症见下利清谷，里寒外热，手足厥逆，脉微欲绝，身反不恶寒，其人面色赤，或腹痛，或干呕，或咽痛，或利止脉不出者。

2. 四逆加人参汤（《伤寒论》）

炙甘草、人参各6克，附子（生用，去皮，破八片）15克，干姜9克。以上四味，以水三升，煮取一升二合，去滓，分温再服。

功用 回阳救逆，益气固脱。

主治 少阴病真阳衰微，元气亦虚之证。症见四肢厥逆，恶寒蜷卧，脉微而复自下利，利虽止而余症仍在者。

3. 参附汤（《正体类要》）

人参12克，附子（炮，去皮脐）9克。水煎服，阳气脱陷者，用量加倍。

功用 益气回阳固脱。

主治 阳气暴脱证。症见四肢厥逆，冷汗淋漓，呼吸微弱，脉微欲绝。

4 白通汤（《伤寒论》）

葱白6克，干姜3克，附子（生用，去皮，破八片）15克，以上三味，以水三升，煮取一升，去滓，分温再服。

功用 破阴回阳，宣通上下。

主治 少阴病阴盛戴阳证。症见手足厥逆，下利，脉微，面赤者。

回阳救急汤　方剂来源《伤寒六书》

● 回阳固脱，益气生脉

方歌 回阳救急用六君，桂附干姜五味群，加麝三厘或胆汁，三阴寒厥建奇勋。

组成

熟附子、白术（炒）、茯苓、半夏（制）各9克，干姜、人参、炙甘草、陈皮各6克，肉桂、五味子各3克。

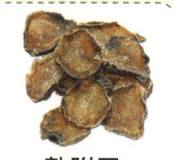
熟附子

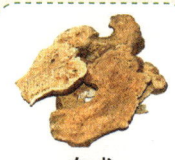
白术

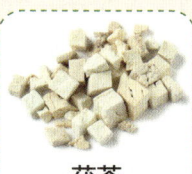
茯苓

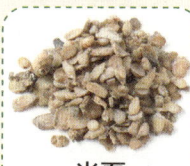
半夏

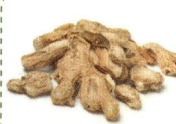
干姜

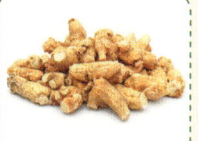
人参

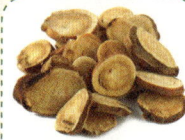
炙甘草

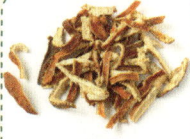
陈皮

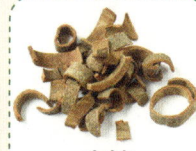
肉桂

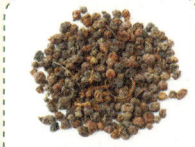
五味子

用法

以上药材加水二盅、生姜三片，煎汤，服药前放入麝香0.1克调服。

方解

本方以四逆汤合六君子汤,再加肉桂、五味子、麝香、生姜组成。四逆汤回阳救逆,将其中的生附子换熟附子,可减其毒性。六君子汤加生姜,以益气补中,其中人参甘温,大补元气,与附子相配,回阳救逆,益气固脱;再加辛热之肉桂,助附子温壮元阳,通利血脉;更以辛香之麝香,散寒活血开窍,通行十二经脉,使全方药力速达周身。加酸收之五味子以收敛元气,配人参尤能益气生脉。方中麝香与六君子、五味子配伍,既使药力迅速奏效,又无耗散元气之虞。诸药相合,辛热甘温相配,回阳补中兼顾,辛香酸涩相伍,以防阳气散越,共同起到回阳救急、益气固脱的功效。

主治

寒邪直中三阴,真阳衰微证。症见四肢厥冷,神衰欲寐,恶寒蜷卧,吐泻腹痛,口不渴,甚则身寒战栗,或指甲口唇青紫,或吐涎沫,舌淡苔白,脉沉微,甚或无脉。

运用

1. 适应证: 本方为治疗寒邪直中三阴,真阳衰微证的常用方。以四肢厥冷,神衰欲寐,下利腹痛,脉沉微或无脉为辨证要点。

2. 加减: 若呕吐涎沫,或少腹痛者,可加盐炒吴茱萸以温胃暖肝、下气止呕;泄泻不止者,可加升麻、黄芪等益气升阳止泻;呕吐不止者,可加姜汁温胃止呕;若无脉者,可加少许猪胆汁,以防阳微阴盛而成阳脱之变。

3. 现代运用: 常用于急性胃肠炎吐泻过多、休克、心力衰竭等属亡阳欲脱者。

4. 注意事项: 症状缓解、手足温和即停止服药,不可多服。

附方

回阳救急汤(《重订通俗伤寒论》)

黑附块、原麦冬(辰砂染)各9克,紫瑶桂1.5克,别直参、川姜各6克,姜半夏、炒广皮、清炙草各3克,湖广术5克,北五味1克,真麝香(冲)0.1克,水煎服。

功用 回阳救逆,益气生脉。

主治 少阴病阳衰阴竭证。症见下利脉微,甚则利不止,肢厥无脉,干呕心烦者。

当归四逆汤

方剂来源《伤寒论》

● 温经散寒，养血通脉

方歌 当归四逆桂枝芍，细辛甘草木通着。再加大枣治阴厥，脉细阳虚由血弱。

组成

当归、桂枝（去皮）、白芍各9克，细辛3克，炙甘草、通草各6克，大枣（擘）8枚。

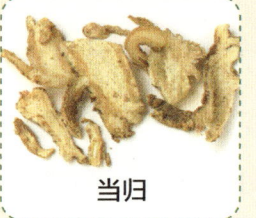
当归

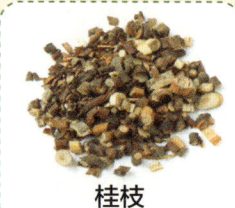
桂枝

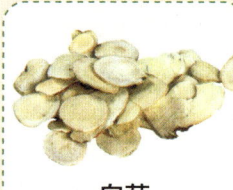
白芍

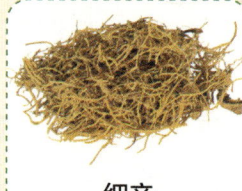
细辛

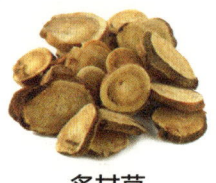
炙甘草

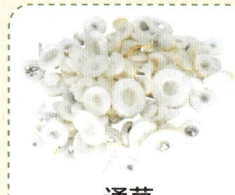
通草

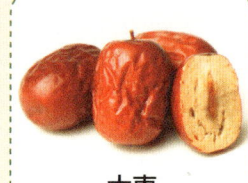
大枣

用法

以上七味药材，以水八升，煮取三升，去滓，温服一升，日三服。

方解

方中当归甘温，主入肝经，养血和血以补虚；桂枝辛温，温经散寒以通脉，共为君药。细辛温经散寒，增桂枝温通之力；白芍养血和营，既助当归补益营血，又配桂枝以和阴阳，共为臣药。通草通利经脉以畅血行；大枣、炙甘草益气健脾，养血补虚，皆为佐药。大枣既合归、芍以补营血，又防桂枝、细辛燥烈太过，伤及阴血。炙甘草兼调药而为使药之用。诸药相合，辛温与甘酸并用，温经散寒而不生燥，养血通脉而不留滞。

主治 血虚寒厥证。症见手足厥寒，或腰、股、腿、足、肩臂疼痛，口不渴，舌淡苔白，脉沉细或细而欲绝。

运用

1 适应证： 本方为治疗血虚寒厥证的常用方。以手足厥寒，舌淡苔白，脉细欲绝为辨证要点。

2 加减： 腰、股、腿、足疼痛属血虚寒凝者，加续断、牛膝、鸡血藤、木瓜等以活血祛瘀；若兼有水饮呕逆者，加吴茱萸、生姜；若妇女经期腹痛，及男子寒疝、睾丸掣痛、牵引少腹冷痛、肢冷脉弦者，可加乌药、茴香、良姜、香附等以理气止痛。

3 现代运用： 常用于血栓闭塞性脉管炎、无脉症、雷诺病、小儿麻痹、冻疮、妇女痛经、肩周炎、风湿性关节炎等属血虚寒凝者。

附方

当归四逆加吴茱萸生姜汤（《伤寒论》）

当归、芍药、桂枝（去皮）、吴茱萸各9克，炙甘草、通草各6克，细辛3克，生姜（切）12克，大枣（擘）8枚。以上九味药，以水六升、清酒六升和，煮取五升，去滓，温分五服。

功用 温经散寒，养血通脉，和中止呕。

主治 血虚寒凝，手足厥冷，兼寒邪在胃，呕吐腹痛者。

暖肝煎
方剂来源《景岳全书》

● **温补肝肾，行气止痛**

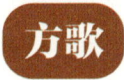 暖肝煎中杞茯归，茴沉乌药姜肉桂，下焦虚寒疝气痛，温补肝肾此方推。

组成

当归6~9克，枸杞子9克，茯苓、小茴香、乌药各6克，肉桂3~6克，沉香（或木香）3克。

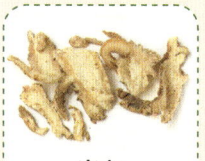
当归

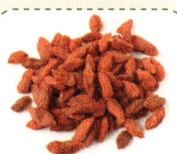
枸杞子

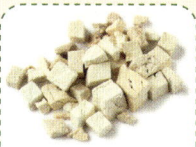
茯苓

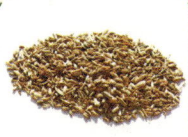
小茴香

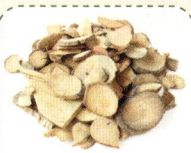
乌药

用法

以上药材加水一盅半，放入生姜三五片，煎七分，饭后两小时温服。

方解

方中肉桂辛甘性热，温肾暖肝，祛寒止痛；小茴香味辛性温，暖肝散寒，理气止痛。二药合用，温肾暖肝散寒。当归辛甘性温，养血补肝；枸杞子味甘性平，补肝益肾，二药补肝肾之不足治其本；乌药、沉香辛温散寒，行气止痛，以去阴寒冷痛之标。茯苓甘淡渗湿健脾；生姜辛温散寒和胃，扶脾暖胃。诸药配伍，辛散甘温合法，纳行散于温补，肝肾兼顾，使下元虚寒得温，寒凝气滞得散。

主治

肝肾不足，寒滞肝脉证。症见睾丸冷痛，或小腹疼痛，疝气痛，畏寒喜暖，舌淡苔白，脉沉迟。

运用

1 适应证： 本方为治疗肝肾不足、寒凝气滞之睾丸疝气或少腹疼痛的常用方。以睾丸疝气或小腹疼痛，畏寒喜暖，舌淡苔白，脉沉迟为辨证要点。

2 加减： 寒甚者加吴茱萸、干姜；腹痛者，加香附行气止痛；睾丸痛者，加青皮、橘核疏肝理气。

3 现代运用： 常用于精索静脉曲张、睾丸炎、附睾炎、鞘膜积液、腹股沟疝等属肝肾不足，寒凝气滞者。

4 注意事项： 若因湿热下注，阴囊红肿热痛者，不可误用。

第七章
表里双解剂

凡具有表里同治、内外分解等作用，治疗表里同病的方剂，都是表里双解类方剂。这类方剂适用于表证未解，又见里证，或原有宿疾，复感表邪，出现表证与里证同时并见的证候，代表方剂如防风通圣散、大柴胡汤等。

葛根芩连汤

方剂来源《伤寒论》

● 解表清里

方歌 葛根黄芩黄连汤，甘草四般治二阳，解表清里兼和胃，喘汗自利保平康。

组成

葛根15克，炙甘草6克，黄芩、黄连各9克。

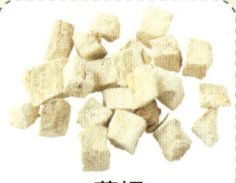
葛根

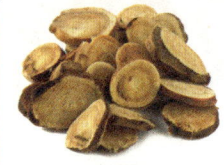
炙甘草

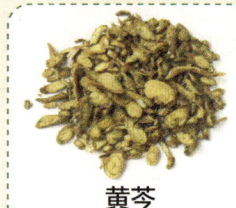
黄芩

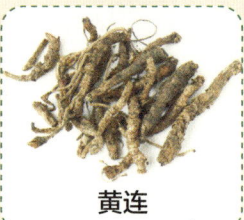
黄连

用法 以上四味药，加水八升，先煮葛根，减二升，放入其他药，煮取二升，去滓，分温再服。

方解 方中葛根为君药，甘辛而凉，主入阳明经，外解肌表之邪，内清阳明之热，又升发脾胃清阳而止泻升津，使表解里和。先煎葛根而后放诸药，能解肌之力优而清中之气锐。臣药黄芩、黄连苦寒清热，厚肠止利。炙甘草甘缓和中，调和诸药，为佐使药。四药合用，外疏内清，表里同治，使表解里和，身热下利自愈。

主治 表证未解，邪热入里证。症见身热，下利臭秽，胸脘烦热，口干作渴，或喘而汗出，舌红苔黄，脉数或促。

运用

1 适应证： 本方为治疗表证未解，邪热入里，协热下利证的基础方。以身热下利，苔黄，脉数为辨证要点。

2 加减： 腹痛者，加炒白芍以柔肝止痛；热痢里急后重者，加木香、槟榔以行气而除后重；兼呕吐者，加半夏以降逆止呕；

夹食滞者，加山楂以消食。

3 现代运用：常用于急性肠炎、细菌性痢疾、肠伤寒、胃肠型感冒等属表证未解，里热甚者。

4 注意事项：虚寒下利者忌用。

五积散

方剂来源《太平惠民和剂局方》

● 发表温里，顺气化痰，活血消积

方歌 五积散治五般积，麻黄苍芷归芍齐，枳桔桂苓甘草朴，川芎两姜半陈皮，发表温里活血瘀，祛湿化痰兼顺气。

组成

苍术、桔梗各15克，枳壳、陈皮各9克，芍药、白芷、川芎、当归、炙甘草、肉桂、茯苓、半夏（汤泡）各5克，厚朴、干姜、麻黄（去根、节）各6克。

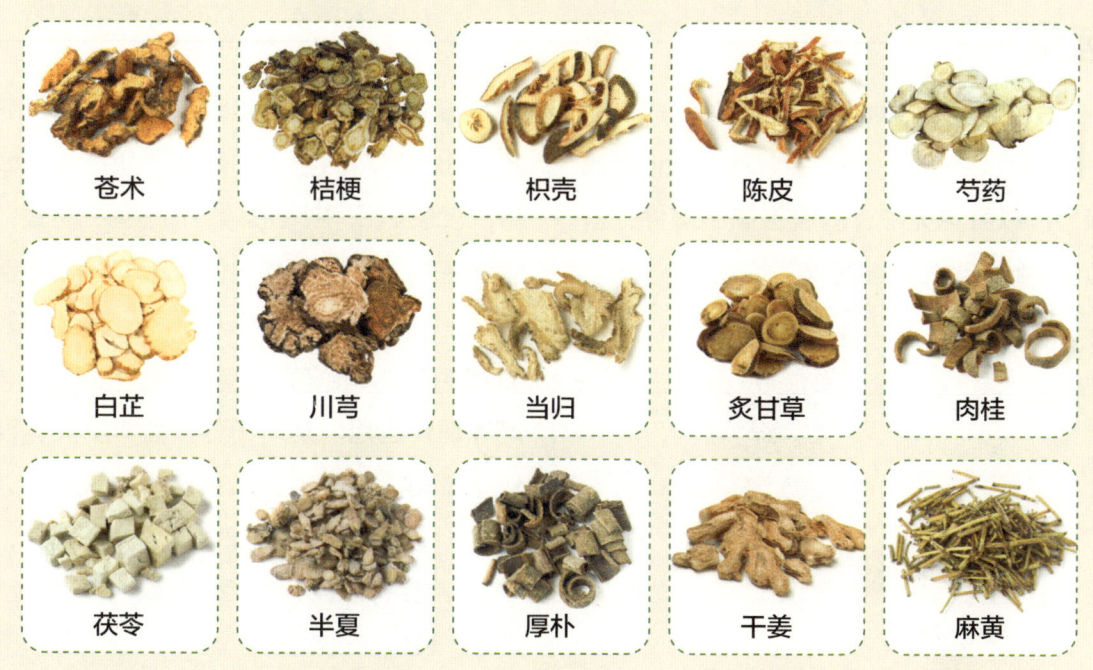

用法

以上药材除枳壳、肉桂两种外,其余细锉,用慢火炒至变色,摊冷,再放入枳壳、肉桂拌匀。每服9克,水一盏,姜三片,煎至中盏热服。

方解

方中重用苍术,既解表又燥湿,配厚朴,合陈皮、甘草,法取平胃散,功擅苦温燥湿、健脾助运,以祛湿积;陈皮、半夏、茯苓、甘草相伍,法取二陈汤,行气燥湿化痰,以消痰积;麻黄、白芷辛温发汗解表以散外寒,干姜、肉桂辛热温里以祛内寒,合而用之,以散寒积;当归、芍药、川芎活血化瘀止痛,以化血积;桔梗、枳壳升降气机,与厚朴、陈皮为伍,以行气积,并可助化痰除湿;炙甘草健脾和中,调和药性。诸药合用,表里同治、散寒温里、气血痰湿并行之功,使脾运复健,气机通畅,痰消湿化,血脉调和,诸症得解。

主治

外感风寒,内伤生冷证。症见身热无汗,头痛身疼,项背拘急,胸满恶食,呕吐腹痛,以及妇女血气不和,心腹疼痛,月经不调。

运用

1. 适应证: 本方为治疗外感风寒,内伤生冷所致寒、湿、气、血、痰五积证的代表方。以身热无汗,胸腹胀满或疼痛,苔白腻,脉沉迟为辨证要点。

2. 加减: 若心胁脐腹胀满刺痛、反胃呕吐、泻利清谷,加煨姜,盐;头痛体痛,恶寒发热,项背强痛,加葱白、豆豉;但觉寒热,或身不甚热,肢体拘急,或手足厥冷,加炒吴茱萸;寒热不调,咳嗽喘满,加大枣;妇人难产,加醋一合,不拘时服。

3. 现代运用: 常用于急慢性胃肠炎、胃溃疡、胃及十二指肠溃疡、胃痉挛、疝气、腰痛、坐骨神经痛、风湿病、脚气、中风、冷症、闭经、月经后期等属阴证、寒证、实证、表里证及寒实证。

4. 注意事项: 本方偏温燥,形体消瘦、心烦口渴、唇舌暗红者慎用。

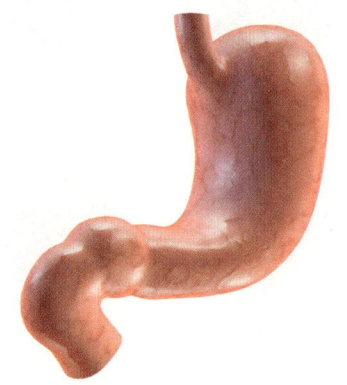

胃痉挛是胃呈现的一种强烈收缩状态,主要表现为上腹痛,呕吐等。

防风通圣散

方剂来源 《黄帝素问宣明论方》

● 疏风解表，清热通便

方歌 防风通圣大黄硝，荆芥麻黄栀芍翘，甘桔芎归膏滑石，薄荷芩术力偏饶，表里交攻阳热盛，外科疡毒总能消。

组成

防风、川芎、当归、芍药、大黄、薄荷叶、麻黄、连翘、芒硝各6克，甘草10克，石膏、黄芩、桔梗各12克，滑石20克，荆芥、白术、栀子各3克。

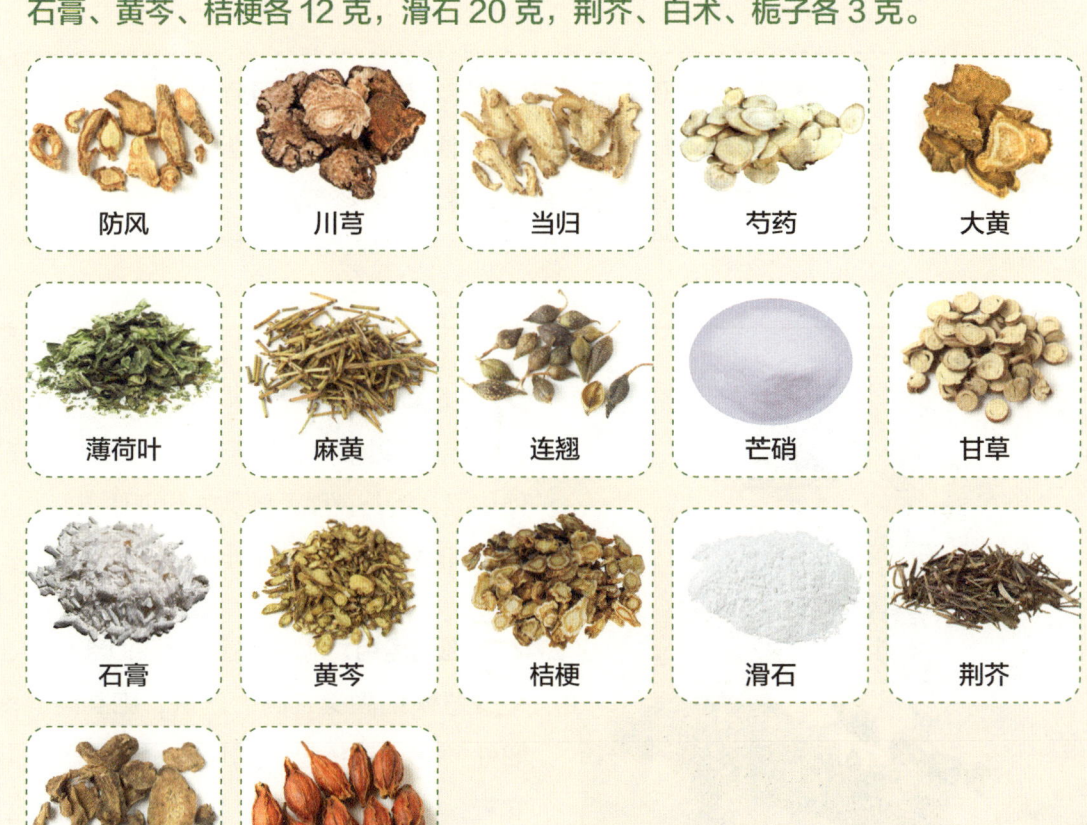

用法

以上药材研为末，每服6克，水一大盏，生姜三片，煎至六分，温服。

方解

方中麻黄、防风、荆芥、薄荷叶发汗散邪，疏风解表，使表邪从汗而解。黄芩、石膏清泄肺胃；连翘、桔梗清宣上焦，解毒利咽。栀子、滑石清热利湿，引热自小便出；芒硝、大黄泻热通腑，使结热从大便出，四药相伍，使里热从二便分消。当归、芍药、川芎养血和血，白术、甘草健脾和中，并兼制苦寒之品以免伤胃。煎加生姜和胃助运。诸药配伍，汗下清利合法，使发汗不伤表，清下不伤里，兼以养血益气扶正，共同起到疏风解表、泻热通便的功效。

主治

风热壅盛，表里俱实证。症见憎寒壮热无汗，头目昏眩，目赤睛痛，口苦舌干，咽喉不利，涕唾稠黏，大便秘结，小便赤涩，舌苔黄腻，脉数有力。并治疮疡肿毒，肠风痔漏，鼻赤，隐疹等症。

运用

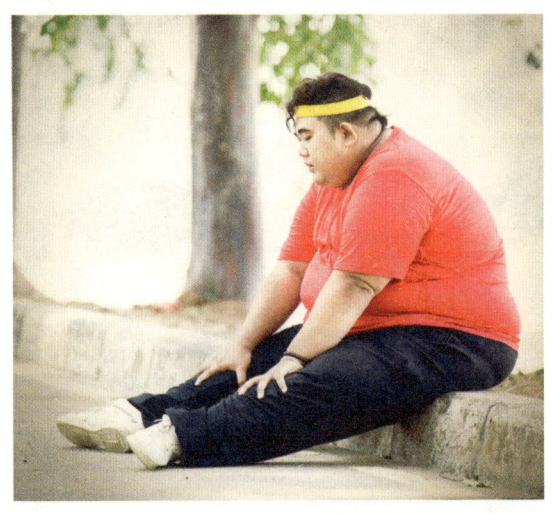

目前，肥胖症已经成为世界性最严重的公共卫生难题之一，不容小觑。

1 **适应证：** 本方用于风热郁结，气滞蕴滞证，症见憎寒壮热无汗，口苦咽干，二便秘涩，舌苔黄腻，脉数为辨证要点。

2 **加减：** 若涎嗽，加半夏半两（姜制）。

3 **现代运用：** 常用于感冒、头面部疔肿、急性结膜炎、高血压病、肥胖症、习惯性便秘、痔疮等，属风热壅盛，表里俱实者。

4 **注意事项：** 本方较为峻猛，虚人及孕妇慎用。

大柴胡汤

方剂来源《金匮要略》

● 和解少阳，内泻热结

方歌 大柴胡汤用大黄，枳实芩夏白芍将，煎加姜枣表兼里，妙法内攻并外攘。

组成

柴胡24克，黄芩、芍药、半夏（洗）、枳实（炙）各9克，大黄6克，大枣4枚，生姜15克。

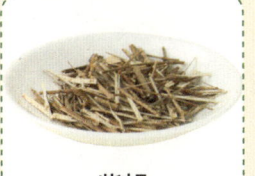
柴胡

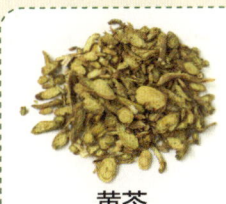
黄芩

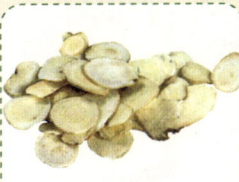
芍药

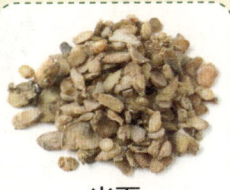
半夏

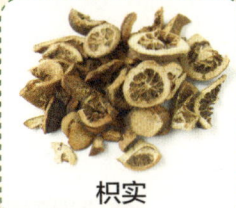
枳实

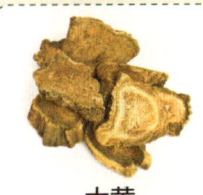
大黄

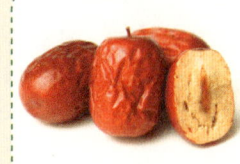
大枣

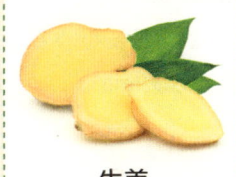
生姜

用法

以上八味药，以水一斗二升煮取六升，去滓，再煎，温服一升，每日三服。

方解

本方以小柴胡汤与小承气汤合方加减而成。少阳之邪气未解，故取柴胡与黄芩相伍，和解清热，以解少阳之邪。柴胡善疏少阳之邪，黄芩清泄少阳郁热。里实已成，大黄配枳实，泻热通腑，行气破结，内泻阳明热结。芍药缓急止痛，与大黄相配可治腹中实痛，合枳实能调和气血，以除心下满痛；半夏和胃降逆，辛开散结；配伍大量生姜，既增止呕之功，又解半夏之毒。大枣和中益气，与生姜相配，调脾胃、和营卫，并调和诸药。诸药相伍，主以和解少阳，辅以内泻热结，佐以缓急降逆，使少阳与阳明之邪得以分解。

> **主治** 少阳阳明合病。症见往来寒热，胸胁苦满，呕不止，郁郁微烦，心下痞硬，或心下急痛，大便不解或协热下利，舌苔黄，脉弦数有力。

运用

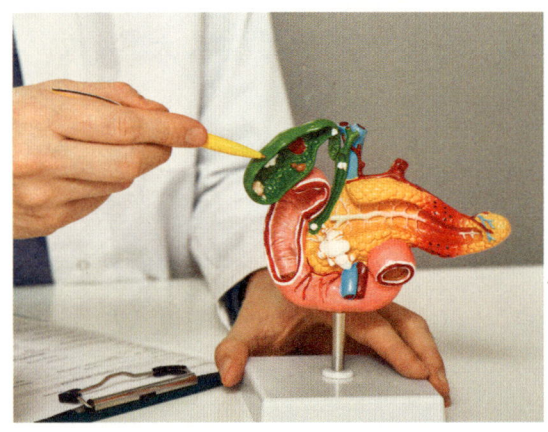

预防胆石症，饮食上要遵循清淡、高维生素、低脂肪原则，加强运动，控制体重。

1 适应证：本方为治疗少阳阳明合病的代表方。以往来寒热，胸胁苦满，心下满痛，呕吐，便秘，苔黄，脉弦数为辨证要点。

2 加减：兼黄疸者，可加茵陈、栀子以清热利湿退黄；胁痛剧烈者，可加川楝子、延胡索以行气活血止痛；胆结石者，可加金钱草、海金沙、郁金、鸡内金以化石。

3 现代运用：常用于急性胰腺炎、急性胆囊炎、胆石症、胃及十二指肠溃疡等属少阳阳明合病者。

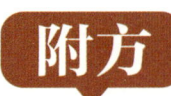

厚朴七物汤（《金匮要略》）

厚朴15克，甘草、大黄、枳实各9克，大枣（擘）4枚，桂枝6克，生姜12克。以上七味药，以水一斗，煮取四升，温服八合，每日三服。

功用 解肌发表，行气通便。

主治 外感表证未罢，里实已成。症见腹满发热，大便不通，脉浮而数。

第八章
补益剂

凡是以补益药为主要组成，具有补养人体气、血、阴、阳等作用，治疗各种虚损病症的方剂，都是补益类方剂。这类方剂适用于先天禀赋不足，或由后天调养失宜，代表方剂如四君子汤、四物汤等。

四君子汤

方剂来源 《太平惠民和剂局方》

● 益气健脾

方歌 四君子汤中和义，参术茯苓甘草比，益以夏陈名六君，祛痰补气阳虚饵，除却半夏名异功，或加香砂胃寒使。

组成

人参（去芦）、白术、茯苓（去皮）各9克，炙甘草6克。

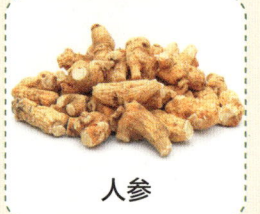
人参

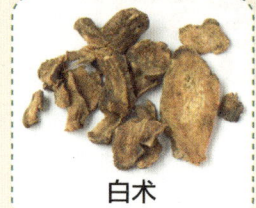
白术

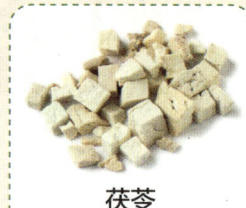
茯苓

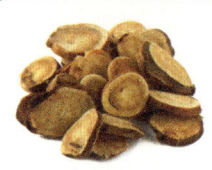
炙甘草

用法

以上药材研为细末，每服6克，水一盏，煎至七分，口服，不拘泥于时间；加入少许盐，或者用白开水冲服也可以。

方解

方中人参甘温，能大补脾胃之气，为君药。臣以白术健脾燥湿，与人参相须，益气补脾之力更强。脾喜燥恶湿，喜运恶滞，又以茯苓健脾渗湿，合白术互增健脾祛湿之功，为佐助。炙甘草益气和中，既可加强人参、白术益气补中之功，又能调和诸药，为佐使。四药相伍，健补脾胃之气，兼司运化之职，温而不燥，补中兼渗，是平补脾胃的良方。

主治

脾胃气虚证。症见面色萎白，语声低微，气短乏力，食少便溏，舌淡苔白，脉虚缓。

运用

1 适应证： 本方为补气的基础方。以气短乏力，面色萎白，食少便溏，舌淡苔白，脉虚缓为辨证要点。

2 加减： 呕吐者，加半夏以降逆止呕；胸膈痞满者，加枳壳、陈皮以行气宽胸；心悸失眠者，加酸枣仁以宁心安神；畏寒肢冷，脘腹疼痛者，加干姜、附子以温中祛寒；烦渴，加黄芪；胃冷，呕吐涎味，加丁香；呕逆，加藿香；脾胃不和，倍加白术、姜、枣；脾困，加人参、木香、缩砂仁；脾弱腹胀，不思饮食，加扁豆、粟米；伤食，加炒神曲；胸满喘急，加白豆蔻。

3 现代运用： 常用于慢性胃炎、胃及十二指肠溃疡等属脾胃气虚者。

附方

1 异功散（《小儿药证直诀》）

人参（切，去顶）、茯苓（去皮）、白术、陈皮（锉）、甘草（炒）各6克。以上药材研为细末，每服6克，水一盏，加生姜5片，大枣2个，同煎至七分，饭前温服。

功用 益气健脾，行气化滞。

主治 脾胃气虚兼气滞证。症见食欲不振，大便溏薄，胸脘痞闷不舒，或呕吐、泄泻等。

2 六君子汤（《医学正传》）

陈皮、茯苓、甘草、人参各3克，半夏、白术各4.5克。以上药材切细，加大枣二枚，生姜三片，新汲水煎服。

功用 益气健脾，燥湿化痰。

主治 脾胃气虚兼痰湿证。症见面色萎白，语声低微，气短乏力，食少便溏，恶心呕吐，胸脘痞闷或咳嗽痰多稀白等，舌淡苔白腻，脉虚。

3 保元汤（《博爱心鉴》）

黄芪9克，人参、炙甘草各3克，肉桂1.5克。以上药材加生姜一片，水煎，不拘时服。

功用 益气温阳。

主治 虚损劳怯，元气不足证。症见倦怠乏力，少气畏寒，以及小儿痘疮，阳虚顶陷，不能发起灌浆者。

玉屏风散 | 方剂来源《究原方》

● 益气固表止汗

方歌 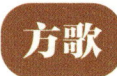 玉屏风散最有灵，芪术防风鼎足形，表虚汗多易感冒，益气固表止汗神。

组成

防风15克，黄芪（蜜炙）、白术各30克。

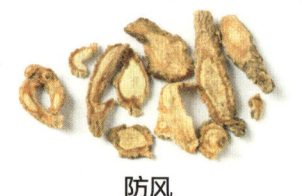
防风

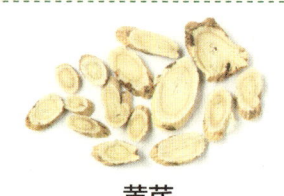
黄芪

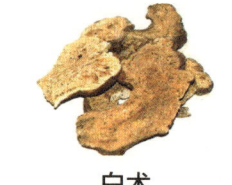
白术

用法

以上药材㕮咀，每服9克，水一盏半，加大枣1枚，煎至七分，去滓，饭后热服。

方解

方中黄芪甘温，内可大补脾肺之气，外可固表止汗，为君药。白术益气健脾，协黄芪以益气固表实卫，为臣药。二药相合，使气旺表实，则汗不外泄，风邪不得侵袭。

佐以辛润之防风以祛风邪，黄芪得防风，则固表而不留邪。全方重用芪、术，而少用防风，补中有散，补不敛邪，相反相成，药简效专，共同起到固表止汗的功效。

> **主治** 表虚自汗。症见汗出恶风，面色㿠白，舌淡，苔薄白，脉浮虚。又治虚人腠理不固，易感风邪。

运用

1 适应证： 本方为治疗表虚自汗的常用方。以汗出恶风，面色㿠白，舌淡脉虚为辨证要点。虚人外感，邪多虚少，以及阴虚发热之盗汗，不宜使用本方。

2 加减： 自汗较重者，加浮小麦、煅牡蛎、麻黄根以固表止汗。

3 现代运用： 常用于过敏性鼻炎、上呼吸道感染属表虚不固而外感风邪者，以及肾小球肾炎易于伤风感冒而致病情反复者。

4 注意事项： 属外感自汗或阴虚盗汗者，不宜使用。

四物汤

方剂来源 《仙授理伤续断秘方》

● 补血调血

中医视频课

> **方歌** 四物地芍与归芎，血家百病此方宗，补血调血理冲任，加减应用在其中。

组成

白芍、川当归各9克，熟地黄12克，川芎6克。

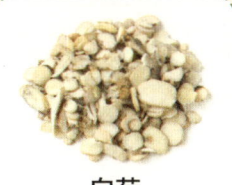
白芍

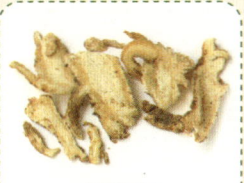
川当归

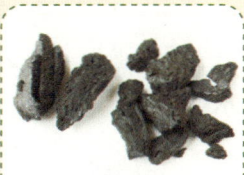
熟地黄

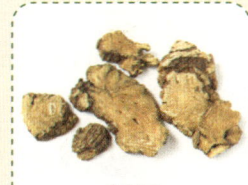
川芎

用法

每服9克,加水盏半,煎至七分,空腹热服。

方解

方中熟地黄甘温味厚,滋润入肾,填髓益精生血,为滋阴补血之要药,为君药。当归补血和血,与熟地相伍,既增补血之力,又行营血之滞,为臣药。白芍养血柔肝敛阴,与地、归相协则滋阴补血之力更著,又可缓急止痛;川芎活血行气,与当归相协则行血之力益彰,又使诸药补血而不滞血,二药共为佐药。四药合用,阴柔辛甘相伍,补中寓行,补血不滞血,行血不伤血,共同起到补血调血的功效。

主治

营血虚滞证。症见头晕目眩,心悸失眠,面色无华,或妇人月经不调,量少或经闭不行,脐腹作痛,舌淡,脉细弦或细涩。

运用

1 适应证: 本方原治外伤瘀血作痛,后用治妇人诸疾,今多做补血调血的基础方。以头晕心悸,面色、唇爪无华,舌淡,脉细为辨证要点。

2 加减: 若痛经,可加香附、延胡索;兼有气虚者,加党参、黄芪;若血虚有寒者,加肉桂、炮姜;若崩漏,加茜草根、艾叶、阿胶。

3 现代运用: 常用于月经不调、胎产疾病、荨麻疹、骨伤科疾病、过敏性紫癜、神经性头痛等属营血虚滞者。

4 注意事项: 阴虚发热以及血崩气脱之证不宜使用。

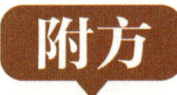

附方

1 圣愈汤(《医宗金鉴》)

熟地20克,白芍(酒拌)、人参、当归(酒洗)、黄芪(炙)各15克,川芎8克。水煎服。

功用 益气,补血,摄血。

主治 妇女月经先期而至,量多色淡,精神倦怠,四肢乏力。

2 胶艾汤（《金匮要略》）

川芎、阿胶、甘草各 6 克，艾叶、当归各 9 克，芍药、干地黄各 12 克。以水五升，清酒三升，合煮取三升，去滓，放入阿胶至烊化，温服一升，日三服。

功用 养血止血，调经安胎。

主治 妇人冲任虚损，血虚有寒证。症见崩漏下血，月经过多，淋漓不止；产后或流产损伤冲任，下血不绝；或妊娠下血，腹中疼痛。

3 桃红四物汤（《医垒元戎》）

即四物汤加桃仁 9 克、红花 6 克。水煎服。

功用 养血活血。

主治 血虚兼血瘀证。症见妇女经期超前，血多有块，色紫稠黏，腹痛等。

4 补肝汤（《医学六要》）

当归、生地、芍药、川芎、酸枣仁、木瓜、甘草各 10 克。水煎服。

功用 养血柔肝，活血调经。

主治 肝血不足。症见头目眩晕，少寐，月经量少，以及血不养筋，肢体麻木，小腿转筋。

当归补血汤 | 方剂来源《内外伤辨惑论》

● 补气生血

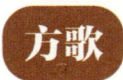 **方歌** 当归补血有奇功，归少芪多力最雄，更有芪防同白术，别名止汗玉屏风。

组成

黄芪30克,当归(酒洗)6克。

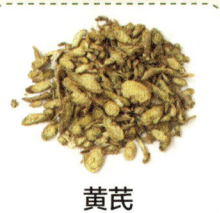
黄芪

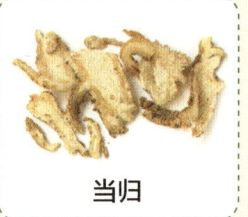
当归

用法

以上药材㕮咀,以水二盏,煎至一盏,去滓温服,饭前空腹服。

方解

方中重用黄芪,补气固表,以急固浮阳而使热退,且补气又助生血,使阳生阴长,气旺血生,为君药。配以少量当归养血和营,并得黄芪生血之助,使阴血渐充,则浮阳秘敛,虚热自退。二药配伍,药简效宏,重用甘温以补气,阳生阴长以生血,则诸症自除。

主治

血虚发热证。肌热面赤,烦渴欲饮,脉洪大而虚,重按无力。又治妇人经期、产后血虚发热头痛,或疮疡溃后,久不愈合者。

运用

1 适应证: 本方为补气生血的常用方,以肌热面赤,渴喜热饮,脉洪大而虚为辨证要点。

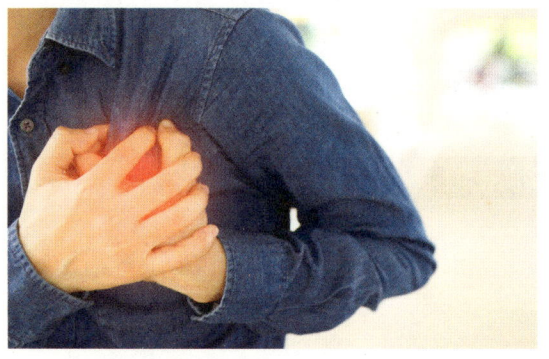
冠心病患者情绪激动、剧烈运动、酗酒等时,可出现心绞痛。

2 加减: 若妇女经期或产后感冒发热头痛者,加葱白、豆豉、生姜、大枣以疏风解表;若疮疡久溃不愈,气血两虚而又余毒未尽者,可加金银花、甘草以清热解毒;若血虚气弱出血不止者,可加煅龙骨、阿胶、山茱萸以固涩止血。

3 现代运用: 常用于冠心病心绞痛等心血瘀阻者;妇人经期、产后发热等血虚阳浮者;各种贫血、过敏性紫癜等血虚有热者。

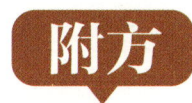

当归生姜羊肉汤（《金匮要略》）

当归9克，生姜15克，羊肉50克。以上三味，以水八升，煮取三升，温服七合，每日三服。

功用 补气血，温胃肠。

主治 血虚有寒证。症见腹中冷痛，或产后虚寒腹痛，或虚寒性痛经。

大补阴丸（又名大补丸）

方剂来源 《丹溪心法》

● 滋阴降火

方歌 大补阴丸熟地黄，龟板知柏合成方，猪髓蒸熟炼蜜丸，滋阴降火效力强。

组成

黄柏（炒褐色）、知母（酒浸，炒）各12克，熟地（酒蒸）、龟板（酥炙）各18克。

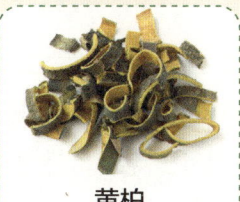
黄柏

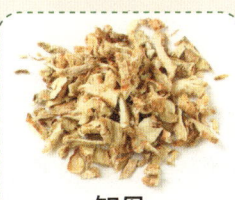
知母

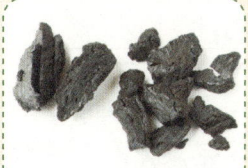
熟地

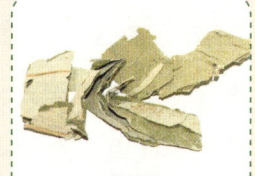
龟板

用法

以上药材研为末，加猪脊髓制作成蜜丸。服70丸，空腹盐白汤送下。

方解

方中熟地滋补真阴，填精益髓；龟板滋阴潜阳，补肾健骨。二药相须，补阴固本，滋水亦可制火，共为君药。黄柏苦寒降泄，专泻肾与膀胱之火；知母味苦性寒质润，既能清泄肺、胃、肾三经之火，又能滋三经之阴。知母、黄柏相须为用，知母滋阴清热，黄柏虽无滋阴之功，二者善能清降阴虚之火，为臣药。丸用猪脊髓补髓养阴，蜂蜜补中润燥，共增滋补真阴之效，是为佐药。合而成方，既滋阴，又降火。

主治

阴虚火旺证。症见骨蒸潮热，盗汗遗精，咳嗽咯血，心烦易怒，足膝疼热或痿软，舌红少苔，尺脉数而有力。

运用

1 适应证： 本方为治疗阴虚火旺证的常用方。以骨蒸潮热，盗汗遗精，心烦易怒，舌红少苔，尺脉数而有力为辨证要点。

2 加减： 阴虚较重者，加天门冬、麦门冬以润燥养阴；阴虚盗汗者，加地骨皮以退热除蒸；咯血、吐血者，加仙鹤草、旱莲草、白茅根以凉血止血；遗精者，加金樱子、芡实、桑螵蛸、山茱萸以固精止遗。

3 现代运用： 常用于甲状腺功能亢进症、肺结核、肾结核、骨结核等。

4 注意事项： 脾胃虚弱、食少便溏，以及火热属于实证者不宜使用。

附方

虎潜丸（《丹溪心法》）

龟甲（酒炒）120克，黄柏（酒炒）240克，知母（酒炒）、熟地、陈皮、白芍药各60克，锁阳45克，虎骨（酒炙酥，狗骨代）30克，干姜15克。以上药材研为末，酒糊为丸。每服6克，用淡盐水送下。

功用 滋阴降火，强壮筋骨。

主治 肝肾阴虚，症见腰膝酸软，筋骨痿软，腿足痿弱，步履维艰，舌红少苔，脉细弱等。

一贯煎

方剂来源《续名医类案》

● 滋阴疏肝

方歌 一贯煎中用地黄,沙参枸杞麦冬襄,当归川楝水煎服,阴虚肝郁是妙方。

组成

沙参、麦冬、当归身、枸杞子各9克,生地黄18克,川楝子6克。

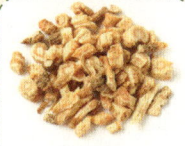
沙参

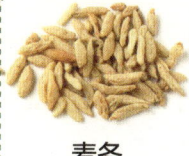
麦冬

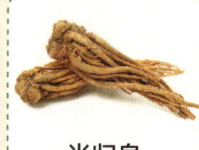
当归身

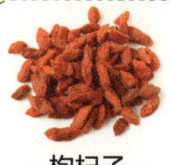
枸杞子

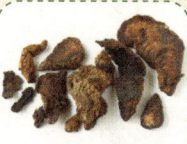
生地黄

用法 以上药材水煎服。

方解 方中生地黄与枸杞子相伍,滋养肝肾之阴。当归补血养肝,且补中有行,入以辛凉之川楝子疏肝泄热,理气止痛。沙参、麦冬滋养肺胃之阴,养肺阴以清金制木,养胃阴以培土荣木。诸药合用,肝肾肺胃兼顾;甘寒少佐辛疏,肝阴得补,肝气得舒,诸症自愈。

主治 肝肾阴虚,肝气郁滞证。症见胸脘胁痛,吞酸吐苦,咽干口燥,舌红少津,脉细弱或虚弦。又治疝气瘕聚。

运用

1 适应证: 本方为治疗阴虚气滞证的常用方。以胸脘胁痛,咽干口燥,舌红少津,脉虚弦为辨证要点。

2 加减: 大便秘结,加蒌仁以肃肺而润肠通便;有虚热或汗,加地骨皮以清虚热;痰多,加贝母止咳化痰;舌红而干,阴亏过甚者，加石斛以滋养阴津；胁胀，加芍药、甘草以缓急止痛；脚弱，加牛膝、薏苡仁补肾活血并祛湿；不寐，加酸枣仁养心安神。

3 现代运用： 常用于慢性肝炎、慢性胃炎、胃及十二指肠溃疡、肋间神经痛、神经官能症等属阴虚肝郁者。

4 注意事项： 有停痰积饮而舌苔白腻、脉沉弦者不宜使用。

肾气丸

方剂来源《金匮要略》

● 补肾助阳，化生肾气

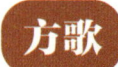

方歌　金匮肾气治肾虚，地黄山药及山萸，丹皮苓泽加桂附，引火归原热下趋。

组成

干地黄24克，薯蓣、山茱萸各12克，泽泻、茯苓、牡丹皮各9克，桂枝、附子（炮）各3克。

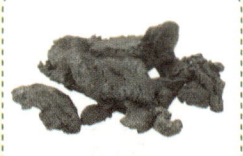
干地黄

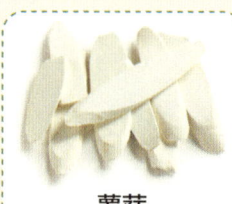
薯蓣

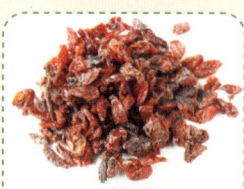
山茱萸

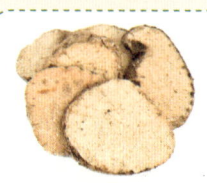
泽泻

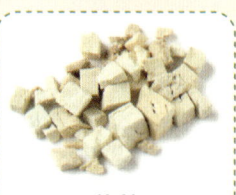
茯苓

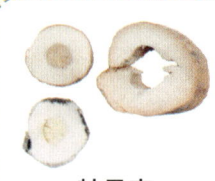
牡丹皮

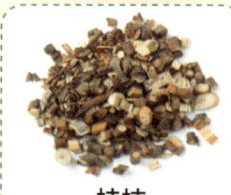
桂枝

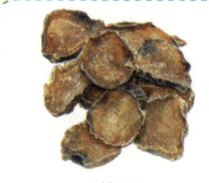
附子

用法

以上八味药研为末，炼蜜和丸梧子大，以酒送下15丸，加至25丸，每日两服。

方解

方用干地黄（今多用熟地黄）为君药，滋补肾阴，益精填髓。臣以山茱萸，补肝肾，涩精气；薯蓣健脾气，固肾精。二药与地黄相配，补肾填精。更臣以附子、桂枝，温肾助阳，生发少火，鼓舞肾气。佐以茯苓健脾益肾，泽泻、牡丹皮降相火而制虚阳浮动，且茯苓、泽泻均有渗湿泄浊、通调水道之功。三者配伍，补中有泻，泻清中之浊以纯清中之清，而益肾精，且补而不滞。诸药相合，非峻补元阳，乃阴中求阳，微微生火，鼓舞肾气。

主治

肾阳气不足证。症见腰痛脚软，身半以下常有冷感，少腹拘急，小便不利，或小便反多，入夜尤甚，阳痿早泄，舌淡而胖，脉虚弱，尺部沉细；以及痰饮，水肿，消渴，脚气，转胞等。

运用

1 适应证： 本方为补肾助阳、化生肾气的代表方。以腰膝酸软，腰以下冷，小便失常，舌淡而胖，脉沉无力为辨证要点。

2 加减： 若畏寒肢冷较甚者，可将桂枝改为肉桂，并加重桂、附之量，以增温补肾阳之效；兼痰饮咳喘者，加姜、辛、夏以温肺化饮；夜尿多者，可加巴戟天、益智仁、金樱子、芡实以助温阳固摄之功。

3 现代运用： 常用于慢性肾炎、糖尿病、醛固酮增多症、甲状腺功能低下、肾上腺皮质功能减退、慢性支气管炎、更年期综合征、慢性前列腺肥大等属肾阳不足者。

4 注意事项： 虽肾阳亏虚而小便正常者，不宜使用。

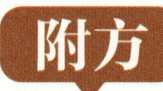

加味肾气丸（《济生方》）

附子（炮）、官桂（不见火）、川牛膝（去芦，酒浸）、熟地黄各15克，白茯苓、泽泻、山茱萸肉、山药（炒）、车前子（酒蒸）、牡丹皮（去木）各30克。以上药材研为细末，炼蜜为丸，如梧桐子大，每服70丸，空心米饮送下。

功用 温助肾阳，利水消肿。

主治 肾阳虚水肿。症见腰重脚肿，小便不利。

地黄饮子

方剂来源《圣济总录》

● 滋肾阴，补肾阳，开窍化痰

方歌 地黄饮子山茱斛，麦味菖蒲远志茯，苁蓉桂附巴戟天，少入薄荷姜枣服。

组成

熟地黄（焙）12克，巴戟天（去心）、山茱萸（炒）、石斛（去根）、肉苁蓉（酒浸，切焙）、附子（炮裂，去皮脐）、五味子（炒）、肉桂（去粗皮）、茯苓（去黑皮）、麦冬（去心，焙）、菖蒲、远志（去心）各15克。

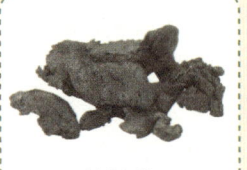
熟地黄

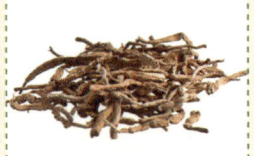
巴戟天

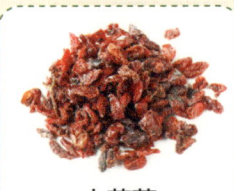
山茱萸

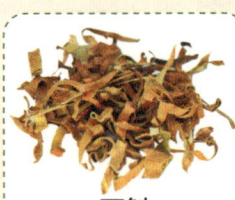
石斛

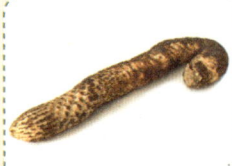
肉苁蓉

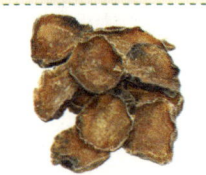
附子

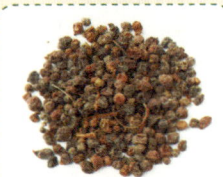
五味子

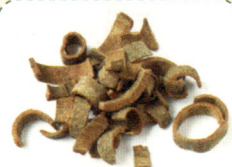
肉桂

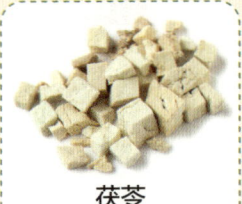
茯苓

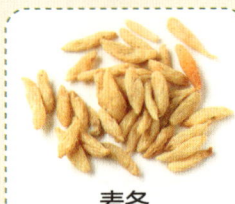
麦冬

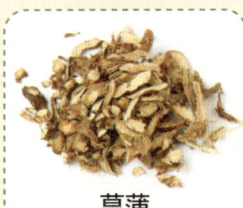
菖蒲

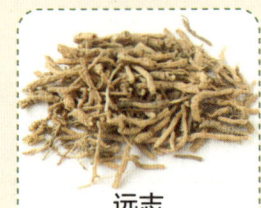
远志

用法

以上研为粗末，每服9~15克，水一盏，加生姜3片，大枣2枚，擘破，同煎七分，去大枣，饭前温服。

方解

方用熟地黄、山茱萸滋补肾阴,肉苁蓉、巴戟天温壮肾阳,四味共为君药。配伍附子、肉桂之辛热,以助温养下元,摄纳浮阳,引火归原;石斛、麦冬、五味子滋养肺肾,金水相生,壮水以济火,均为臣药。菖蒲与远志、茯苓合用,是开窍化痰,交通心肾的常用组合,是为佐药。姜、枣和中调药,功兼佐使。诸药合用,使下元得以补养,浮阳得以摄纳、水火既济、痰化窍开。

主治

下元虚衰,痰浊上泛之喑痱证。症见舌强不能言,足废不能用,口干不欲饮,足冷面赤,脉沉细弱。

运用

1 适应证: 本方为治疗肾虚喑痱的常用方。临床以舌喑不语,足废不用,足冷面赤,脉沉细弱为辨证要点。

2 加减: 若属痱而无喑者,减去菖蒲、远志等宣通开窍之品;喑痱以阴虚为主,痰火偏盛者,去附、桂,酌加川贝母、竹沥、胆南星、天竺黄等以清化痰热;兼有气虚者,酌加黄芪、人参以益气。

3 现代运用: 常用于晚期高血压病、脑动脉硬化、卒中后遗症、脊髓炎等慢性疾病过程中出现阴阳两虚者。

4 注意事项: 气火上升,肝阳偏亢而阳热之象明显者,不宜应用。

龟鹿二仙胶 | 方剂来源《医便》

● 滋阴填精,益气壮阳

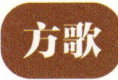

龟鹿二仙最守真,补人三宝气精神,人参枸杞和龟鹿,益寿延年实可珍。

组成

鹿角（用新鲜麋鹿杀角，自然脱落或解开的鹿角不用，马鹿角不用，去角脑梢，角二寸截断，劈开净用）5000克，龟甲（去弦，洗净，捶碎）2500克，人参450克，枸杞子900克。

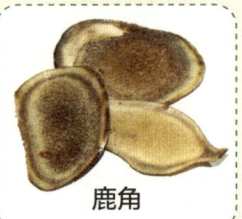
鹿角

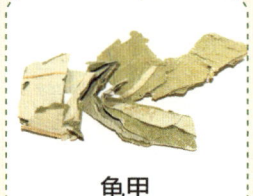
龟甲

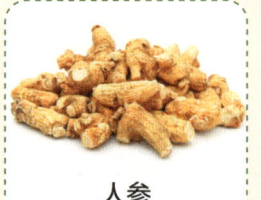
人参

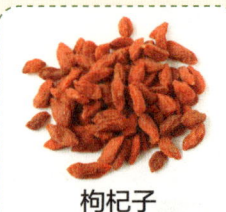
枸杞子

用法

熬胶，初服每日4.5克，渐加至9克，空心以酒少许送服。

方解

方用鹿角胶甘咸而温，通督脉而补阳，且益精补血；龟甲胶甘咸而寒，通任脉而养阴，滋补阴血。二药俱为血肉有情之品，合而用之，能峻补阴阳，填精补髓，滋养阴血，共为君药。配人参大补元气，健补脾胃，以助后天气血生化之源；枸杞子益肝肾，补精血，以助龟、鹿二胶之力，共为臣药。四药相合，主以血肉有情之品，壮元阳，填真阴，益精髓，补气血。

主治

真元虚损，精血不足证。全身瘦削，阳痿遗精，两目昏花，腰膝酸软，久不孕育。

运用

1 适应证：本方为阴阳并补的常用方。以腰膝酸软，两目昏花，阳痿遗精为辨证要点。

2 加减：若虚阳上扰，头晕目眩者，加杭菊花、明天麻以熄风止眩；阳痿者，可加淫羊藿、海狗脊等以助暖肾壮阳之效。

3 现代运用：常用于内分泌障碍引起的发育不良、重症贫血、神经衰弱以及性功能减退等疾病属真元不足，阴阳两虚证者。

4 注意事项：脾胃虚弱而食少便溏者不宜使用。

第九章
固涩剂

凡是具有收敛固涩作用,用于正气虚弱,气、血、精、津耗散滑脱病症的方剂,都是固涩类方剂。代表方剂如牡蛎散、金锁固精丸等。

牡蛎散

方剂来源《太平惠民和剂局方》

● 敛阴止汗，益气固表

方歌 牡蛎散内用黄芪，浮麦麻黄根最宜，自汗盗汗心液损，固表敛汗见效奇。

组成

黄芪（去苗、土）、麻黄（根洗）、牡蛎（米泔浸，刷去土，火烧通赤）各15克。

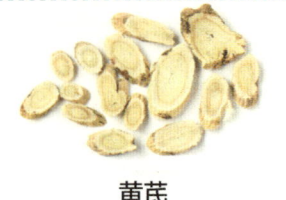
黄芪

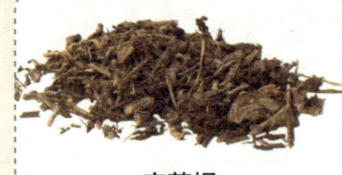
麻黄根

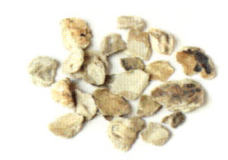
牡蛎

用法

以上三味捣为粗散，每服9克，水一盏半，小麦百余粒，同煎至八分，去渣热服，每日二服，不拘时候。

方解

方中煅牡蛎咸涩微寒，敛阴潜阳，固涩止汗为君药。自汗多由气虚所致，黄芪益气实卫，固表止汗，为臣药。君臣相配，标本兼顾，止汗之力尤著。麻黄根功专收涩止汗，为佐药；小麦甘凉，专入心经，养心阴，益心气，并能清心除烦，为佐使药。诸药相合，涩补并用，以涩为主；气阴兼顾，以气为主，既能益气固表，又能敛阴止汗，使气阴得复则汗出可止。

主治

自汗、盗汗证。症见自汗，盗汗，夜卧尤甚，久而不止，心悸惊惕，短气烦倦，舌淡红，脉细弱。

运用

1 适应证： 本方为治卫外不固、阴虚心阳不潜的自汗、盗汗证的常用方。以汗出，心悸，短气，舌淡，脉细弱为辨证要点。

2 加减： 若气虚明显者，可加人参、白术以益气；偏于阴虚者，可加生地、白芍以养阴；自汗应重用黄芪以固表，盗汗可再加豆衣、糯稻根以止汗，疗效更佳。

3 现代运用： 常用于病后、手术后或产后身体虚弱、自主神经功能失调以及肺结核等所致自汗、盗汗属体虚卫外不固，又复心阳不潜者。

九仙散

方剂来源 《卫生宝鉴》

● 敛肺止咳，益气养阴

方歌 九仙罂粟乌梅味，参胶桑皮款桔贝，敛肺止咳益气阴，久咳肺虚效堪慰。

组成

人参、款冬花、桑白皮、桔梗、五味子、阿胶、乌梅各12克，贝母6克，罂粟壳（去顶，蜜炒黄）9克。

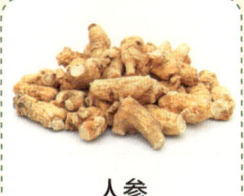
人参

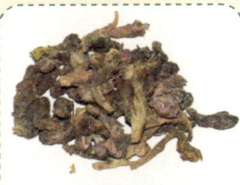
款冬花

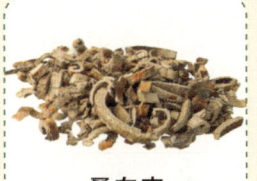
桑白皮

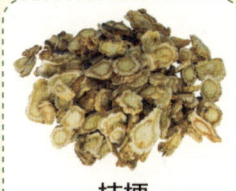
桔梗

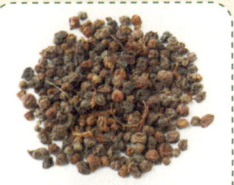
五味子

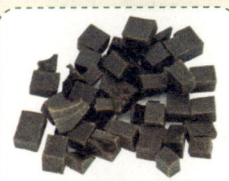
阿胶

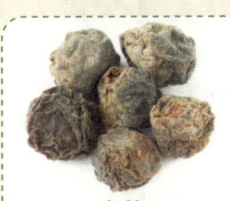
乌梅

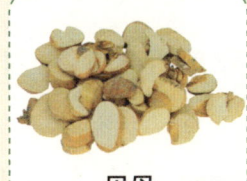
贝母

用法

以上药材研为末,每服9克,白汤点服,咳嗽症状得到缓解或消失之后,再继续服用药物。

方解

方中罂粟壳味酸涩,善于敛肺止咳,为君药。五味子、乌梅酸涩,敛肺气,止咳生津,协助君药敛肺止咳;人参补益肺气;阿胶滋养肺阴,气阴双补,共为臣药。君臣相配,增强敛肺止咳、益气养阴之力。款冬花化痰止咳,降气平喘;桑白皮清肺泄热,止咳平喘;贝母清热化痰止咳,共为佐药。桔梗宣肺祛痰,载药上行,为佐使药。诸药合用,敛中有散,降中寓升,主以敛津,共同起到敛肺止咳、益气养阴的功效。

主治

久咳伤肺,气阴两伤证。症见咳嗽日久不已,咳甚则气喘自汗,痰少而黏,脉虚数。

运用

1 适应证: 本方为治疗久咳伤肺,气阴两虚证的常用方。以久咳不已,甚则喘而自汗,脉虚数为辨证要点。

2 加减: 若气虚明显者,可加黄芪、西洋参以补益脾肺之气;若阴虚明显者,可加麦冬、沙参、百合以养阴润肺。

3 现代运用: 常用于慢性气管炎、支气管哮喘、肺气肿、肺源性心脏病、肺结核、百日咳等属于气阴两虚,久咳不已者。

4 注意事项: 方中罂粟壳有毒,不宜多服、久服。

真人养脏汤

方剂来源《太平惠民和剂局方》

● 涩肠固脱,温补脾肾

方歌

真人养脏诃粟壳,肉蔻当归桂木香,术芍参甘为涩剂,脱肛久痢早煎尝。

组成

人参、当归（去芦）、白术（焙）、肉桂（去粗皮）、炙甘草各6克，肉豆蔻（面裹，煨）8克，白芍12克，木香（不见火）3克，诃子（去核）、罂粟壳（去蒂萼，蜜炙）各9克。

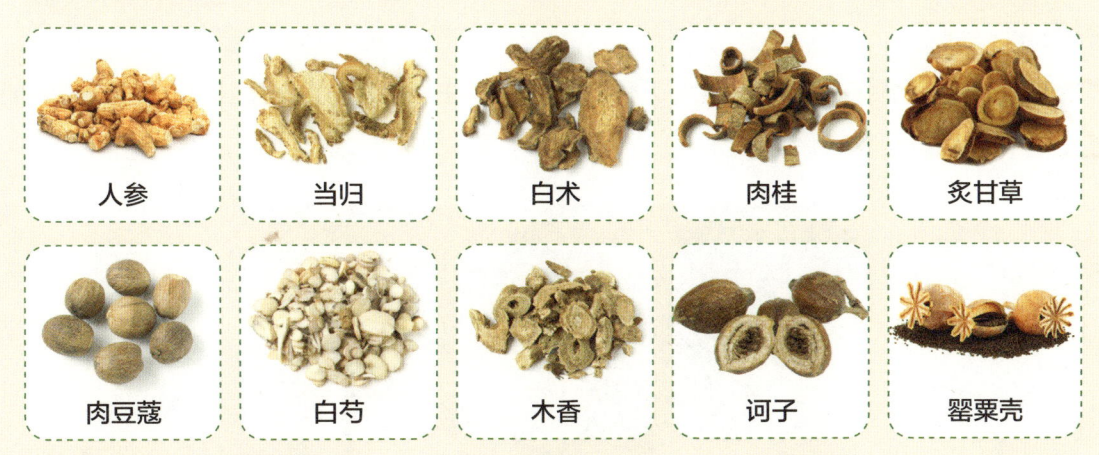

用法

以上药材锉为粗末。每服6克，水一盏半，煎至八分，去滓，饭前温服。忌酒、面、生、冷、鱼腥、油腻。

方解

方中罂粟壳涩肠固脱止泻，为君药。诃子苦酸温涩，功专涩肠止泻；肉豆蔻温中散寒，涩肠止泻，共为臣药，助君药以增强涩肠固脱止泻之功。君臣相配，体现"急则治标"之法。肉桂温肾暖脾，兼散阴寒；人参、白术益气健脾，当归、白芍养血和营，共治其本，其中白芍又治下痢腹痛；为防补涩太过导致气滞，配木香醒脾导滞、行气止痛，使补而不滞。以上药物共为佐药。炙甘草调和诸药，合白芍又能缓急止痛，是为佐使药。诸药合用，涩补结合，标本兼治，使滑脱得固，脏腑得养。

主治

久泻久痢、脾肾虚寒证。久泻，或下痢日久，赤白已尽，后重已除，滑脱不禁，甚则脱肛坠下，腹痛喜温喜按，不思饮食，舌淡苔白，脉沉迟细。

运用

1 适应证： 本方为治泻痢日久，脾肾虚寒的常用方。以大便滑脱不禁，腹痛喜温喜按，食少神疲，舌淡苔白，脉沉迟细为辨证要点。

2 加减： 脾肾虚寒、手足不温者，可加附子以温肾暖脾；脱肛坠下者，加升麻、黄芪以益气升陷。

3 现代运用： 常用于慢性肠炎、慢性结肠炎、肠结核、慢性痢疾、痢疾综合征等日久不愈属脾肾虚寒者。

4 注意事项： 若泻痢虽久，但湿热积滞未去者，忌用本方。

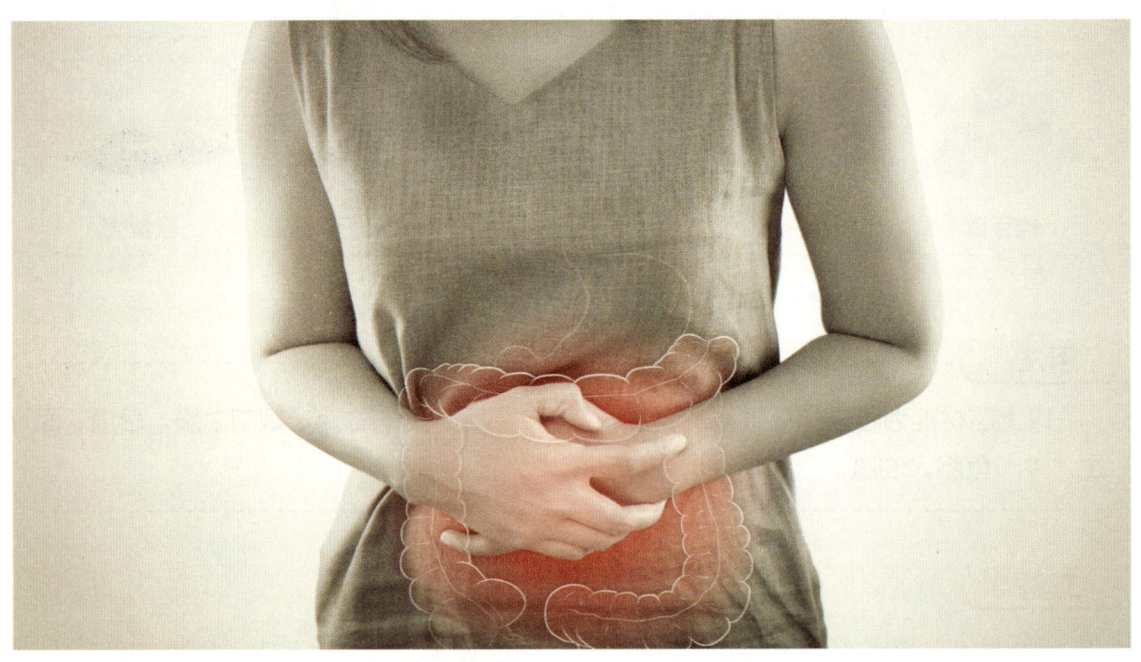

慢性结肠炎以腹痛、腹泻为主要特征，黏液便、便秘或泄泻交替性发生，以20～30岁青壮年多见。

附方

桃花汤（《太平惠民和剂局方》）

赤石脂（一半全用，一半筛末）、粳米各500克，干姜30克。以水七升，煮至米熟，去滓，温服140毫升，放入赤石脂末6克，每日三服。若一服愈，余药不药再服。

功用 温中涩肠止痢。

主治 虚寒血痢证。症见下痢日久不愈，便脓血，色黯不鲜，腹痛喜温喜按，小便不利，舌淡苔白，脉迟弱或微细。

固冲汤

方剂来源 《医学衷中参西录》

● 益气健脾，固冲摄血

方歌 固冲汤中芪术龙，牡蛎海蛸五倍同，茜草山萸棕炭芍，益气止血治血崩。

组成

白术（炒）30克，黄芪18克，龙骨（煅，捣细）、牡蛎（煅，捣细）、山茱萸（去净核）各24克，白芍、海螵蛸（捣细）各12克，茜草9克，棕榈炭6克，五倍子（轧细）1.5克。

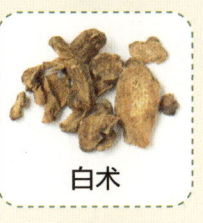
白术

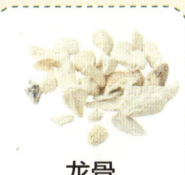
黄芪

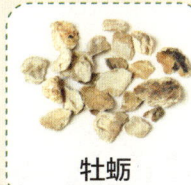
龙骨

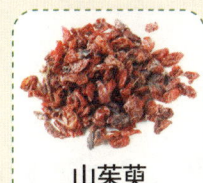
牡蛎

山茱萸

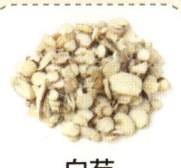
白芍

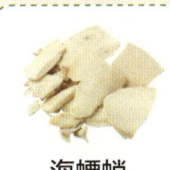
海螵蛸

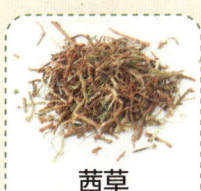
茜草

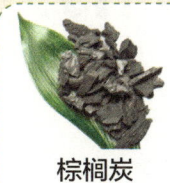
棕榈炭

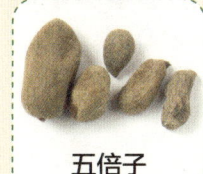
五倍子

用法

水煎服。

方解

方中重用白术，与黄芪相伍，补气健脾，使气旺摄血，共为君药。山茱萸、白芍补益肝肾以调冲任，并能养血敛阴，共为臣药。煅龙骨、煅牡蛎、棕榈炭、五倍子功专收敛固涩，以增止血之力；海螵蛸、茜草化瘀止血，使血止而不留瘀，共为佐药。诸药合用，补涩相合，以涩为主；脾肾同调，主补脾气；寄行于收，又止不留瘀，共同起到益气健脾、固冲止血的功效。

主治：脾肾虚弱，冲脉不固证。症见血崩或月经过多，或漏下不止，色淡质稀，心悸气短，神疲乏力，腰膝酸软，舌淡，脉细弱。

运用

1 适应证：本方为治疗脾肾亏虚、冲脉不固之崩漏、月经过多的常用方。以出血量多，色淡质稀，腰膝酸软，舌淡，脉微弱为辨证要点。

2 加减：若兼肢冷汗出、脉微欲绝者，需加重黄芪用量，并合参附汤以益气回阳。

3 现代运用：常用于功能性子宫出血、产后出血过多等属脾气虚弱，冲任不固者。

4 注意事项：血热妄行崩漏者忌用本方。

金锁固精丸

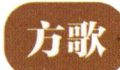 方剂来源《医方集解》

● 补肾涩精

方歌：金锁固精芡莲须，龙骨蒺藜牡蛎需，莲粉糊丸盐汤下，涩精秘气滑遗无。

组成

沙苑蒺藜（炒）、芡实（蒸）、莲须各12克，龙骨（酥炙）、牡蛎（盐水煮一日一夜，煅粉）各6克。

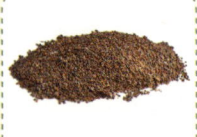
沙苑蒺藜

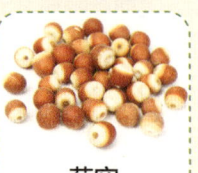
芡实

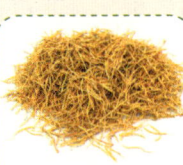
莲须

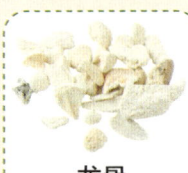
龙骨

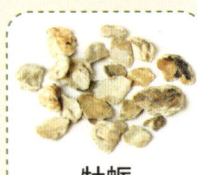
牡蛎

用法

以上药材研为末，用莲子粉糊为丸，盐汤送下。或做汤剂，加入莲子肉10克，水煎服。

方解

方中沙苑蒺藜甘温，补肾固精，为泄精虚劳要药，为君药。莲肉补肾涩精，芡实益肾固精，莲须固肾涩精，三药合用，以助君药补肾固精之力，共为臣药。龙骨、牡蛎收敛固涩，重镇安神，共为佐药。诸药合用，既能涩精，又能补肾，以涩为主，重在固精，因此得名"金锁固精丸"。

主治

肾虚不固之遗精。遗精滑泄，腰疼耳鸣，四肢酸软，神疲乏力，舌淡苔白，脉细弱。

运用

1 适应证： 本方为治疗肾虚精关不固证的常用方。以遗精滑泄，腰痛耳鸣，舌淡苔白，脉细弱为辨证要点。

2 加减： 大便干结者，加熟地、肉苁蓉以补精血而通大便；大便溏泻者，加补骨脂、菟丝子、五味子以补肾固涩；腰膝酸痛者，加杜仲、续断以壮腰膝；兼见阳痿者，加锁阳、淫羊藿以补肾壮阳。

3 现代运用： 常用于神经功能紊乱、乳糜尿、慢性前列腺炎以及带下、崩漏属于肾虚精气不足、下元不固者，也可用于女子带下属肾虚滑脱者。

易黄汤 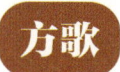 《傅青主女科》

● **补益脾肾，清热祛湿，收涩止带**

方歌

易黄山药与芡实，白果黄柏车前子，固肾清热又祛湿，肾虚湿热带下医。

组成

山药（炒）、芡实（炒）各30克，黄柏（盐水炒）6克，车前子（酒炒）3克，白果12克。

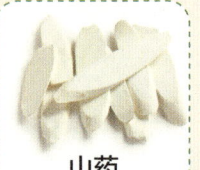 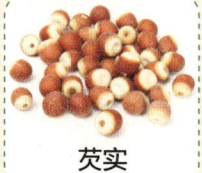 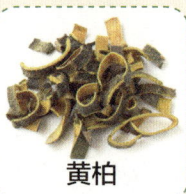 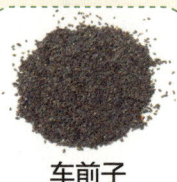 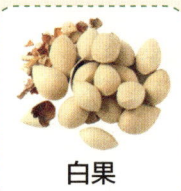

| 山药 | 芡实 | 黄柏 | 车前子 | 白果 |

用法

水煎，连服四剂。

方解

方中重用炒山药、炒芡实补脾益肾，固涩止带，共为君药。白果收涩止带，为臣药。少量黄柏清热燥湿，车前子清热利湿，共为佐药。诸药合用，补中有涩，涩中寓清，涩补为主，清利为辅，使肾虚得复，热清湿祛，则带下自愈。

主治

脾肾虚弱，湿热带下。症见带下黏稠量多，色黄如浓茶汁，其气腥秽，舌红、苔黄腻。

运用

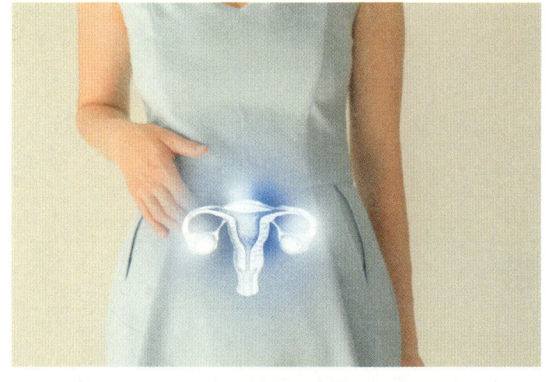

急性宫颈炎主要表现为阴道分泌物增多，呈黏液脓性，可引起外阴瘙痒及灼热感。

1. **适应证**：本方为疗脾肾虚弱，湿热带下的常用方。以带下色黄，其气腥秽，舌苔黄腻为辨证要点。

2. **加减**：湿甚者，加土茯苓、薏苡仁以祛湿；热甚者，加苦参、败酱草、蒲公英以清热解毒；带下不止，再加鸡冠花、墓头回以止带。

3. **现代运用**：常用于宫颈炎、阴道炎等属肾虚湿热下注者。

第十章
安神剂

凡是具有以安神定志作用，用于治疗因气血不足、痰热内扰等引起的心神不安，虚烦失眠，心悸怔忡，健忘，或惊狂癫痫，躁扰不宁等证的方剂，都是安神类方剂。代表方剂如朱砂安神丸、天王补心丹、酸枣仁汤等。

朱砂安神丸

方剂来源《内外伤辨惑论》

● 镇心安神，清热养血

方歌 朱砂安神东垣方，归连甘草合地黄，怔忡不寐心烦乱，养阴清热可复康。

组成

朱砂（另研，水飞为衣）1克，甘草、黄连（去须净，酒洗）各15克，当归（去芦）8克，生地黄6克。

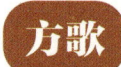

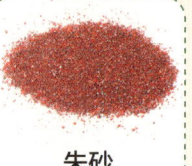
朱砂

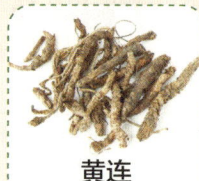
甘草

黄连

当归

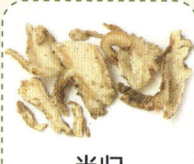
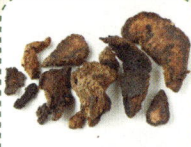
生地黄

用法

以上药材除朱砂外共研为细末，汤浸蒸饼为丸，如黍米大，以朱砂为衣，每服15丸或20丸，津唾咽下，或温水、凉水少许送下。

方解

方中朱砂专入心经，秉寒降之性，长于镇心安神，清心火，为君药。黄连苦寒，泻心火以除烦热，为臣药。生地黄清热滋阴，当归养血，均为佐药。甘草防朱砂质重碍胃，并调药和中，为佐使药。全方镇清并用，清中兼补，主以治标，使心火降、阴血充，则心烦失眠、惊悸怔忡自除。

主治

心火亢盛，阴血不足证。症见心神烦乱，失眠多梦，惊悸怔忡，舌尖红，脉细数。

运用

1 适应证： 本方为治疗心火亢盛，阴血不足而致神志失宁的代表方。以心神烦乱，惊悸，失眠，舌红，脉细数为辨证要点。

2 加减： 若胸中烦热较甚，加山栀仁、莲子心以增强清心除烦；兼惊恐，宜加生龙骨、生牡蛎以镇惊安神；失眠多梦者，可加酸枣仁、柏子仁以养心安神。

3 现代运用： 常用于神经衰弱所致的失眠、心悸、健忘，精神忧郁症引起的神志恍惚，以及心脏期前收缩所致的心悸、怔忡等属于心火亢盛，阴血不足者。

4 注意事项： 方中含朱砂，不宜多服、久服，以防汞中毒；素体脾胃虚弱者慎用。

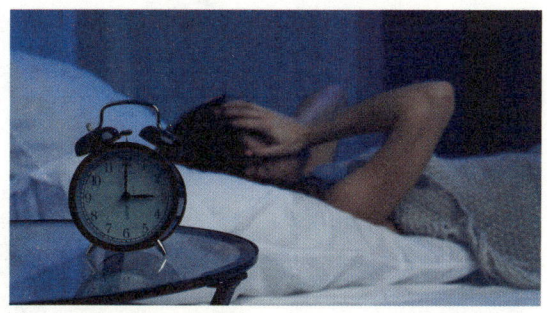

神经衰弱常表现为乏力、容易疲劳、注意力难于集中，失眠，记忆不佳，对声、光刺激特别敏感。

附方

磁朱丸（《备急千金要方》）

磁石60克，光明砂30克，神曲120克。以上药材研为末，炼蜜为丸，如梧桐子大，饮服三丸，日三服。

功用 重镇安神，交通心肾。

主治 心肾不交证。症见视物昏花，耳鸣耳聋，心悸失眠。亦治癫痫。

天王补心丹

方剂来源《校注妇人良方》

● 滋阴清热，养血安神

方歌 天王补心柏枣仁，二冬生地与归身，三参桔梗朱砂味，远志茯苓共养神。

组成

人参（去芦）、茯苓、玄参、丹参、桔梗、远志各5克，当归（酒浸）、五味子、麦冬（去心）、天冬、柏子仁、酸枣仁（炒）各9克，生地黄12克。

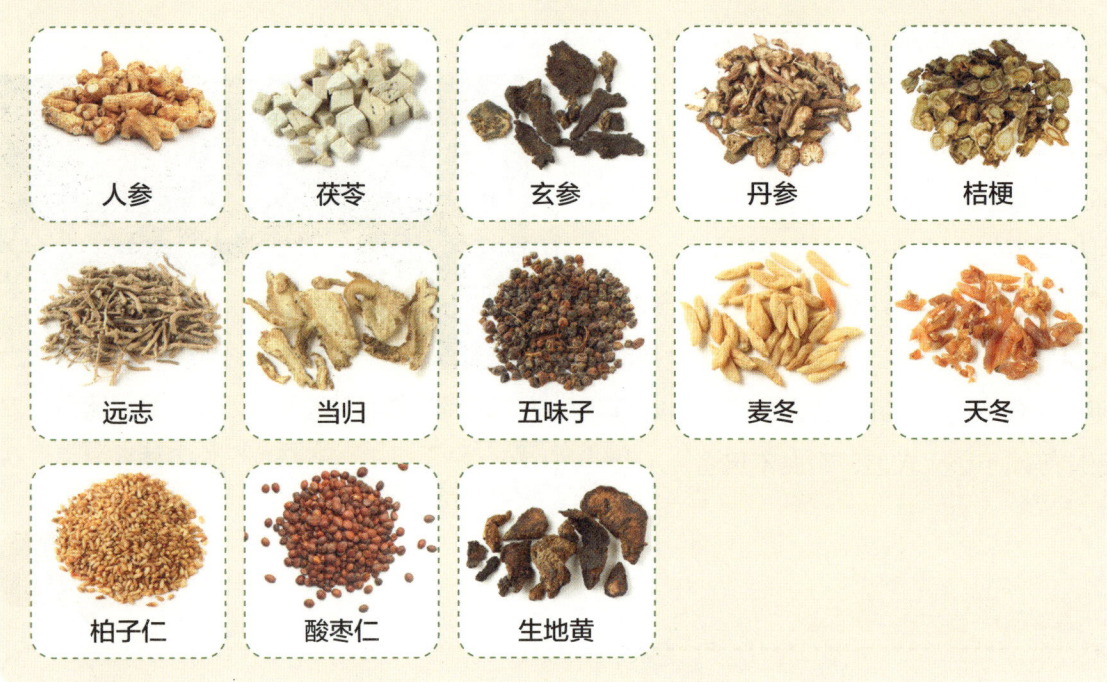

用法

以上药材研为末，炼蜜为丸，如梧桐子大，用朱砂为衣，每服二三十丸（6～9克），临睡前以竹叶煎汤送下。

方解

方中重用甘寒之生地黄，滋阴养血，清虚热，为君药。天冬、麦冬滋阴清热，酸枣仁、柏子仁养心安神，当归补心血，共助生地滋阴补血以养心安神，俱为臣药。人参补气，则气旺而阴血自生，以宁心神；五味子酸收敛阴，以养心神；茯苓、远志养心安神，交通心肾；玄参滋阴降火，制虚火上炎；丹参养心血而活血，可使诸药补而不滞；朱砂镇心安神，兼治其标，共为佐药。桔梗为舟楫，载药上行入心经，为使药。诸药相伍，重用甘寒，补中寓清，心肾兼顾，重在养心，共同起到滋阴清热、养血安神的功效。

主治 阴虚血少，神志不安证。症见心悸怔忡，虚烦不眠，神疲健忘，或梦遗，手足心热，口舌生疮，大便干结，舌红少苔，脉细数。

运用

1 适应证： 本方为治疗心肾阴血亏虚，虚火上炎，神志不安的常用方。以心悸失眠，手足心热，舌红少苔，脉细数为辨证要点。

2 加减： 失眠重者，可酌加龙骨、磁石以重镇安神；心悸怔忡甚者，可酌加龙眼肉、夜交藤以增强养心安神；遗精者，可酌加金樱子、煅牡蛎以固肾涩精。

3 现代运用： 常用于神经衰弱、冠心病、精神分裂症、甲状腺功能亢进等所致的失眠、心悸，以及复发性口疮等属于心肾阴虚血少者。

4 注意事项： 脾胃虚弱、纳食欠佳、大便不实者不宜长期服用。

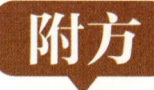

1 柏子养心丸（《体仁汇编》）

柏子仁12克，枸杞子9克，麦门冬、当归、石菖蒲、茯神、甘草各5克，玄参、熟地黄各6克。以上药材加蜜制成丸，梧桐子大，每服9克。

功用 养心安神，滋阴补肾。

主治 阴血亏虚、心肾失调之精神恍惚，惊悸怔忡，夜寐多梦，健忘盗汗，舌红少苔，脉细而数。

2 孔圣枕中丹（《备急千金要方》）

龟甲、龙骨、远志、菖蒲各等分。以上药材研为末，酒服3克，日三服。

功用 补肾宁心，益智安神。

主治 心肾不交之健忘失眠，心神不安，或头目眩晕，舌红苔薄白，脉细弦。

酸枣仁汤

方剂来源《金匮要略》

● 养血安神，清热除烦

方歌 酸枣仁汤治失眠，川芎知草茯苓煎，养血除烦清虚热，安然入睡梦乡甜。

组成

酸枣仁15克，甘草3克，知母、茯苓、川芎各6克。

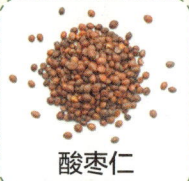
酸枣仁

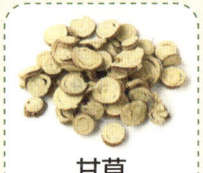
甘草

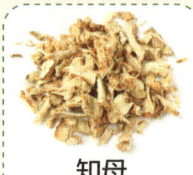
知母

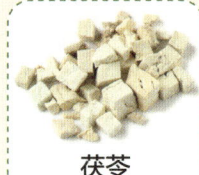
茯苓

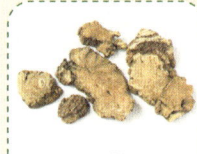
川芎

用法

以上五味药加水八升，先煮酸枣仁，煮取六升，再放入其他药，煮取三升，分温三服。

方解

方中重用酸枣仁养血补肝，宁心安神，为君药。茯苓宁心安神，知母滋阴润燥、清热除烦，俱为臣药。川芎辛散，调肝血，疏肝气，为佐药。川芎与酸枣仁相伍，寓散于收，补中有行。甘草和中缓急，调和诸药，为佐使药。合而成方，心肝同治，重在养肝；补中兼行，以适肝性，共同起到养血安神、清热除烦的功效。

主治 肝血不足，虚热内扰之虚烦不眠证。症见虚烦失眠，心悸不安，头目眩晕，咽干口燥，舌红，脉弦细。

运用

1 适应证： 本方为治疗肝血虚而致虚烦失眠的常用方。以虚烦失眠，咽干口燥，舌红，脉弦细为辨证要点。

2 加减： 血虚甚而头目眩晕重者，加当归、白芍、枸杞子增强养血补肝之功；虚火重而咽干口燥甚者，加麦冬、生地黄以养阴清热；若寐而易惊，加龙齿、珍珠母镇惊安神；兼见盗汗，加五味子、牡蛎安神敛汗。

3 现代运用： 常用于神经衰弱、心脏神经官能症、更年期综合征等属于心肝血虚，虚热内扰者。

黄连阿胶汤

方剂来源《伤寒论》

● 滋阴降火，除烦安神

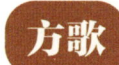

方歌 黄连阿胶鸡子黄，黄芩白芍合成方，水亏火炽烦不卧，滋阴降火自然康。

组成

黄连12克，黄芩、芍药各6克，鸡子黄2枚，阿胶9克。

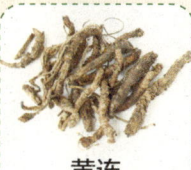 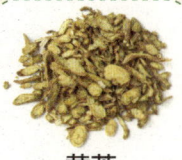 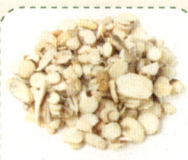 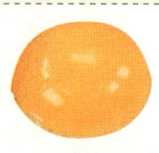 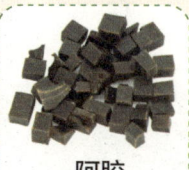

| 黄连 | 黄芩 | 芍药 | 鸡子黄 | 阿胶 |

用法

以上五味，加水六升，先煮黄连、黄芩、芍药，煮取二升，去滓，放入阿胶烊化，稍冷一会儿，放入鸡子黄，搅散，温服七合，日三服。

方解

方中黄连苦寒入心，清降心火；阿胶甘平入肾，滋阴补血。二药相伍，降心火，滋肾阴，使心火降、肾水旺，水火共济，心神安宁，共为君药。黄芩苦寒，助黄连清热泻火；芍药酸甘，养血滋阴，助阿胶滋补肾水，共为臣药。佐以鸡子黄，上以养心，下以补肾，并能安中。诸药相伍，苦寒以降心火，酸甘以滋肾水，标本兼顾，交通心肾，则诸症自除。

主治

阴虚火旺,心肾不交证。症见心中烦热,失眠不得卧,口燥咽干,舌红苔少,脉细数。

运用

1 适应证: 本方为治阴虚火旺、心肾不交之失眠证的常用方。以心烦失眠,舌尖红,脉细数为辨证要点。

2 加减: 若肾阴虚甚者,可加枸杞子、女贞子以育阴滋肾;若心胸烦热较甚者,加栀子、竹叶以清心火;如大便干者,加麻仁、麦冬以滋阴润燥生津;若失眠甚者,加酸枣仁、柏子仁以滋补阴血安神;失眠多梦者,加朱茯神、菖蒲、远志以交通心肾、宁心安神。

3 现代运用: 常用于顽固性失眠症、神经衰弱、焦虑性神经官能症、慢性溃疡性口腔炎、失音、支气管扩张咯血、青春期子宫出血、肺结核、梦遗、阳痿等属阴虚火旺者。

4 注意事项: 纯实火所致的不寐证非本方所宜。

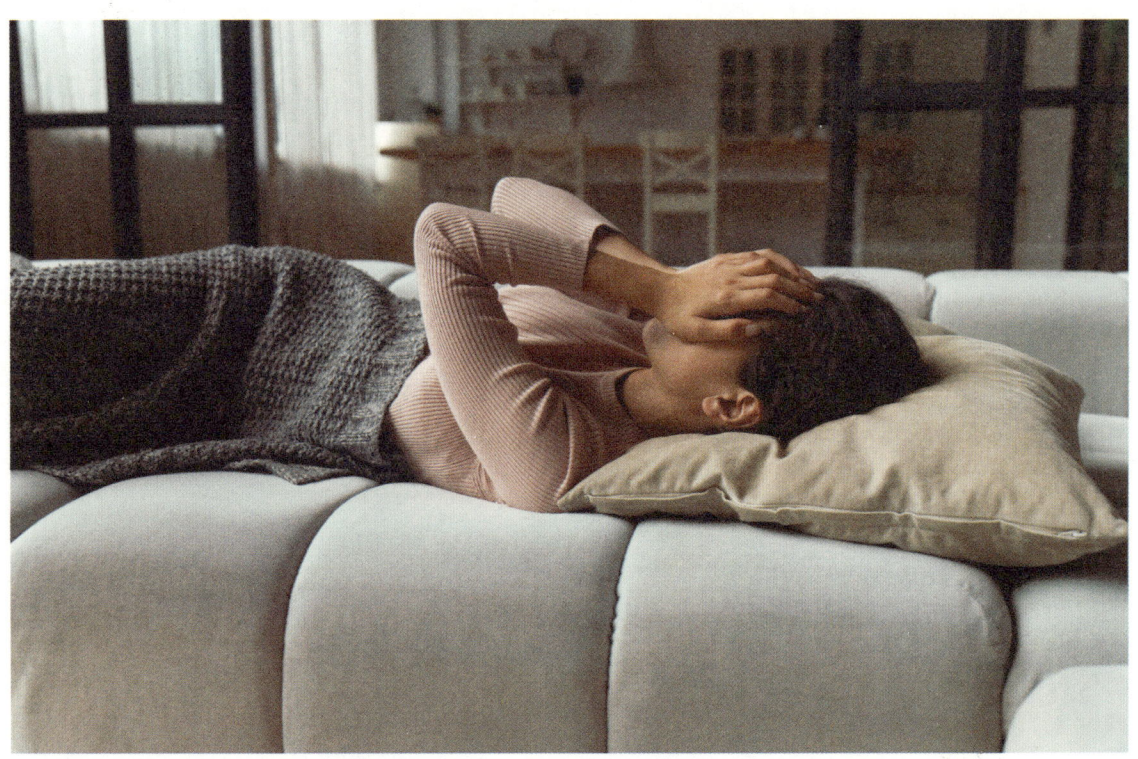

神经官能症是一种精神障碍,主要表现为精神活动能力下降、烦恼、紧张、焦虑、抑郁、恐惧、强迫、疑病症或神经衰弱症状等。

第十一章
开窍剂

凡以芳香开窍药为主要组成,具有开窍醒神作用、用于治疗窍闭神昏证的方剂,都是开窍类方剂。代表方剂如安宫牛黄丸、至宝丹等。

安宫牛黄丸

方剂来源《温病条辨》

● 清热解毒，豁痰开窍

方歌　安宫牛黄丸最精，芩连栀子郁砂并，更加雄角珠冰麝，退热清心力更宏。

组成

牛黄、郁金、犀角（水牛角代）、黄连、朱砂、山栀、雄黄、黄芩各30克，冰片、麝香各7.5克，珍珠15克。

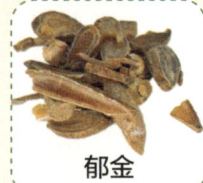
郁金

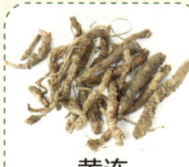
水牛角

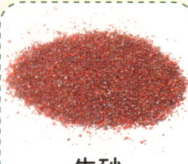
黄连

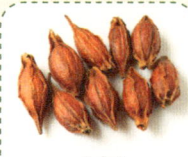
朱砂

山栀

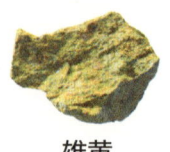
雄黄

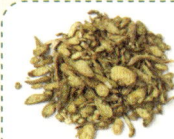
黄芩

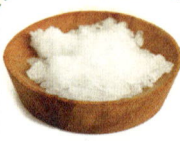
冰片

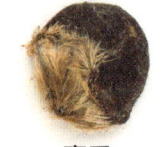
麝香

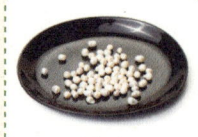
珍珠

用法

以上药材研为极细末，加炼蜜制作为丸，每丸3克，金箔为衣，蜡护。脉虚者人参汤下，脉实者银花、薄荷汤下，每服一丸。

方解

方中牛黄苦凉，清心解毒，豁痰开窍；犀角（水牛角）咸寒，清心凉血解毒；麝香芳香走窜，开窍醒神。三味相配，清心开窍，凉血解毒，共为君药。黄连、黄芩、山栀苦寒清热，泻火解毒，以增牛黄、犀角（水牛角代）清解热毒之力，共为臣药。冰片、郁金芳香辟秽，通窍开闭，以加强麝香开窍醒神之功；雄黄助牛黄以劫痰解毒；朱砂、珍珠清热镇心安神；金箔为衣，取其重镇安神之效，共为佐药。用炼蜜为丸，和胃调中。诸药配伍，清热解毒，芳香开窍。

主治 邪热内陷心包证。症见高热烦躁,神昏谵语,或舌蹇肢厥,舌红或绛,脉数。亦治中风昏迷,小儿惊厥,属邪热内闭者。

运用

1. 适应证： 本方为治疗热陷心包证的常用方,凉开法的代表方。以高热烦躁,神昏谵语,舌红或绛,脉数为辨证要点。

2. 加减： 若温病初起,邪在肺卫、迅即逆转心包者,用银花、薄荷或银翘散加减煎汤送服北方;若邪陷心包,兼有腑实,症见神昏舌短、大便秘结、饮不解渴者,以安宫牛黄丸2粒化开,调生大黄末9克内服,先服一半,效果不明显再服。

3. 现代运用： 常用于中风昏迷及脑炎、脑膜炎、中毒性脑病、脑出血、败血症见上述证候者。

4. 注意事项： 孕妇慎用本方。

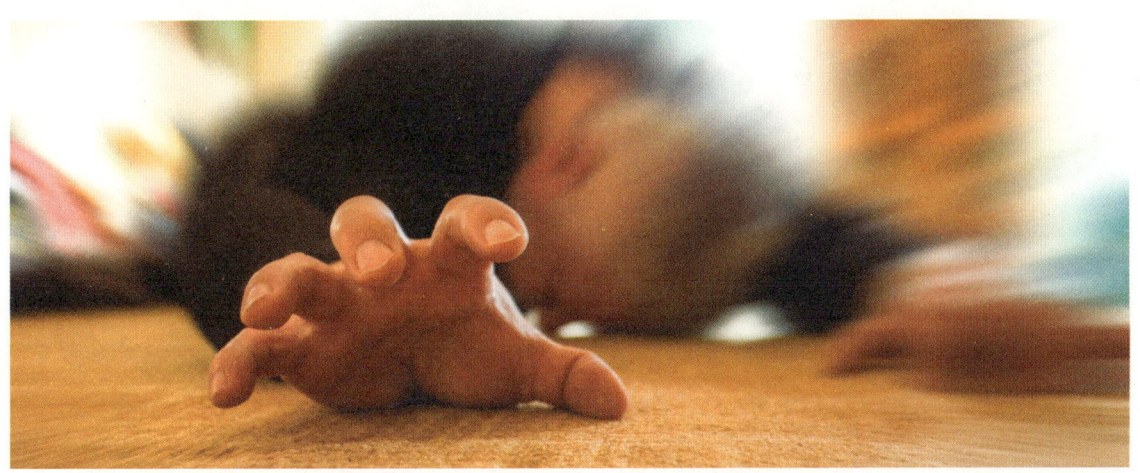

中风患者年龄多在40岁以上,男性较女性更多,具有发病率高、死亡率高和致残率高的特点。

附方

牛黄清心丸（《痘疹世医心法》）

辰砂4.5克,黄连15克,黄芩、山栀仁各9克,郁金6克,牛黄0.75克。以上研为细末,腊雪调面糊为丸,如黍米大。每服七八丸,灯心汤下。

功用 清热解毒,开窍安神。

主治 温热之邪,内陷心包,身热,神昏谵语,烦躁不安,以及小儿高热惊厥,中风窍闭等属热闭心包者。

紫雪

方剂来源 《外台秘要》

● 清热开窍,熄风止痉

方歌 紫雪犀羚朱朴硝,硝磁寒水滑石膏,丁沉木麝升玄草,更用赤金法亦超。

组成

黄金 3.1 千克,寒水石、石膏、磁石、滑石各 1.5 千克,玄参 500 克,羚羊角屑、犀角屑(水牛角代)、沉香、木香各 150 克,升麻 250 克,丁香 30 克,炙甘草 240 克。

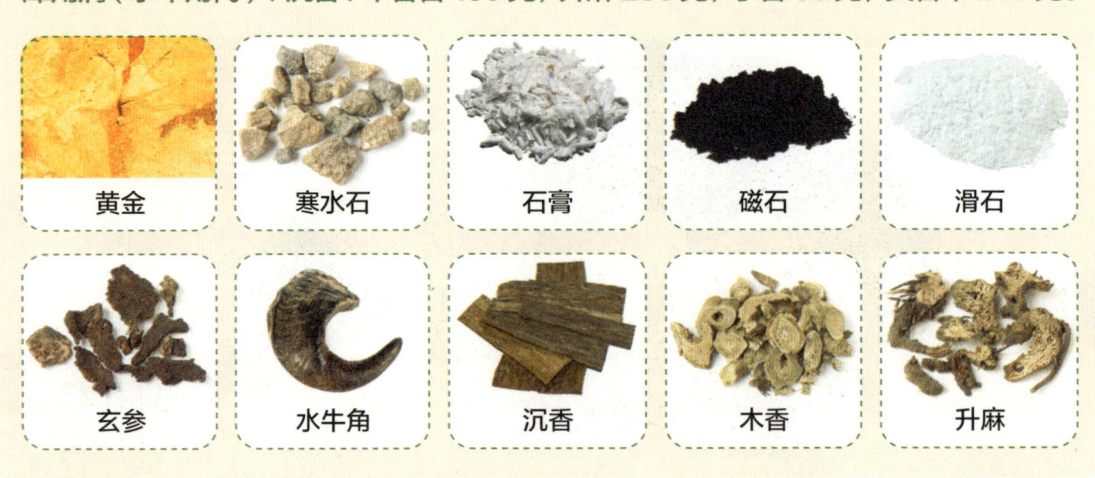

| 黄金 | 寒水石 | 石膏 | 磁石 | 滑石 |
| 玄参 | 水牛角 | 沉香 | 木香 | 升麻 |

用法

以上药材,以水一斛,先煮五种金石药,煮取四斗,去滓后放入余下八种药材,煮取一斗五升,去滓,取硝石 1000 克,精制朴硝 5000 克投入药汁中,用微炭火加热,用柳木篦子不断搅拌,不要停手,当药液达到 7 升时,将其倒入木盆中,放置半天后开始凝固,加入研磨好的朱砂 90 克和细研的麝香 1.5 克搅拌调和,冷却两天后,混合物会变成霜雪般的紫色。体质强壮者,一次服 0.6 克;老弱或微微有热毒者,一次服 0.3 克,用于去除热毒。

方解

方中犀角(水牛角代)咸寒,清心凉血解毒;羚羊角咸寒,清热凉肝熄风;麝香芳香走窜,开窍醒神。三药配伍,清热开窍熄风,共为君药。生石膏辛甘大寒,寒水石辛咸大寒，二者清热泻火，除烦止渴；滑石甘淡而寒，清热利窍，引热下行，三石为臣，清热泻火且不伤津。佐以硝石、朴硝泻热通便；玄参滋阴清热凉血；升麻清热解毒透邪；木香、丁香、沉香辛温芳香，行气通窍，与麝香配伍，增强开窍醒神之功；黄金、朱砂、磁石重镇安神，并能潜镇肝阳，以除烦止痉。使以炙甘草调药和中，防寒凉伤胃。由于本药呈"霜雪紫色"，药性大寒犹如"霜雪"，因此得名"紫雪"。

主治　热盛动风证。症见高热烦躁，神昏谵语，痉厥，口渴唇焦，尿赤便秘，舌质红绛，苔干黄，脉数有力或弦数；以及小儿热盛惊厥。

运用

1 适应证： 本方为治疗热闭心包，热盛动风证的常用方。以高热烦躁，神昏谵语，痉厥，舌红绛，苔干黄，脉数有力为辨证要点。

2 加减： 伴有气阴两伤者，宜用生脉散煎汤送服本方，或本方与生脉注射液同用。

3 现代运用： 常用于各种发热性感染性疾病，如流行性脑脊髓膜炎、乙型脑炎的极期、重症肺炎、猩红热、化脓性感染等疾患的败血症期，肝昏迷以及小儿高热惊厥、小儿麻疹热毒炽盛所致的高热抽搐。

4 注意事项： 本品含朱砂，不宜过量久服，肝肾功能不全者慎用。

附方

小儿回春丹（《灵苑方》）

川贝母、陈皮、木香、白豆蔻、枳壳、法半夏、沉香、天竺黄、僵蚕、全蝎、檀香、天麻各37.5克，牛黄、麝香各12克，胆南星、大黄各60克，钩藤24克，甘草26克，朱砂适量。以上药材制成小丸，每丸重0.09克。周岁以下，每次1丸；一至二岁，每次2丸，每日二三次。

功用　开窍定惊，清热化痰。

主治　小儿急惊，痰热蒙蔽，发热烦躁，神昏惊厥，或反胃呕吐，夜啼吐乳，痰嗽哮喘，腹痛泄泻。

至宝丹

方剂来源《灵苑方》

● 清热开窍，化浊解毒

方歌 至宝朱砂麝息香，雄黄犀角与牛黄，金银二箔兼龙脑，琥珀还同玳瑁良。

组成

犀角（水牛角代）、生玳瑁、琥珀、朱砂、雄黄、安息香（酒浸，重阳煮令化，滤去滓）各30克，牛黄、龙脑、麝香各0.3克，金箔、银箔各50片。

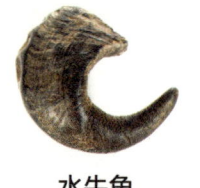
水牛角

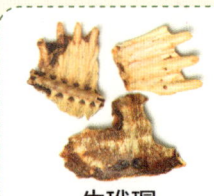
生玳瑁

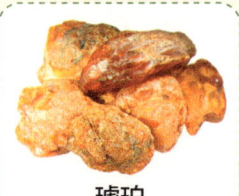
琥珀

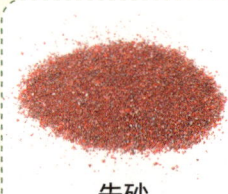
朱砂

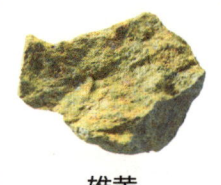
雄黄

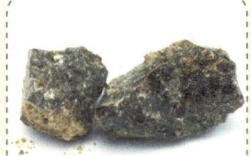
安息香

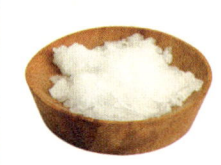
龙脑

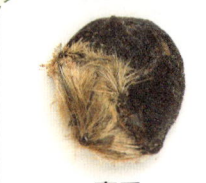
麝香

用法

以上药材制为丸，如皂角子大，每服一丸，人参汤送下，小儿量减。

方解

方中麝香芳香开窍醒神；牛黄豁痰开窍清热，合犀角（水牛角代）清心凉血解毒，共为君药。臣以龙脑、安息香辟秽化浊，芳香开窍，与麝香合用，开窍之力尤为显著；玳瑁清热解毒，镇心安神，熄风定惊，可增强犀角、牛黄清热解毒之力。佐以雄黄助牛黄豁痰解毒；朱砂重镇安神，又清心火；琥珀镇惊安神；金箔、银箔镇心安神定惊，与朱砂、琥珀同用，加强重镇安神之力。全方由贵重药材组成，治病救危，疗效卓著，因此得名"至宝丹"。

主治 痰热内闭心包证。症见神昏谵语，身热烦躁，痰盛气粗，舌绛苔黄垢腻，脉滑数。亦治中风、中暑、小儿惊厥属于痰热内闭者。

运用

1 适应证： 本方为治疗痰热内闭心包证的常用方。以神昏谵语，身热烦躁，痰盛气粗，舌绛苔黄垢腻，脉滑数为辨证要点。

2 加减： 用《温病条辨》清宫汤送服本方，以加强清心解毒之功；若湿热酿痰，蒙蔽心包，热邪与痰浊并重，症见身热不退、朝轻暮重、神志昏蒙、舌绛上有黄浊苔垢者，用《温病全书》菖蒲郁金汤煎汤送服本方；如本方证有内闭外脱之势，宜用人参煎汤送服本方。

3 现代运用： 常用于急性脑血管病、脑震荡、流行性乙型脑炎、流行性脑脊髓膜炎、肝昏迷、冠心病心绞痛、尿毒症、中暑、癫痫等证属痰热内闭者。

附方

1 行军散（《霍乱论》）

西牛黄、麝香、珍珠、梅片、蓬砂各3克，明雄黄（飞净）24克，火硝0.9克，飞金（20页）。以上八味各研极细粉，再合研匀，用瓷瓶密收，以蜡密封，每服0.9～1.5克，凉开水调下。

功用 清热开窍，辟秽解毒。

主治 暑秽。症见吐泻腹痛，烦闷欲绝，头目昏晕，不省人事。并治口疮咽痛，点目祛风热障翳，搐鼻辟时疫之气。

2 犀珀至宝丹（《重订广温热论》）

白犀角（水牛角代）、羚羊角、飞辰砂、真玳瑁藏、红花各15克，广郁金、琥珀、连翘心、石菖蒲、血竭、粉丹皮各9克，炒川甲、桂枝尖各6克，麝香3克，蟾酥1.5克。将药材研细，用猪心血制成丸，箔为衣，每丸重1.5克，大人每服一丸，小儿每服半丸，婴儿每服四分之一丸。

功用 清心开窍，疏瘀透络，凉肝醒脑。

主治 湿热暑湿疫毒内陷血分证。症见神志昏迷，或痉或厥，或妇人热入血室，神志如狂；又治小儿痘疹内陷，急惊暴厥等。

苏合香丸

方剂来源《外台秘要》

● 温通开窍,行气止痛

方歌 苏合香丸麝息香,木丁熏陆荜檀襄,犀冰术沉诃香附,衣用朱砂中恶尝。

组成

吃力伽(白术)、光明砂(朱砂)研、麝香(当门子)、诃黎勒皮、香附子(中白)、沉香(重者)、木香、丁子香(丁香)、安息香、檀香、荜茇、犀角(水牛角代)各30克,熏陆香(乳香)、苏合香、龙脑香各15克。

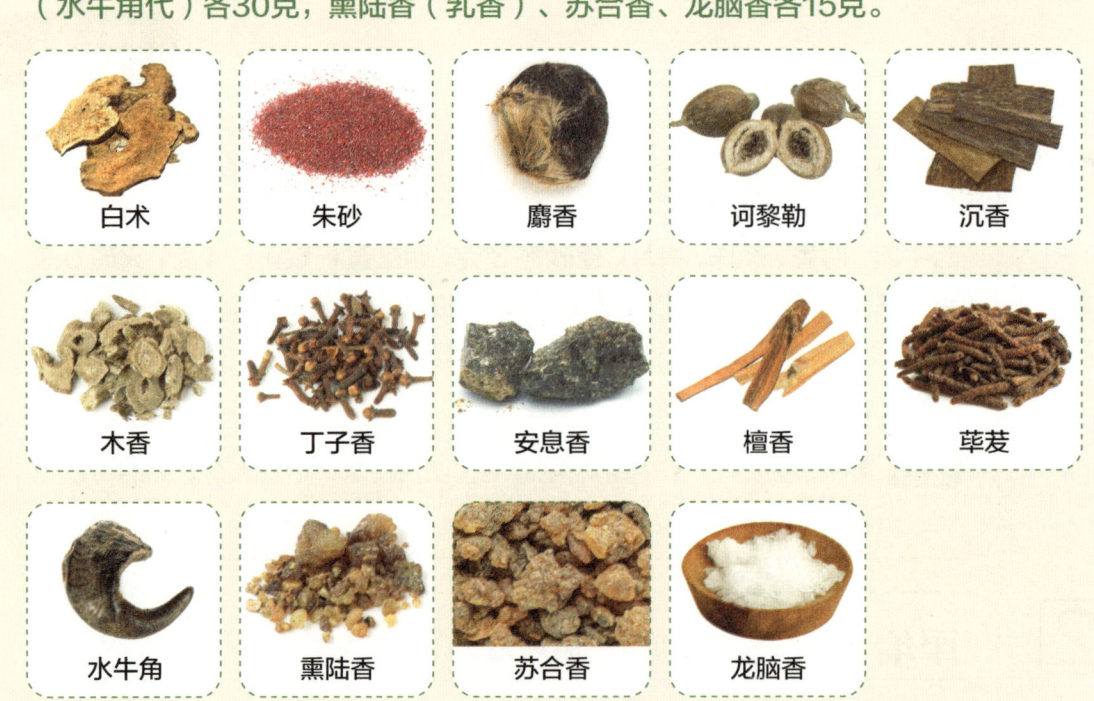

白术　朱砂　麝香　诃黎勒　沉香
木香　丁子香　安息香　檀香　荜茇
水牛角　熏陆香　苏合香　龙脑香

用法

以上药材,捣筛研磨成细粉,用白蜜煎,去沫,混合制成丸剂。每天早晨用井华水送服四丸丸剂,将丸剂在干净的容器中研磨后服用,老人和小孩可以将丸剂破碎后服用。取一丸丸剂,用蜡纸包裹,放入绯色的袋子里,放在心口处佩戴。

方解

方中苏合香、麝香、龙脑香、安息香芳香开窍，启闭醒神，辟秽化浊，共为君药。香附理气解郁；木香行气止痛；沉香降气温中，温肾纳气；檀香行气和胃；乳香调气活血定痛；丁香温中降逆，治心腹冷痛。上述诸药，行气解郁，散寒止痛，理气活血，共为臣药。佐以辛热之荜茇，配合诸香温中散寒止痛；犀角（水牛角代）清心解毒，朱砂镇心安神，二者药性虽寒，但与温热之品相伍，则不悖温通开窍之旨；白术补气健脾，燥湿化浊，诃子温涩敛气，二药一补一敛，防辛散走窜太过，耗气伤正，均为佐药。

主治 ▶ 寒闭证。症见突然昏倒，牙关紧闭，不省人事，苔白，脉迟。亦治心腹猝痛，甚则昏厥。中风、中气及感受时行瘴疠之气等属寒凝气滞之闭证者。

运用

1. 适应证： 本方为温开法的代表方，又是治疗寒闭证以及心腹疼痛属于寒凝气滞证二常用方。以突然昏倒，不省人事，牙关紧闭，苔白，脉迟为辨证要点。

2. 现代运用： 常用于急性脑血管病、癔症性昏厥、癫痫、老年痴呆、流行性乙型脑炎、肝昏迷、冠心病心绞痛、心肌梗死等，辨证属寒闭或寒凝气滞证者。

3. 注意事项： 方中药物辛香走窜，有损胎气，孕妇忌用。

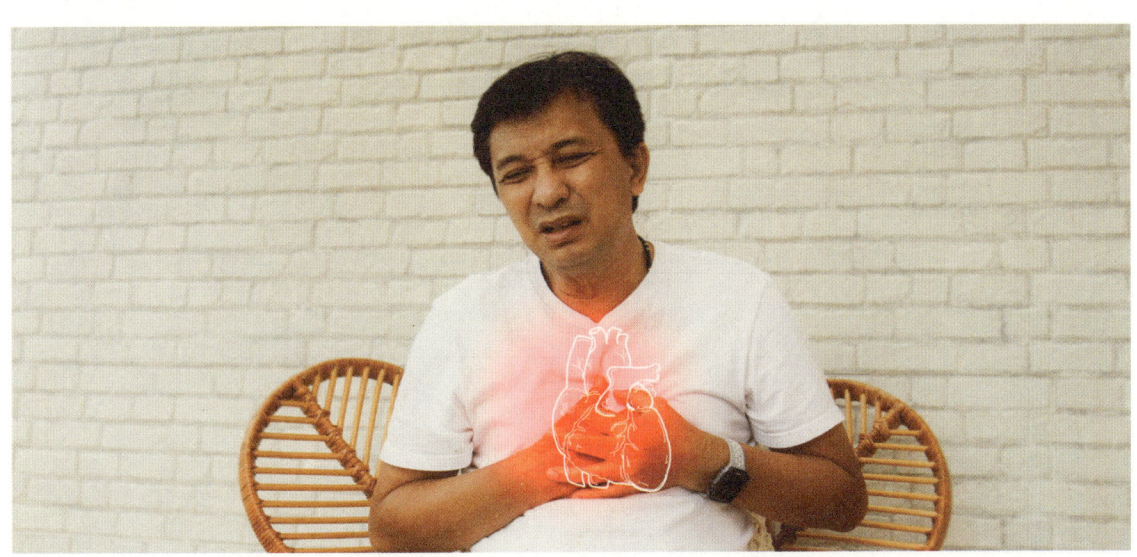

约半数心肌梗死患者起病前1~2天或1~2周有明显症状，原有心绞痛加重，发作时间延长，或无心绞痛者突然长时间心绞痛。

附方

1 冠心苏合丸（《中华人民共和国药典》）

苏合香50克，冰片、乳香（制）各105克，檀香、土木香各210克，以上五味，除苏合香、冰片外，其余三味碎成细粉，过筛；冰片细研，与上述粉末配研，过筛，混匀；另取炼蜜适量，微温后加入苏合香，搅匀，再与上述粉末混匀，制成1000丸。含服或嚼碎服，每次1丸，一日1～3次。

功用 理气，宽胸，止痛。

主治 寒凝气滞、心脉不通所致的胸痹，症见胸闷、心前区疼痛；冠心病心绞痛见上述证候者。

2 紫金锭（《丹溪心法附余》）

雄黄、千金子（去壳，研，去油取霜）各30克，文蛤（锤碎，洗净，焙）90克，山慈姑（去皮，洗净，焙）60克，红芽大戟（去皮，洗净，焙干燥）45克，朱砂15克，麝香9克。以上除雄黄、朱砂、千金子、麝香另研外，其余三味研为细末，再入前四味再研匀，以糯米糊和剂，杵千余下，做饼子40个，如钱大，阴干。体实者，一饼二服；体虚者，一饼三服。服用后，只要能通利一两次，效果就会很快。如果不需要通利，用米粥来补充身体。外用涂抹在疮上，疮会立即消失。

功用 辟秽解毒，化痰开窍，消肿止痛。

主治 秽恶痰浊闭阻之证。症见脘腹胀闷疼痛，恶心呕吐，泄泻，痢疾，舌苔厚腻或浊腻，以及痰厥。外敷疗疮疖肿毒，虫咬损伤，无名肿毒，及痄腮、丹毒、喉风等。

第十二章
理气剂

凡以行气或降气等作用为主,用于治疗气滞或气逆病症的方剂,都是理气类方剂。代表方剂如越鞠丸、金铃子散、小半夏汤等。

越鞠丸（又名芎术丸）

方剂来源《丹溪心法》

● 行气解郁

方歌　越鞠丸治六般郁，气血痰火湿食因，芎苍香附兼栀曲，气畅郁舒痛闷伸。

组成

香附、苍术、川芎、栀子、神曲各6～10克。

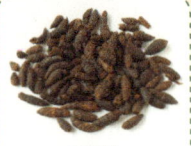　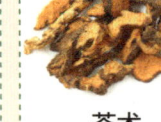　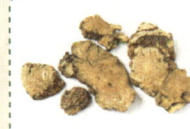　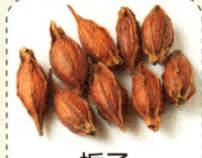　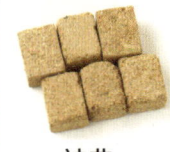

香附　　苍术　　川芎　　栀子　　神曲

用法　以上药材研为末，水泛为丸如绿豆大，每服6～9克，温开水送下。也可做汤剂，水煎服。

方解　方中香附辛散苦泄、行气解郁以治气郁。川芎善行气活血，以解血郁，与香附同用，可气血并调。苍术燥湿运脾，以解湿郁。栀子清热泻火，以解火郁。神曲消食和胃，以解食郁。诸药合用，行气解郁，使气行血活，湿去热清，食化脾健，则气、血、湿、火、食五郁自解，痰郁自消。

主治　六郁证。症见胸膈痞闷，脘腹胀痛，嗳腐吞酸，恶心呕吐，饮食不消。

运用

1 适应证： 本方为治疗气血痰火湿食"六郁"的代表方。以胸膈满闷，脘腹胀痛，饮食不消为辨证要点。

2 加减： 若气郁偏重，可重用香附；血郁偏重，可重用川芎；湿郁偏重，可重用苍术；食郁偏重，可重用神曲；火郁偏重，可重用栀子；痰郁偏重，宜酌加瓜蒌、半夏等以助化痰行滞。

3 现代运用：
常用于慢性胃炎、慢性肠炎、胃神经症、慢性肝炎、慢性胰腺炎、胆囊炎、肋间神经痛及妇女痛经、月经不调属气郁者。

4 注意事项：
脾胃虚弱者慎用此方。

金铃子散

方剂来源《太平圣惠方》

● 疏肝泄热，活血止痛

方歌　金铃子散止痛方，玄胡酒调效更强，疏肝泄热行气血，心腹胸肋痛经良。

组成

金铃子、延胡索各9克。

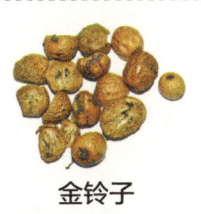
金铃子

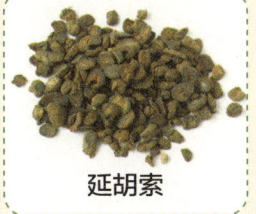
延胡索

用法

以上药材研为细末，每服6～9克，酒或温汤调下。

方解

方中金铃子味苦性寒，行气疏肝，清泄肝火而止痛，为君药。延胡索苦辛性温，活血行气，擅长止痛，用为臣佐。两药合用，既可行气活血止痛，又可疏肝泄热，为治疗肝郁化火、气滞血瘀诸痛的良方。用酒送下可行其药势，用以为使。对肝郁化火，气滞血瘀之胸腹胁肋疼痛诸症甚合。

主治　肝郁化火证。症见胸腹、胁肋、脘腹诸痛，或痛经、疝气痛，时发时止，口苦，舌红苔黄，脉弦数。

运用

1. 适应证： 本方为治疗气郁化火证的常用方，也是治疗气郁血滞而致诸痛的基础方。以胸腹胁肋疼痛，口苦，舌红苔黄，脉弦数为辨证要点。

2. 加减： 若胸胁疼痛，可加柴胡、郁金、香附等；脘腹疼痛，可加木香、砂仁、陈皮等；痛经，可加当归、益母草、香附等以增强行气活血之功；少腹气滞疝痛者，可加橘核、荔枝核等以加强行气止痛之力。

3. 现代运用： 常用于胃及十二指肠溃疡、慢性胃炎、慢性肝炎、胆囊炎等属肝郁化火者。

4. 注意事项： 素有虚寒者忌用，孕妇慎用。

附方

延胡索汤（《济生方》）

当归（去芦，酒浸，锉炒）、延胡索（炒，去皮）、蒲黄（炒）、赤芍药、官桂（不见火）各15克，片子姜黄（洗）、乳香、没药、木香（不见火）各90克，炙甘草7.5克。以上药材哎咀，每服12克，水一盏半，加生姜7片，煎至七分，去滓，饭前温服。

功用 行气活血，调经止痛。

主治 妇女、未婚女子，七情伤感，遂使血与气并，心腹作痛，或连腰胁，或引背膂，上下攻刺，经候不调，一切血气疼痛。

天台乌药散（原名乌药散） 方剂来源《圣济总录》

● 行气疏肝，散寒止痛。

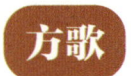 **方歌** 天台乌药木茴香，川楝槟榔巴豆姜，再用青皮为细末，一钱酒下痛疝尝。

组成

乌药、木香、小茴香（微炒）、青橘皮（汤浸，去白，焙）、高良姜（炒）、川楝子各15克，槟榔（锉）9克，巴豆（微炒，敲破）12克。

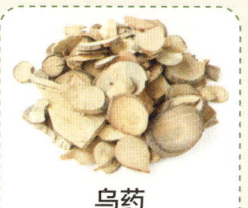 乌药
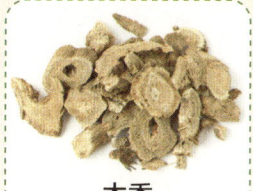 木香
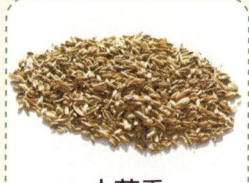 小茴香
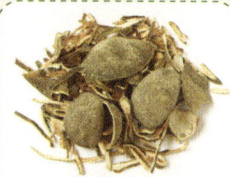 青橘皮
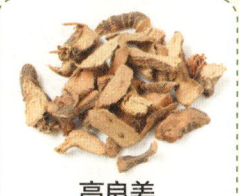 高良姜
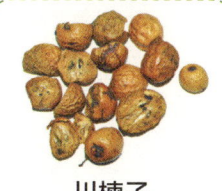 川楝子
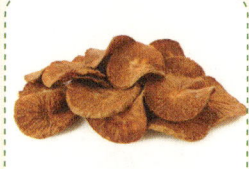 槟榔
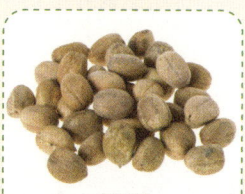 巴豆

用法

先将巴豆微打破，同川楝子麸炒黑，去巴豆及麸皮不用，然后与其他药共研微末，和匀，每服3克，空腹温酒调下。疼甚，以炒生姜、热酒调下。

方解

方中乌药辛温，入肝经，行气疏肝，散寒止痛，为君药。青橘皮疏肝行气，散结止痛，木香理气止痛，共助君药疏肝行气；小茴香暖肝散寒，高良姜散寒止痛，共助君药散寒止痛，四药俱为臣药。槟榔下气导滞，能直达下焦而破坚；川楝子理气止痛，但性苦寒，与辛热之巴豆同炒，去巴豆而用川楝子，巴豆既可制其苦寒之性，又能增其行气散结之力，为佐使药。诸药合用，辛香行气，温行并举，使寒凝得散，气滞得疏，肝经得调，则疝痛、腹痛可愈。

主治

寒凝气滞证。症见小肠疝气，少腹痛引睾丸，舌淡，苔白，脉沉弦。亦治妇女痛经、瘕聚。

运用

1 适应证： 本方为治疗寒凝肝脉所致疝痛的常用方。以少腹痛引睾丸，舌淡苔白，脉沉弦为辨证要点。

2 加减： 睾丸偏坠肿胀者，加荔枝核、橘核等以增强其行气止痛之功；寒甚者，加肉桂、吴茱萸等以加强散寒止痛之力。

3 现代运用： 常用于睾丸炎、附睾炎、胃及十二指肠溃疡、慢性胃炎等属寒凝气滞者。

4 注意事项： 疝痛属肝肾阴虚气滞或湿热下注者均不宜使用。

附方

1 四磨汤（《济生方》）

人参、沉香、天台乌药各 6 克，槟榔 9 克。以上四味，分别浓磨成水，然后混合在一起，做七分盏，煎三五沸，放温服，或配合养正丹服用效果更好。

功用 行气降逆，宽胸散结。

主治 肝气郁结证。症见胸膈胀闷，上气喘急，心下痞满，不思饮食，苔白，脉弦。

2 橘核丸（《济生方》）

橘核（炒）、海藻（洗）、昆布（洗）、海带（洗）、川楝子（去肉，炒）、桃仁（麸炒）各 30 克，厚朴（去皮，姜汁炒）、木通、枳实（麸炒）、延胡索（炒，去皮）、桂心（不见火）、木香（不见火）各 15 克。以上药材研为细末，酒糊为丸，如梧子大。每服 9 克，空心，温酒、盐汤任下。

功用 行气止痛，软坚散结。

主治 癫疝。症见睾丸肿胀偏坠，或坚硬如石，或痛引脐腹，甚则阴囊肿大，轻者时出黄水，重者成痈溃烂。

暖肝煎

方剂来源 《景岳全书》

● 温补肝肾,行气止痛

方歌 暖肝煎中杞茯归,茴沉乌药姜肉桂,下焦虚寒疝气痛,温补肝肾此方推。

组成

当归6~9克,枸杞子9克,茯苓、小茴香、乌药各6克,肉桂3~6克,沉香(或木香)3克。

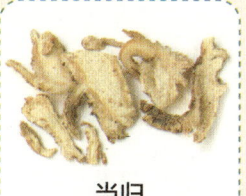 当归
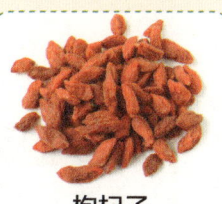 枸杞子
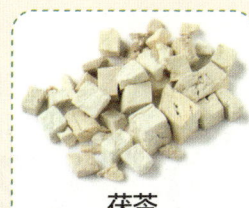 茯苓
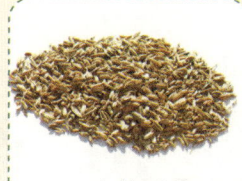 小茴香
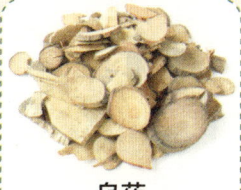 乌药
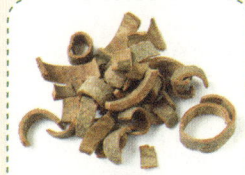 肉桂
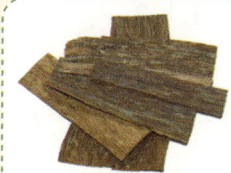 沉香

用法

以上药材加水一盅半,加生姜三五片,煎七分,饭后半小时温服。

方解

方中肉桂辛甘性热,温肾暖肝,祛寒止痛;小茴香味辛性温,暖肝散寒,理气止痛。二药合用,温肾暖肝散寒。当归辛甘性温,养血补肝;枸杞子味甘性平,补肝益肾,二药补肝肾之不足治其本;乌药、沉香辛温散寒,行气止痛,以去阴寒冷痛之标。茯苓甘淡渗湿健脾;生姜辛温散寒和胃,扶脾暖胃。诸药合用,辛散甘温合法,纳行散于温补,肝肾兼顾,使下元虚寒得温,寒凝气滞得散,则睾丸冷痛、小腹疼痛、疝气痛诸症可愈。

主治 肝肾不足，寒滞肝脉证。症见睾丸冷痛，或小腹疼痛，疝气痛，畏寒喜暖，舌淡苔白，脉沉迟。

运用

1 适应证： 本方为治疗肝肾不足、寒凝气滞之睾丸疝气或少腹疼痛的常用方。以睾丸疝气或小腹疼痛，畏寒喜暖，舌淡苔白，脉沉迟为辨证要点。

2 加减： 寒甚者，加吴茱萸、干姜，再甚者加附子；腹痛甚者，加香附行气止痛；睾丸痛甚者，加青皮、橘核疏肝理气。

3 现代运用： 常用于精索静脉曲张、睾丸炎、附睾炎、鞘膜积液、腹股沟疝等属肝肾不足，寒凝气滞者。

4 注意事项： 若因湿热下注，阴囊红肿热痛者，切不可误用。

苏子降气汤

方剂来源
《太平惠民和剂局方》

● 降气平喘，祛痰止咳

方歌 苏子降气半夏归，前胡桂朴甘草煨，上实下虚痰嗽喘，煎加姜枣苏叶随。

组成

紫苏子、半夏（汤洗七次）各9克，当归（去芦）、甘草（燴）、前胡（去芦）、厚朴（去粗皮，姜汁拌炒）各6克，肉桂（去皮）3克。

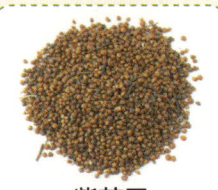 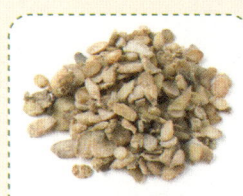 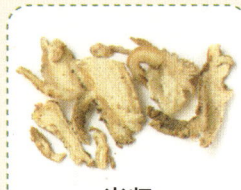 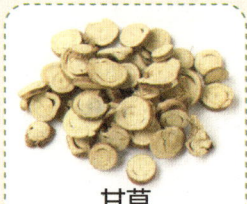

紫苏子　半夏　当归　甘草

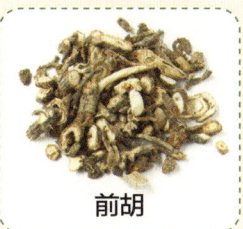
前胡
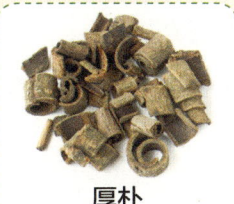
厚朴
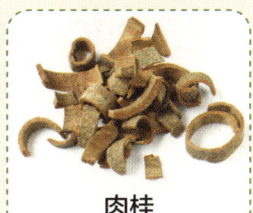
肉桂

用法

以上药材研为细末，每服6克，水一盏半，入生姜二片，大枣一个，紫苏五叶，同煎至八分，去滓热服，不拘时候。

方解

方中以紫苏子为君药，温而不燥，质润而降，善降上逆之肺气，消壅滞之痰涎，为治痰逆咳喘之要药。半夏燥湿化痰降逆，为臣药。厚朴燥湿消痰，下气除满；前胡降气祛痰；肉桂温肾助阳纳气；当归辛甘温润，既治咳逆上气，又可养血补虚以助肉桂温补下元，共为佐药。生姜、大枣调和脾胃；苏叶宣肺散寒，与诸药相伍，降逆化痰之中兼宣肺气；甘草和中益气，调和药性，为佐使药。诸药合用，标本兼治，治上顾下，使气降痰消，则咳喘自平。

主治

上实下虚之喘咳证。症见喘咳痰多，短气，胸膈满闷，呼多吸少，或腰疼脚软，或肢体浮肿，舌苔白滑或白腻，脉弦滑。

运用

1 适应证： 本方为治疗痰涎壅盛，上实下虚之喘咳的常用方。以喘咳痰多，胸膈满闷，苔白滑或白腻，脉弦滑为辨证要点。

2 加减： 若痰涎壅盛，喘咳气逆难卧者，可酌加沉香以加强其降气平喘之功；兼气虚者，可酌加人参等益气。

3 现代运用： 常用于慢性支气管炎、肺气肿、支气管哮喘等属上实下虚者。

4 注意事项： 肺肾阴虚的喘咳以及肺热痰喘之证者，不宜使用。

定喘汤

方剂来源 《摄生众妙方》

● 宣降肺气,清热化痰

方歌 定喘白果与麻黄,款冬半夏白皮桑,苏杏黄芩兼甘草,肺寒膈热喘哮尝。

组成

白果(去壳,砸碎,炒黄色)、麻黄、款冬花、桑白皮(蜜炙)、法制半夏(如无,生半夏用甘草汤泡七次,去脐用)各9克,苏子6克,甘草3克,杏仁(去皮尖)、黄芩(微炒)4.5克。

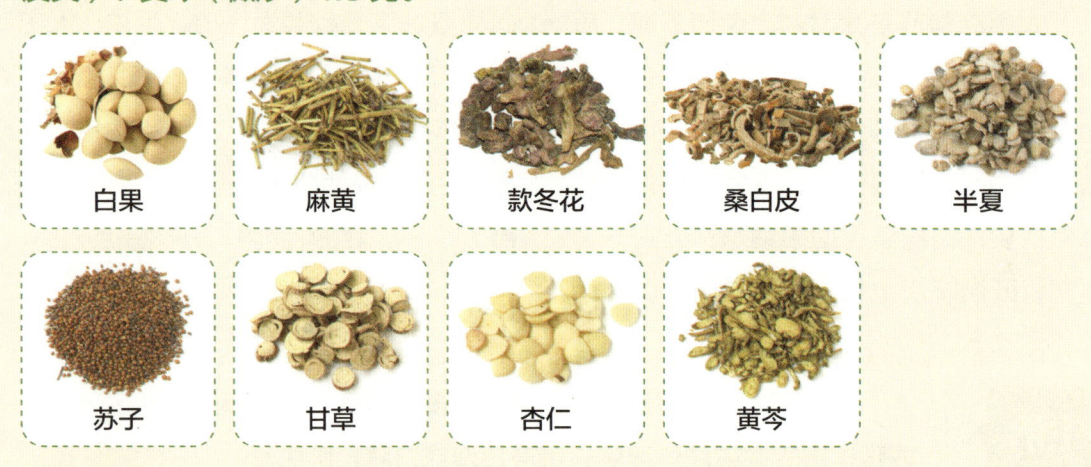

白果　麻黄　款冬花　桑白皮　半夏

苏子　甘草　杏仁　黄芩

用法

以上药材用水三盅,煎二盅,作二服。每服一盅,不用姜,不拘时候,徐徐服。

方解

方中麻黄疏散风寒,宣肺平喘,专疏肺郁;白果敛肺化痰定喘。二药配伍,散收结合,既能增强平喘之功,又可使宣肺而不耗气,敛肺而不留邪,共为君药。桑白皮泻肺平喘,黄芩清泻肺热,二者合用既泻肺气之逆,又消痰郁之热,为臣药。杏仁、苏子、半夏、款冬花降气平喘,化痰止咳,俱为佐药。甘草调药和中,且能止咳,用为佐使。诸药配伍,宣降清敛相伍,主以肃降肺气,内清痰热,外散风寒,宣降肺气而平哮喘。

主治 痰热内蕴，风寒外束之哮喘。症见咳喘痰多气急，痰稠色黄，或微恶风寒，舌苔黄腻，脉滑数。

运用

1 适应证： 本方是治疗痰热内蕴，风寒外束之哮喘的常用方。以咳喘气急，痰多色黄，苔黄腻，脉滑数为辨证要点。

2 加减： 若无表证者，麻黄可减量以宣肺定喘；痰多难咯者，可酌加瓜蒌、胆南星等以助清热化痰之功；肺热偏重，酌加石膏、鱼腥草以清泄肺热。

3 现代运用： 常用于支气管哮喘、慢性支气管炎等属痰热壅肺者。

4 注意事项： 若新感风寒，虽恶寒发热、无汗而喘，但内无痰热者，或哮喘日久，肺肾阴虚者，皆不宜使用。

小半夏汤

方剂来源《金匮要略》

● 化痰散饮，和胃降逆

方歌 小半夏汤有生姜，化痰降逆基础方；主治痰饮呕吐证，若加茯苓效力彰。

组成

半夏6克，生姜9克。

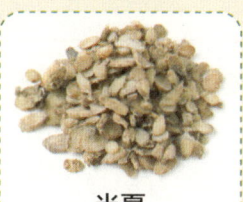
半夏

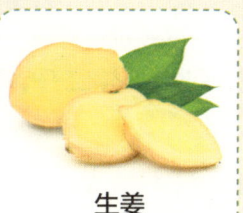
生姜

用法 以上药材以水七升，煮取一升半，分温再服。

方解

方中用半夏辛温，燥湿化痰涤饮，又降逆和中止呕，是为君药。生姜辛温，降逆止呕，又温胃散饮，且制半夏之毒，是臣药又兼佐药之用。二药相配，使痰祛饮化，逆降胃和而呕吐自止。

主治 痰饮呕吐。症见呕吐痰涎，口不渴，或干呕呃逆，谷不得下，舌苔白滑。

运用

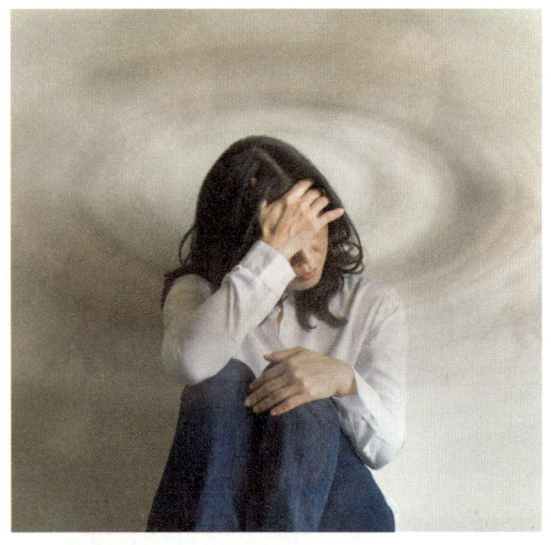
内耳眩晕症表现为反复发作的旋转性眩晕、波动性听力下降、耳鸣和耳闷胀感。

1. **适应证：** 本方为治疗痰饮呕吐的基础方。临床应用以呕吐不渴，苔白滑为辨证要点。

2. **加减：** 脾胃虚寒者，加附子、干姜、丁香、吴茱萸；胃火上逆，加山栀、黄芩、竹茹；饮食积滞，加山楂、神曲；胃阴不足，加沙参、麦冬、石斛、芦根、枇杷叶等。

3. **现代运用：** 常用于胃炎、内耳眩晕症及化疗后所致的胃肠反应等属痰饮呕吐者。

4. **注意事项：** 本方偏于温燥，呕吐属热者不宜使用。

附方

大半夏汤（《金匮要略》）

半夏（洗完用）15克，人参、白蜜各9克，以水一斗二升，和蜜扬之二百四十遍，煮药取二升半，温服一升，余分再服。

功用 和胃降逆，益气润燥。

主治 胃反证。症见朝食暮吐，或暮食朝吐，宿谷不化，吐后转舒，神疲乏力，面色少华，肢体羸弱，大便燥结如羊屎状，舌淡红，苔少，脉细弱。

旋覆代赭汤

方剂来源《伤寒论》

● 降逆化痰，益气和胃

方歌 旋覆代赭用人参，半夏甘姜大枣临，重以镇逆咸软痞，痞硬噫气力能禁。

组成

旋覆花、炙甘草、半夏（洗）9克，人参6克，生姜15克，代赭石3克，大枣（擘）4枚。

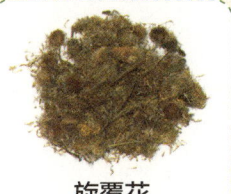
旋覆花

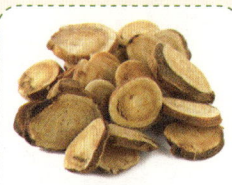
炙甘草

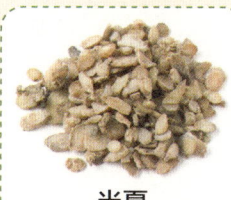
半夏

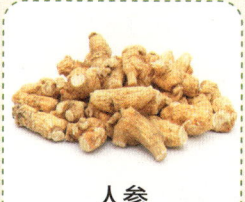
人参

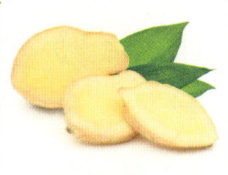
生姜

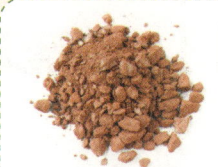
代赭石

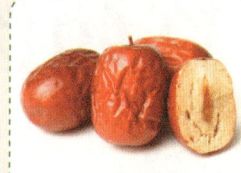
大枣

用法

以上药材以水一斗，煮取六升，去滓再煎，取三升，温服一升，日三服。

方解

方中旋覆花苦辛咸温，性主降，善于下气消痰，降逆止噫，为君药。代赭石重镇降逆以止呃，下气消痰，为臣药。半夏祛痰散结，降逆和胃；生姜用量独重，和胃降逆增其止呕之力，并可宣散水气以助祛痰之功；人参、大枣、炙甘草甘温益气，健脾养胃，以治中虚气弱之本，俱为佐药。炙甘草调和药性，兼作使药。诸药相合，标本兼治，沉降相须，消补相伍，下气而无伤正之虞。共同起到降逆化痰、益气和胃的功效，使逆气得降，痰浊得消，中虚得复。

主治 胃虚气逆痰阻证。症见心下痞硬,噫气不除,或见食欲缺乏、呃逆、恶心,甚或呕吐,舌苔白腻,脉缓或滑。

运用

1. 适应证: 本方为治疗胃虚痰阻气逆证的常用方。以心下痞硬,噫气频作,或呕吐,呃逆,苔白腻,脉缓或滑为辨证要点。

2. 加减: 若胃热呕逆兼气阴两伤者,加麦冬、茯苓、半夏、枇杷叶以养阴和胃;兼胃阴不足者,加麦冬、石斛以养胃阴;胃热呃逆,气不虚者,去人参、甘草、大枣,加柿蒂以降逆止呕。

3. 现代运用: 常用于胃神经官能症、慢性胃炎、胃扩张、胃及十二指肠溃疡、幽门不全梗阻、神经性呃逆等属胃虚痰阻者。

4. 注意事项: 方中代赭石性寒沉降,有碍胃气,若胃虚较著者,其用量不可过重。

橘皮竹茹汤

方剂来源《金匮要略》

● 降逆止呃,益气清热

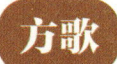

方歌 橘皮竹茹治呕呃,人参甘草枣姜益,胃虚有热失和降,久病之后更相宜。

组成

橘皮、竹茹各12克,大枣5枚,生姜9克,甘草6克,人参3克。

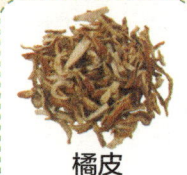
橘皮

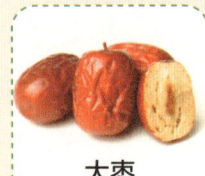
竹茹

大枣

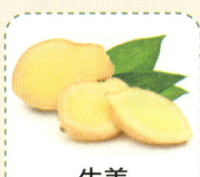
生姜

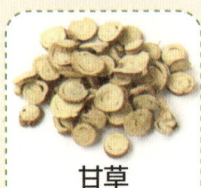
甘草

用法

以上六味药,以水一斗,煮取三升,温服一升,日三服。

方解

方中橘皮辛苦而温,行气和胃;竹茹甘寒,清热和胃,降逆止呕。二药相伍,降逆止呃,清热除烦,行气和胃,共为君药。生姜和胃止呕,助君药以降逆止呃;人参益气补中,与橘皮相合,则行中有补,同为臣药。大枣、甘草益气补脾和胃,合人参补中以治胃气之虚;大枣与生姜为伍,调和脾胃,俱为佐药。甘草调和药性,兼作使药。诸药合用,降清补相伍,主以清降,清而不寒,补而不滞,共同起到降逆止呃、益气清热的功效。

主治

胃虚有热之呃逆。症见呃逆或干呕,虚烦少气,口干,舌红嫩,脉虚数。

运用

1 适应证: 本方为治疗胃虚有热,气逆不降之呃逆的常用方。以呃逆或呕吐,舌红嫩为辨证要点。

2 加减: 若胃热呕逆兼气阴两伤者,可加麦冬、茯苓、半夏、枇杷叶以养阴和胃;兼胃阴不足者,可加麦冬、石斛等养胃阴;胃热呃逆,气不虚者,可去人参、甘草、大枣,加柿蒂降逆止呃。

3 现代运用: 常用于妊娠呕吐、幽门不完全性梗阻、膈肌痉挛及术后呃逆不止等属胃虚有热者。

4 注意事项: 呕逆因实热或虚寒而致者,非本方所宜。

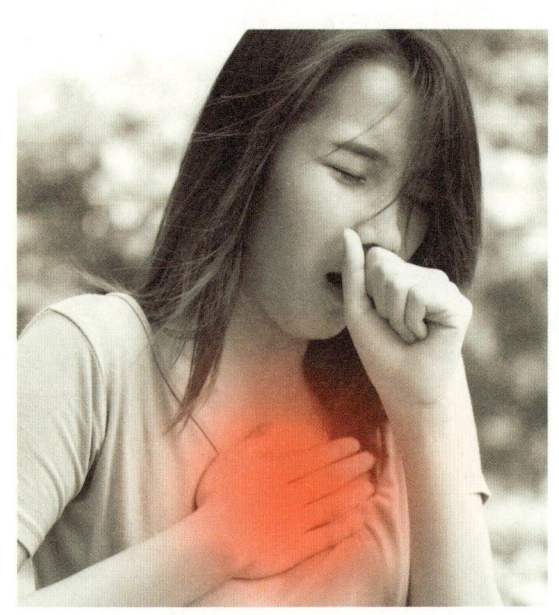

健康人也可发生呃逆,多与饮食过快、过饱,摄入很热或冷的食物饮料、饮酒等有关。

附方

1. 丁香柿蒂汤（《症因脉治》）

丁香、生姜各6克，柿蒂9克，人参3克。水煎服。

功用 温中益气，降逆止呃。

主治 胃气虚寒之呃逆。症见呃逆不已，胸脘痞闷，舌淡苔白，脉沉迟。

2. 橘皮竹茹汤（《重订严氏济生方》）

赤茯苓（去皮）、橘皮（去白）、枇杷叶（拭去毛）、麦门冬（去心）、青竹茹、半夏（汤泡七次）各30克，人参、炙甘草各15克。以上药材㕮咀，每服12克，水一盏半，姜五片，煎至八分，去滓，温服，不拘时候。

功用 降逆止呕，和胃清热。

主治 胃热多渴，呕哕不食。

3. 新制橘皮竹茹汤（《温病条辨》）

橘皮、竹茹、柿蒂各9克，姜汁三茶匙。以上药材加水五杯，煮取二杯，分二次温服；若症状没有改善，再服。

功用 清化痰热，和胃降逆。

主治 阳明湿温，气壅发哕者。

第十三章
理血剂

凡以理血药为主要组成，具有活血化瘀或止血作用，治疗瘀血证或出血证的方剂，都是理血类方剂，适用于血分病证。代表方剂如桂枝茯苓丸、槐花散、失笑散等。

鳖甲煎丸

方剂来源《金匮要略》

● 软坚消症，行气活血，祛湿化痰

方歌
鳖甲煎丸疟母方，䗪虫鼠妇及蜣螂，蜂窠石韦人参射，
桂朴紫葳丹芍姜，瞿麦柴芩胶半夏，桃仁葶苈和硝黄，
疟疾日久胁下硬，症消积化保安康。

组成

鳖甲（炙）、赤硝各90克，乌扇（烧）、黄芩、鼠妇（熬）、干姜、大黄、桂枝、石韦（去毛）、厚朴、紫葳、阿胶各22.5克，柴胡、蜣螂（熬）各45克，白芍、丹皮（去心）、䗪虫（熬）各37克，蜂窠（炙）30克，桃仁、瞿麦各15克，人参、半夏、葶苈各7.5克。

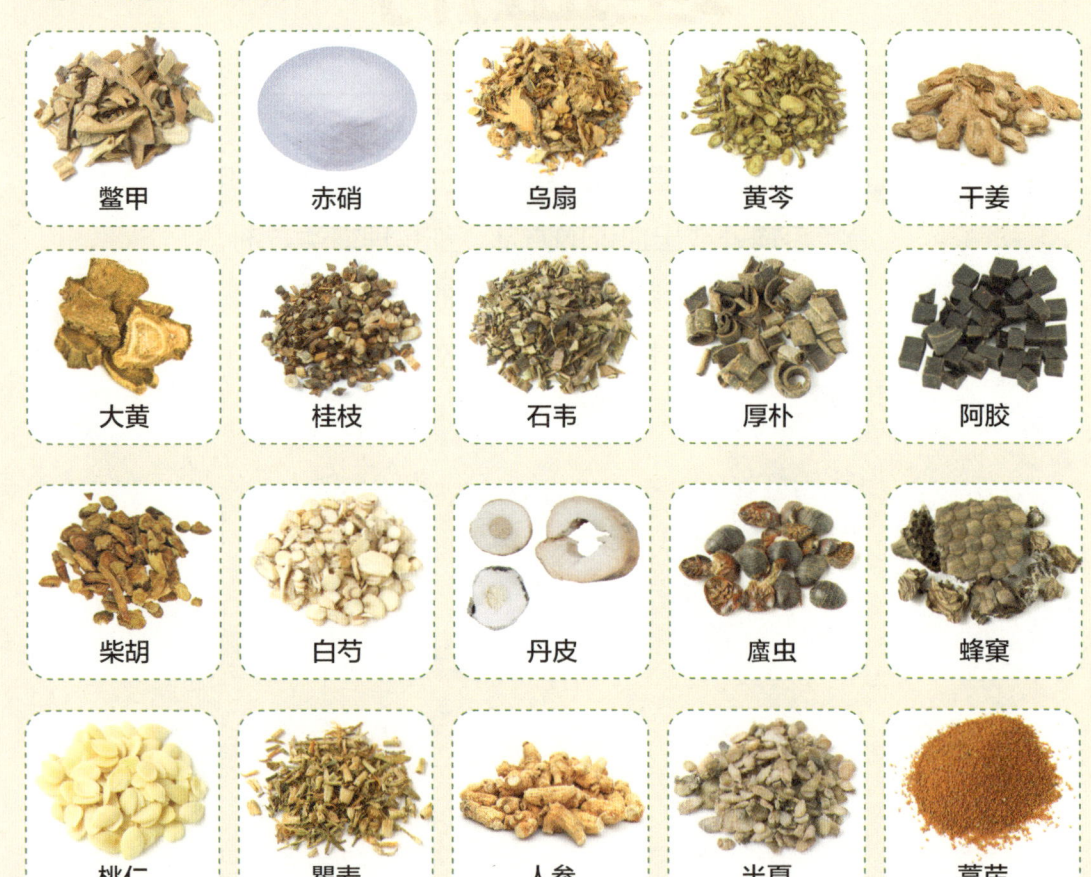

鳖甲　赤硝　乌扇　黄芩　干姜
大黄　桂枝　石韦　厚朴　阿胶
柴胡　白芍　丹皮　䗪虫　蜂窠
桃仁　瞿麦　人参　半夏　葶苈

用法

除赤硝、鳖甲、阿胶外，余下 20 味药烘干碎断，加黄酒 600 克拌匀，加盖封闭，隔水炖至酒尽药熟，干燥，与硝石等三味混合粉碎成细粉，炼蜜为丸，每丸重 3 克。每次服 1~2 丸，每日 2~3 次，温开水送下。

方解

方中鳖甲软坚散结，入肝络而搜邪，又能咸寒滋阴，黄酒活血通经，二者共制成煎，混为一体，共奏活血化瘀，软坚消症之效，是为君药。臣以赤硝破坚散结，大黄攻积祛瘀，䗪虫、蜣螂、鼠妇、蜂窠、桃仁、紫葳、丹皮破血逐瘀，助君药以加强软坚散结的作用；再以厚朴舒畅气机，瞿麦、石韦利水祛湿；半夏、乌扇（射干）葶苈祛痰散结；柴胡、黄芩清热疏肝，干姜、桂枝温中通阳，以调畅郁滞之气机，消除凝聚之痰湿，平调互结之寒热，亦为臣药。佐以人参、阿胶、白芍补气养血，使全方攻邪而不伤正。综观全方，寒热并用，攻补兼施，升降结合，气血津液同治。

主治

疟母、症瘕。症见疟疾日久不愈，胁下痞硬，结成疟母，以及症块积于胁下，推之不移，腹痛，肌肉消瘦，饮食减少，时有寒热，女子经闭等。

运用

1 适应证： 本方为治疟母、症瘕的常用方。临床应用以症瘕结于胁下，推之不移，腹中疼痛，肌肉消瘦，饮食减少，时有寒热，女子月经闭止等为辨证要点。

2 加减： 气滞甚者，加枳壳、木香；寒湿甚者去黄芩、大黄，加附子、肉桂；湿热甚者去干姜、桂枝，加茵陈、栀子；腹水甚者加茯苓、车前、大腹皮、椒目。

3 现代运用： 常用于肝硬化、肝脾肿大、肝癌、子宫肌瘤、卵巢囊肿等属正气日衰，气滞血瘀者。

4 注意事项： 孕妇禁用。

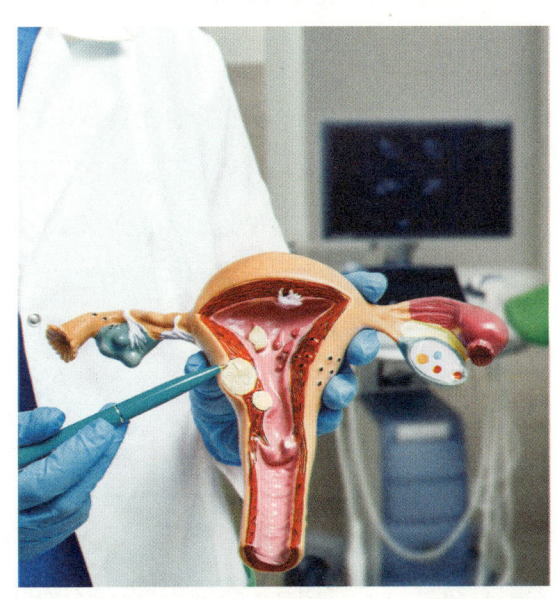

子宫肌瘤多见于育龄妇女，可能与遗传、激素有关。

桂枝茯苓丸

方剂来源 《金匮要略》

● 活血化瘀，缓消症块

方歌　金匮桂枝茯苓丸，芍药桃仁和牡丹，等分为末蜜丸服，活血化瘀症块散。

组成　桂枝、茯苓、丹皮（去心）、桃仁（去皮尖，熬）、芍药各6克。

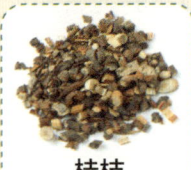
桂枝

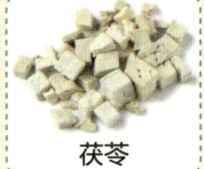
茯苓

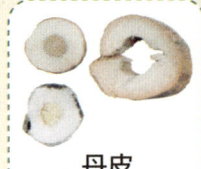
丹皮

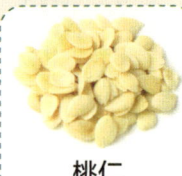
桃仁

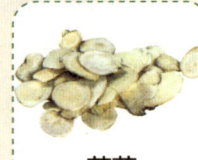
芍药

用法　以上五味药研为末，炼蜜和丸，如兔屎大，每日饭前服一丸（3～5克），也可做汤剂，水煎服。

方解　方中桂枝辛甘而温，温通血脉，以行瘀滞，为君药。瘀结成症，不破其血，其症难消，故配伍桃仁、丹皮以活血破瘀，散结消症；丹皮能凉血以清瘀久所化之热，共为臣药。芍药养血和血，使破瘀而不伤正，并能缓急止痛；配伍茯苓甘淡渗利，渗湿健脾，以消痰利水，配合祛瘀药以助消症，并健脾益胃，以扶正气，为佐药。以白蜜为丸，取蜜糖之甘缓，并用丸药，以缓和诸破泻药之力，为使药。诸药合用，温通活血之中寓凉血养血之法，消补并行，共同起到活血化瘀、缓消症块的功效，使瘀化症消，诸症皆愈。

主治　瘀阻胞宫证。妇人素有症块，妊娠漏下不止，或胎动不安，血色紫黑晦暗，腹痛拒按，或经闭腹痛，或产后恶露不尽而腹痛拒按者，舌质紫暗或有瘀点，脉沉涩。

运用

1 适应证：本方为缓消症块法的代表方。以少腹宿有症块，腹痛拒按，或下血色晦暗而夹有瘀块，舌质紫暗，脉沉涩为辨证要点。

2 加减：若瘀血阻滞较甚，加丹参、川芎以活血祛瘀；若疼痛剧烈，加延胡索、没药、乳香等活血止痛；若出血较多，加茜草、蒲黄等活血止血；气滞者，加香附、陈皮以理气行滞。

3 现代运用：常用于子宫内膜炎、附件炎、月经不调、痛经、流产后阴道出血、子宫肌瘤、宫外孕、卵巢肿瘤、不孕症等。

4 注意事项：妇女妊娠而有瘀血症块者，只能渐消缓散，不能峻猛攻破。

咳血方 方剂来源《丹溪心法》

● **清肝宁肺，凉血止血**

方歌　咳血方中诃子收，瓜蒌海粉山栀投，青黛蜜丸口嚼化，咳嗽痰血服之瘳。

组成

青黛、诃子各6克，瓜蒌仁、海粉（现多用海浮石）、山栀各9克。

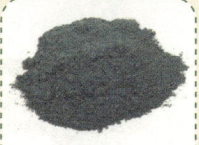
青黛

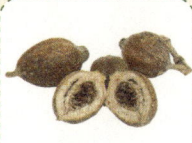
诃子

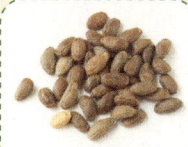
瓜蒌仁

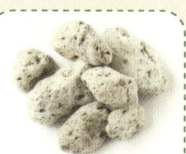
海浮石

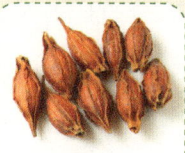
山栀

用法

以上药材研为末，以蜜同姜汁作丸，每服9克，嚼化；也可做汤剂，水煎服。

方解

方中青黛咸寒，入肝肺二经，能清肝泻火而凉血止血；山栀苦寒，入心肝肺经，清热凉血，泻火除烦，炒黑可入血分而止血。两药合用，澄本清源，共为君药。瓜蒌仁清热化痰、润肺止咳；海粉（现多用海浮石）清肺降火，软坚化痰，为臣药。诃子苦涩平，入肺和大肠经，生用清降敛肺，化痰止咳，用以为佐。诸药合用，肝肺同治，清肝以宁肺，于清泻之中求止血之功，使木不刑金，肺复宣降，痰化咳平，其血自止。

> **主治** 肝火犯肺的咳血证。症见咳嗽痰稠带血，咯吐不爽，心烦易怒，胸胁作痛，咽干口苦，颊赤便秘，舌红苔黄，脉弦数。

运用

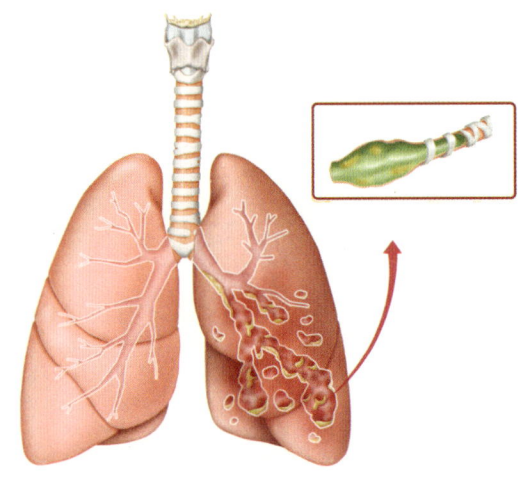

支气管扩张症往往开始于幼儿期，多数患者在童年有麻疹、百日咳或支气管肺炎迁延不愈的病史。

1 适应证： 本方为治疗肝火犯肺之咳血证的常用方。以咳痰带血，胸胁作痛，舌红苔黄，脉弦数为辨证要点。

2 加减： 火热伤阴者，可酌加沙参、麦冬等以清肺养阴；若咳甚痰多者，可加川贝、天竺黄、枇杷叶等以清肺化痰止咳。治鼻衄，去诃子、海浮石，加青蒿、丹皮。

3 现代运用： 常用于支气管扩张、肺结核等咳血属肝火犯肺者。

4 注意事项： 因本方属寒凉降泄之剂，故肺肾阴虚及脾虚便溏者，不宜使用。

附方

黛蛤散（《医说》）

青黛30克，蛤粉300克，用新瓦将蛤粉炒至通红，拌青黛少许。每服9克，米饮下。

功用 清肝化痰。

主治 肝火犯肺，灼津为痰。症见咳嗽，痰多黄稠，或黄白相间，胸胁作痛等。

槐花散

方剂来源《普济本事方》

● 清肠止血,疏风行气

方歌 槐花散用治肠风,侧柏黑荆枳壳充,为末等分米饮下,宽肠凉血逐风动。

组成

槐花(炒)、侧柏叶(杵,焙)、荆芥穗、枳壳(麸炒)各9克。

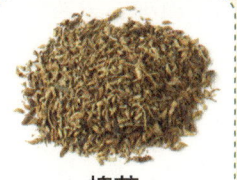槐花 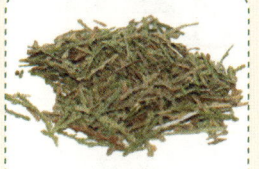侧柏叶 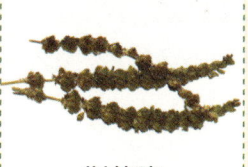荆芥穗 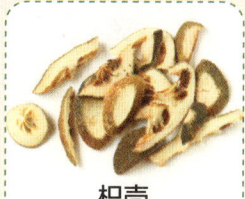枳壳

用法

以上药材研为细末,用清米饮调下6克,饭前空腹服。

方解

方中槐花苦微寒,善清大肠湿热,凉血止血;侧柏叶苦涩性寒,清热凉血,燥湿收敛,二药相须为用,凉血止血之力倍增。荆芥穗辛散疏风,微温不燥,炒黑入血分而止血,与止血药相配,疏风理血;枳壳行气宽肠。诸药合用,寓行气于止血之中,寄疏风于清肠之内,共同起到清肠止血、疏风行气的功效,使风热、湿热邪毒得清,则便血自止。

主治 风热湿毒,壅遏肠道,损伤血络便血证。症见肠风、脏毒,或便前出血,或便后出血,或粪中带血,以及痔疮出血,血色鲜红或晦暗,舌红苔黄,脉数。

运用

1 适应证： 本方为治疗肠风脏毒下血的常用方。以便血，血色鲜红，舌红，脉数为辨证要点。

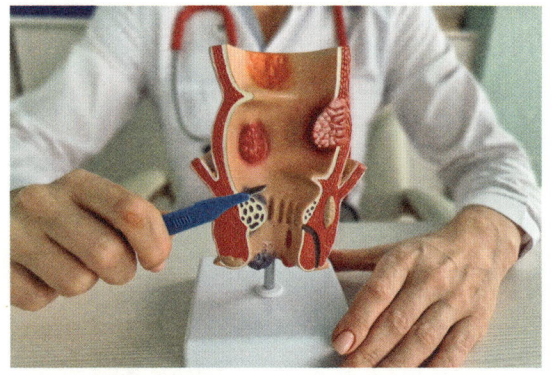
痔疮治疗前建议先完成肠镜检查，排除其他肛门疾病的可能。

2 加减： 若便血较多，荆芥可改用荆芥炭，并加入黄芩炭、地榆炭、棕榈炭等，以加强止血之功；若大肠热甚，可加入黄连、黄芩等以清肠泄热；若脏毒下血紫暗，可加入苍术、茯苓等以祛湿毒；便血日久血虚，可加入熟地、当归等以养血和血。

3 现代运用： 常用于痔疮、结肠炎或其他大便下血属风热或湿热邪毒，壅遏肠道，损伤脉络者。肠癌便血也可应用。

4 注意事项： 本方药性寒凉，只可暂用，不宜久服。便血日久属气虚或阴虚者，以及脾胃素虚者均不宜使用。

中医视频课

失笑散

方剂来源《太平惠民和剂局方》

● 活血祛瘀，散结止痛

方歌
失笑灵脂蒲黄共，等量为散醋冲，瘀滞心腹时作痛，祛瘀止痛有奇功。

组成

蒲黄（炒香）、五灵脂（酒研，淘去沙土）各6克。

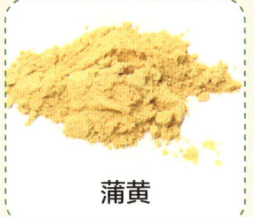
蒲黄

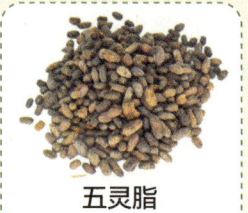
五灵脂

用法

以上药材共研为细末，每服6克，用黄酒或醋冲服；也可做汤剂，用纱布包，水煎服。

方解

方中五灵脂苦咸甘温，入肝经血分，且用酒研，功擅通利血脉、散瘀止痛；蒲黄甘平，消瘀血，炒用并能止血，二者相须为用，化瘀散结止痛。调以米醋，或用黄酒冲服，乃取其活血脉，行药力，化瘀血，以增活血止痛之功，且制五灵脂气味之腥臊。二药合用，药简力专，共同起到祛瘀止痛、推陈出新的功效，使瘀血除，脉道通，则诸症自解。

主治

瘀血疼痛证。症见心胸刺痛，脘腹疼痛，或产后恶露不行，或月经不调，少腹急痛。

运用

1 适应证： 本方为治疗瘀血疼痛的基础方，尤以肝经血瘀者为宜。以心腹刺痛，或妇人月经不调，少腹急痛为辨证要点。

2 加减： 若瘀血甚者，可酌加当归、赤芍、川芎、桃仁、红花、丹参等以加强活血祛瘀之力；若兼见血虚者，可合四物汤同用，以增强养血调经之功；若疼痛较剧者，可加乳香、没药、延胡索等以化瘀止痛；兼气滞者，可加香附、川楝子，或配合金铃子散以行气止痛；兼寒者，加炮姜、艾叶、小茴香等以温经散寒。

3 现代运用： 常用于痛经、冠心病、高脂血症、宫外孕、慢性胃炎等属瘀血停滞者。

4 注意事项： 五灵脂易败胃，脾胃虚弱者及月经期妇女慎用；孕妇禁用。

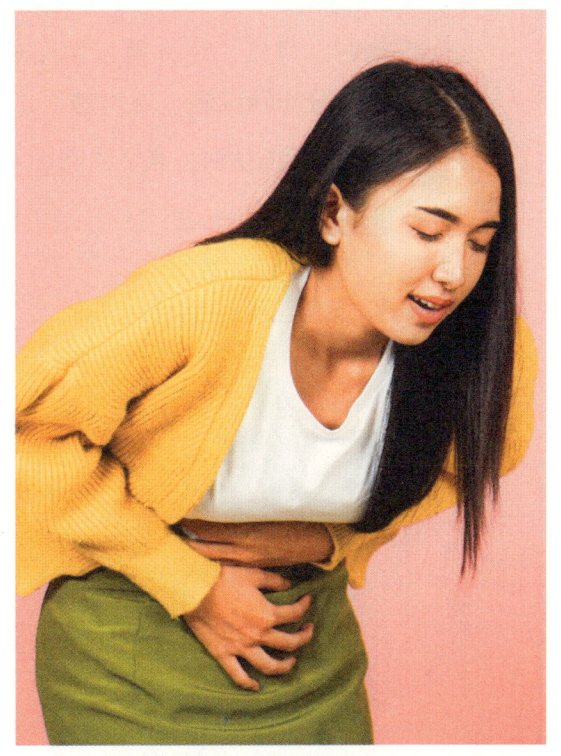

痛经比较常见，疼痛时间长达3天者、影响生活者应当予以治疗。

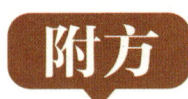

1. 丹参饮（《时方歌括》）

丹参 30 克，檀香、砂仁各 4.5 克。以水一杯半，煎七分服。

功用 活血祛瘀，行气止痛。

主治 血瘀气滞证。症见心胸刺痛，胃脘疼痛，痛有定处，拒按。

2. 活络效灵丹（《医学衷中参西录》）

当归、丹参、生乳香、生没药各 15 克。以上四味药作汤服。若为散，一剂分作四次服，温酒送下。

功用 活血祛瘀，通络止痛。

主治 气血凝滞证。症见心腹疼痛，或腿臂疼痛，或跌打瘀肿，或内外疮疡，以及症瘕积聚等。

第十四章
治风剂

凡以疏散外风或平息内风等作用为主,用于治疗风病的方剂,都是治风类方剂。代表方剂如镇肝熄风汤、天麻钩藤饮等。

镇肝熄风汤

方剂来源《医学衷中参西录》

● 镇肝熄风，滋阴潜阳

方歌 张氏镇肝熄风汤，龙牡龟牛制亢阳，代赭天冬元芍草，茵陈川楝麦芽襄。

组成

怀牛膝、代赭石（轧细）各30克，生龙骨（捣碎）、生牡蛎（捣碎）、生龟甲（捣碎）、生白芍、玄参、天冬各15克，川楝子（捣碎）、生麦芽、茵陈各6克，甘草4.5克。

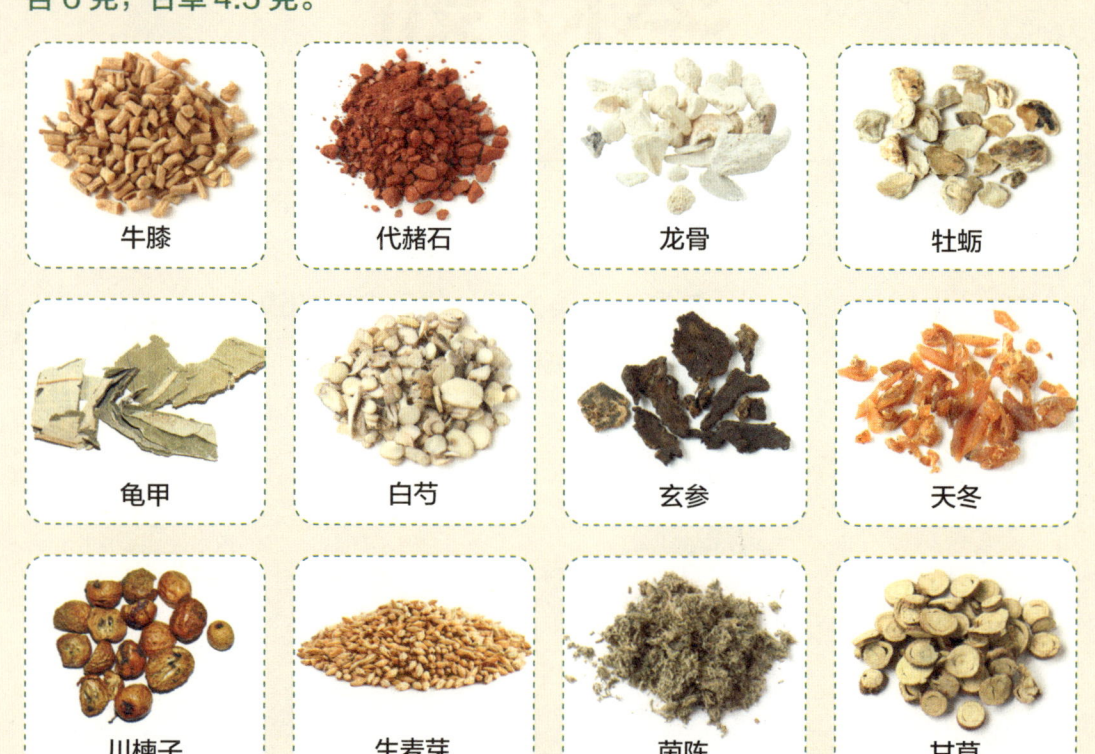

牛膝	代赭石	龙骨	牡蛎
龟甲	白芍	玄参	天冬
川楝子	生麦芽	茵陈	甘草

用法

水煎服。

方解

方中怀牛膝苦酸性平，归肝肾经，重用以引血下行，折其阳亢，并有补益肝肾之效；代赭石质重沉降，镇肝降逆，合牛膝引气血下行，重在治其标，共为君药。龙骨、牡蛎、龟甲、白芍益阴潜阳，镇肝熄风，共为臣药。玄参、天冬滋阴清热；茵陈、川楝子、生麦芽清泄肝热，疏理肝气，以顺肝性，利于肝阳的平降镇潜，均为佐药。甘草调和诸药为使，合生麦芽又能和胃安中，以防金石、介壳类药物质重碍胃之弊。诸药相伍，镇降下行，重在治标，滋潜清疏，以适肝性，共同起到镇肝熄风、滋阴潜阳的功效。

主治

类中风。症见头晕目眩，目胀耳鸣，脑部热痛，面色如醉，心中烦热，或时常噫气，或肢体渐觉不利，口眼渐形㖞斜；甚或眩晕颠仆，昏不知人，移时始醒；或醒后不能复原，脉弦长有力。

运用

1 适应证：本方为治疗类中风的常用方。以头目眩晕，脑部胀痛，面色如醉，心中烦热，脉弦长有力为辨证要点。

2 加减：心中烦热甚者，加石膏、栀子以清热除烦；痰多者，加胆南星、竹沥水以清热化痰；尺脉重按虚者，加熟地黄、山茱萸以补肝肾；卒中后遗症有半身不遂、口眼㖞斜等不能复元者，可加桃仁、红花、丹参、地龙等活血通络。

3 现代运用：常用于高血压、脑血栓形成、脑溢血、血管神经性头痛等属于肝肾阴虚，肝风内动者。

4 注意事项：若属气虚血瘀之风，则不宜使用本方。

附方

建瓴汤（《医学衷中参西录》）

生怀山药、怀牛膝各30克，代赭石（轧细）24克，生龙骨（捣碎）、生牡蛎（捣碎）、生怀地黄各18克，生白芍、柏子仁各12克。以磨取铁锈浓水煎药。

功用 镇肝熄风，滋阴安神。

主治 肝阳上亢证。症见头目眩晕，耳鸣目胀，心悸健忘，烦躁不宁，失眠多梦，脉弦长而硬。

牵正散

方剂来源《杨氏家藏方》

● 祛风化痰,通络止痉

方歌 牵正散是《杨家方》,全蝎僵蚕白附襄,服用少量热酒下,口眼㖞斜疗效彰。

组成

白附子、白僵蚕、全蝎(去毒,并生用)各5克。

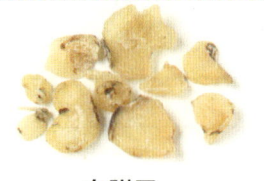
白附子

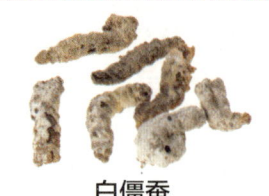
白僵蚕

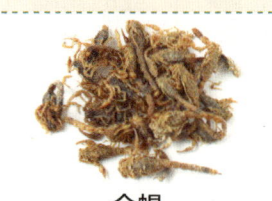
全蝎

用法

以上药材研为细末,每服3克,热酒调下;也可做汤剂,水煎服。

方解

方中白附子辛温燥烈,入阳明走头面,祛风化痰,尤善治头面之风,为君药。白僵蚕、全蝎均能祛风止痉,其中全蝎长于通络,白僵蚕并能化痰,共为臣药。热酒调服,可宣通血脉,并能引药入络,直达病所,以为佐使。诸药合用,辛温上行,使风散痰消,经络通畅,口眼㖞斜得以复正,因此得名"牵正散"。

主治 风痰阻于头面经络所致口眼㖞斜。

运用

1 适应证: 本方为治疗风痰阻于头面经络的常用方。以猝然口眼㖞斜为辨证要点。

2 加减: 初起风邪重者,宜加羌活、防风、白芷等以辛散风邪;病久不愈者,酌加蜈蚣、地龙、天麻、桃仁、红花等搜风化瘀通络。

3 现代运用： 常用于颜面神经麻痹、三叉神经痛、偏头痛等属于风痰阻络者。

4 注意事项： 若属气虚血瘀，或肝风内动之口眼㖞斜、半身不遂，不宜使用。方中白附子和全蝎有一定的毒性，用量宜慎。

附方

止痉散（《流行性乙型脑炎中医治疗法》）

全蝎、蜈蚣各等分。每服1～1.5克，温开水送服，每日2～4次。

功用 祛风止痉，通络止痛。

主治 痉厥，四肢抽搐；也可治疗顽固性头痛、偏头痛、关节痛等。

玉真散

方剂来源《外科正宗》

● 祛风化痰，定搐止痉

方歌 玉真散治破伤风，牙关紧急反张弓，星麻白附羌防芷，外敷内服一方通。

组成

天南星、防风、白芷、天麻、羌活、白附子各6克。

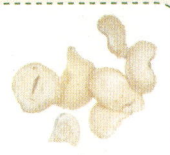
天南星

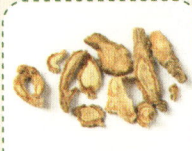
防风

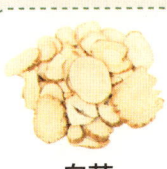
白芷

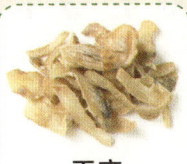
天麻

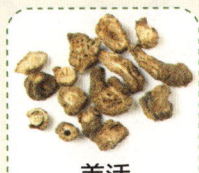
羌活

用法

以上药材研共研为细末,每服3~6克,每日3次,用热酒调服;外用适量,敷患处;也可做汤剂,水煎服。服药后,盖被取汗,避风。

方解

方中白附子、天南星功善祛风化痰,定搐解痉。羌活、防风、白芷辛温而散,疏散经络之风,以祛风毒之邪外出。天麻化痰熄风,长于解痉。热酒调服有通经络、行气血之功。诸药配伍,辛温疏散,共同起到祛风化痰、定搐止痉的功效。

主治

破伤风。症见牙关紧急,口撮唇紧,身体强直,角弓反张,甚则咬牙缩舌,脉弦紧。

运用

1. **适应证**:本方为治疗破伤风的代表方。以牙关紧急,身体强直,角弓反张为辨证要点。

2. **加减**:若痰多,加贝母、竹沥以化痰;加蜈蚣、全蝎、蝉蜕可增强解痉定搐之力。

3. **现代运用**:常用于破伤风、面神经炎、神经根型颈椎病、舞蹈病等属风痰内窜经脉者。

4. **注意事项**:方中药性偏于温燥,易耗气伤津,破伤风而见津气两虚者,不宜使用;肝经热盛动风者忌用;孕妇禁用;白附子、生天南星均有毒性,不得过量或久用。

大秦艽汤 方剂来源《素问病机气宜保命集》

●祛风清热,养血活血

方歌

大秦艽汤羌独防,芎芷辛芩二地黄,石膏归芍苓甘术,风邪散见可通尝。

组成

秦艽9克，甘草、川芎、川独活、当归、白芍药、石膏各6克，川羌活、防风、白芷、黄芩、白术、白茯苓、生地黄、熟地黄各3克，细辛1.5克。

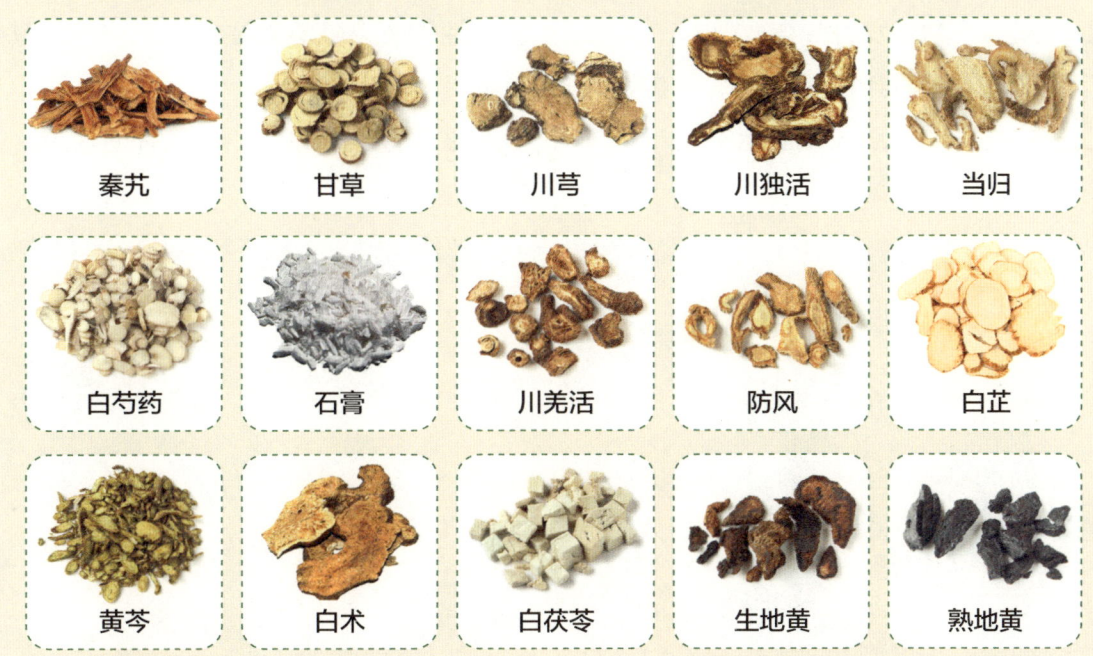

用法

以上药材锉散，每服30克，水煎，去滓，温服。

方解

方中重用秦艽，祛一身之风。以羌活、独活、防风、白芷、细辛等辛温之品，祛风散邪。配伍熟地、当归、白芍、川芎以养血活血，补血养筋，络通则风易散，并制诸风药之温燥。用白术、茯苓、甘草益气健脾，以化生气血。生地、石膏、黄芩清热，是为风邪郁而化热者设。甘草调和诸药。诸药相配，外散内补，邪正兼顾，共同起到祛风清热、养血通络的功效。

主治

风邪初中经络证。症见口眼㖞斜，舌强不能言语，手足不能运动，风邪散见，不拘一经者。

运用

1. 适应证： 本方为治疗风邪初中经络的常用方，以口眼㖞斜，舌强不能言语，手足不能运动，猝然发病为辨证要点。

2. 加减： 若无内热，去黄芩、石膏等清热之品，专以疏风养血通络。

3. 现代运用： 常用于颜面神经麻痹、缺血性脑卒中等属于风邪初中经络者，风湿性关节炎属于风湿热痹者，也可以加减酌用。

4. 注意事项： 属内风所致，不宜使用。

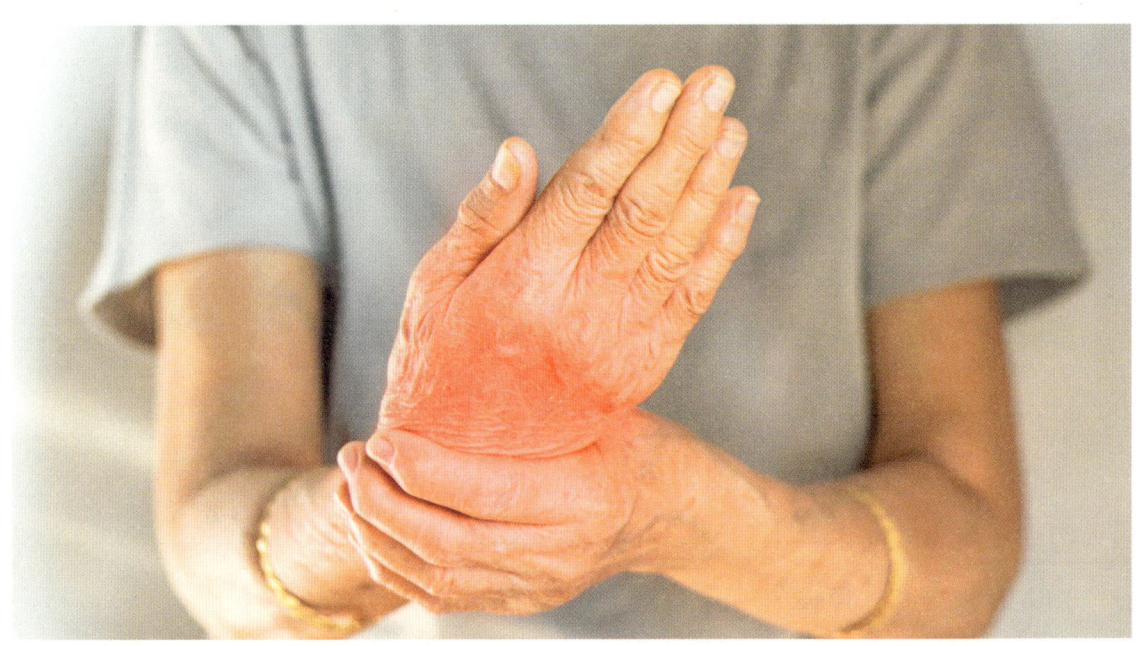

风湿性关节炎以关节和肌肉游走性酸楚、红肿、疼痛为特征。

附方

小续命汤（《备急千金要方》）

麻黄、防己、人参、桂心、黄芩、芍药、甘草、川芎、杏仁、附子各9克，防风12克，生姜6克。以上药材咬咀，以水一斗二升，先煮麻黄三沸，去沫，再放其他药煮取三升，分三服。若不瘥愈，再服三四剂。

功用 祛风散寒，益气温阳。

主治 阳气不足，风中经络。症见口眼㖞斜，语言不利，筋脉拘急，半身不遂，或神志闷乱等。亦治风湿痹痛。

活络丹

方剂来源 《太平惠民和剂局方》

● 祛风除湿，化痰通络，活血止痛

方歌　小活络丹天南星，二乌乳没加地龙，寒湿瘀血成痹痛，搜风活血经络通。

组成

川乌（炮，去皮脐）、草乌（炮，去皮脐）、地龙（去土）、天南星（炮）各6克，乳香（研）、没药（研）各5克。

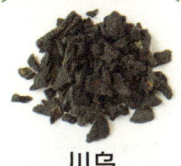
川乌

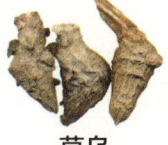
草乌

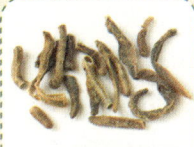
地龙

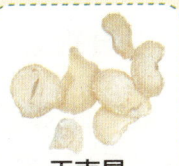
天南星

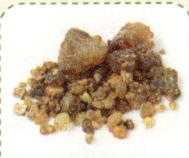
乳香

用法

以上药材研为细末和匀，酒面糊为丸，如梧桐子大，每服20丸，陈酒或温开水送服；也可做汤剂，川乌、草乌先煎30分钟，再煎其他药。

方解

方中川乌、草乌大辛大热，祛风除湿，温经通络，且止痛作用强，共为君药。天南星辛温燥烈，祛风燥湿化痰，以除经络中之风痰湿浊，是为臣药。佐以乳香、没药行气活血，化瘀通络，使气血流畅，则风寒湿邪不得留滞，且有止痛之功；地龙性善走窜，为入络之佳品，功能通经活络。以酒送服，取其辛散温通之性以助药势，并可引诸药直达病所，为使药。合而用之，辛热温通，峻药缓用，使风寒湿邪与痰浊、瘀血得以祛除，经络疏通，营卫调和，则肢体肌肤得以温养，诸证自可痊愈。

主治　风寒湿痹。症见肢体筋脉疼痛，麻木拘挛，关节屈伸不利，疼痛游走不定。又治中风，手足不仁，日久不愈，经络湿痰瘀血，而见腰腿沉重，或腿臂间作痛。

运用

1 适应证：本方为治疗风寒湿与痰瘀痹阻经络的常用方。以肢体筋脉挛痛，关节屈伸不利，舌淡紫、苔白为辨证要点。

2 加减：若见疼痛游走不定者，加防风、秦艽以祛风止痛；腰腿沉重而痛者，加苍术、防己以去湿通经；肢节冷痛为主者，可加肉桂，并重用川乌、草乌以逐寒湿。

3 现代运用：常用于慢性风湿性关节炎、类风湿关节炎、坐骨神经痛、急性软组织挫伤、骨质增生症以及卒中后遗症等属风湿痰瘀交阻于经络者。

4 注意事项：本方药力峻猛，以体实气壮者为宜。阴虚有热者及孕妇忌服。且川乌、草乌为有毒之品，不宜过量。

附方

大活络丹（《兰台轨范》）

白花蛇、乌梢蛇、威灵仙、两头尖（俱酒浸）、草乌、天麻（煨）、全蝎（去毒）、首乌（黑豆水浸）、龟板（炙）、麻黄、贯仲、炙草、羌活、官桂、藿香、乌药、黄连、熟地、大黄（蒸）、木香、沉香各60克、细辛、赤芍、没药（去油，另研）、丁香、乳香（去油，另研）、僵蚕、天南星（姜制）、青皮、骨碎补、白蔻、安息香（酒熬）、黑附子（制）、黄芩（蒸）、茯苓、香附（酒浸，焙）、玄参、白术各30克，防风75克，葛根、豹骨（炙）、当归各45克，血竭（另研）21克，地龙（炙）、犀角（水牛角代）、麝香（另研）、松脂各15克，牛黄（另研）、片脑（另研）各4.5克，人参90克，以上药材研为末，炼蜜为丸，如龙眼核大，金箔为衣。陈酒送下。

功用 祛风扶正，活络止痛。

主治 中风瘫痪、痿痹、阴疽、流注，或治跌打损伤等。

川芎茶调散

方剂来源
《太平惠民和剂局方》

● 疏风止痛

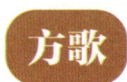

方歌 川芎茶调散荆防，辛芷薄荷甘草羌，目昏鼻塞风攻上，偏正头痛悉能康。

组成

薄荷叶（不见火）、川芎、荆芥（去梗）各12克，细辛（去芦）3克，防风（去芦）4.5克，白芷、羌活、炙甘草各6克。

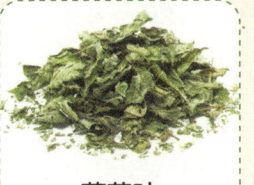
薄荷叶

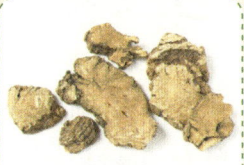
川芎

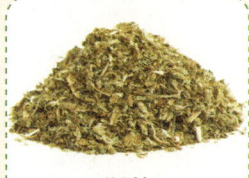
荆芥

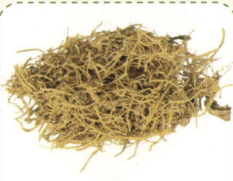
细辛

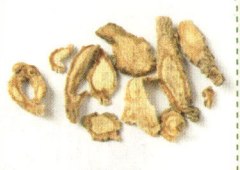
防风

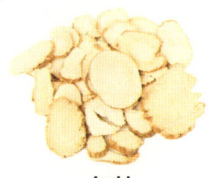
白芷

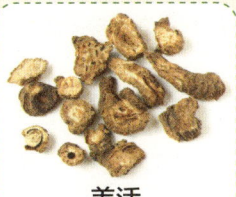
羌活

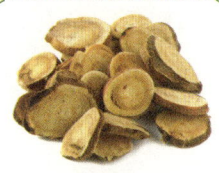
炙甘草

用法

以上药材研为细末，每服6克，饭后清茶调服；亦可做汤剂，水煎服。

方解

方中川芎性味辛温，善于祛风活血而止头痛，长于治少阳、厥阴经头痛（头顶或两侧痛）。薄荷叶为辛凉之品，且用量独重，但与方中诸辛温之药相配，则独显辛疏之势。荆芥轻而上行，善能疏风止痛，并能清利头目。羌活、白芷均能疏风止痛，其中羌活长于治太阳经头痛（后脑牵连项痛）；白芷长于治阳明经头痛（前额及眉心痛）。细辛散寒止痛，并长于治少阴经头痛；防风辛散上部风邪。以上各药配伍，疏风止痛之效彰。炙甘草益气和中，调和诸药。用时以茶清调下，取茶叶苦凉之性，既可上清头目，又能制约风药的过于温燥与升散，寓降于升，利于散邪。诸药合用，辛散祛风于上，少佐苦凉清降，共同起到疏风止痛的功效。

主治

外感风邪头痛。偏正头痛或巅顶头痛，恶寒发热，目眩鼻塞，舌苔薄白，脉浮。

运用

1. 适应证： 本方为治疗风邪头痛的常用方。以头痛，鼻塞，脉浮为辨证要点。

2. 加减： 若属外感风寒头疼，减薄荷用量，酌加苏叶、生姜以加强祛风散寒；若外感风寒头疼，加菊花、僵蚕、蔓荆子以疏散风热；若外感风湿头疼，加苍术、藁本以散风祛湿；若头风头疼，重用川芎，并酌加桃仁、红花、全蝎、地龙等以活血祛瘀、搜风通络。

3. 现代运用： 常用于感冒头疼、偏头疼、血管神经性头疼、慢性鼻炎头疼等属风邪所致头疼。

4. 注意事项： 对于气虚、血虚，或肝肾阴虚、肝阳上亢、肝风内动引起的头疼，均不宜使用。

附方

1. 菊花茶调散（《丹溪心法附余》）

菊花、川芎、荆芥穗、羌活、甘草、白芷各60克，细辛（洗净）30克，防风（去芦）45克，蝉蜕、僵蚕、薄荷各15克。以上药材研为末，每服6克，饭后茶清调下。

功用 疏风止痛，清利头目。

主治 风热上犯头目之偏正头痛，或颠顶痛，头晕目眩。

2. 苍耳子散（《重辑严氏济生方》）

辛夷仁6克，苍耳子（炒）5克，香白芷9克，薄荷叶3克。以上药材晒干，研为细末，每服6克，用葱白和绿茶煮成的清茶，饭后调服。

功用 疏风止痛，通利鼻窍。

主治 风邪上攻之鼻渊。症见鼻塞、流浊涕，不辨香臭，前额头痛等。

天麻钩藤饮

方剂来源 《中医内科杂病证治新义》

● 平肝熄风，清热活血，补益肝肾

方歌 天麻钩藤益母桑，栀芩清热决潜阳，杜仲牛膝益肾损，茯神夜交安眠良。

组成

天麻、山栀、黄芩、杜仲、益母草、桑寄生、夜交藤、朱茯神各9克，钩藤（后下）、川牛膝各12克，石决明（先煎）18克。

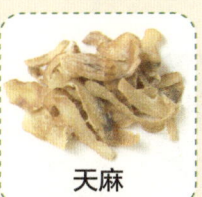
天麻

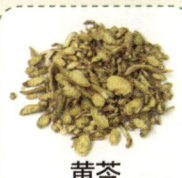
山栀

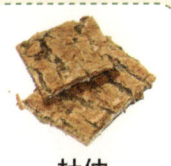
黄芩

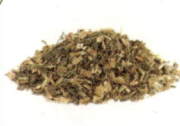
杜仲

益母草

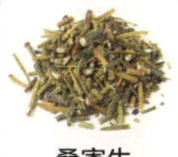
桑寄生

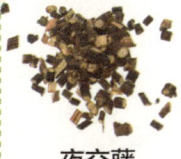
夜交藤

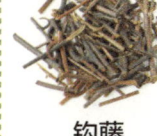
钩藤

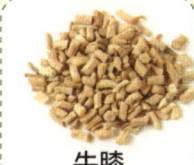
牛膝

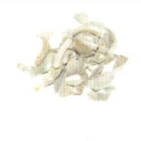
石决明

用法

水煎服。

方解

方中天麻、钩藤平肝熄风，为君药。石决明咸寒质重，平肝潜阳，除热明目，助君平肝熄风之力；川牛膝引血下行，兼益肝肾，并能活血利水，共为臣药。杜仲、桑寄生补益肝肾以治本；山栀、黄芩清肝降火；益母草合川牛膝活血利水，以利平降肝阳；夜交藤、朱茯神宁心安神，均为佐药。诸药合用，清平养并用，主以平肝；心肝肾同治，重在治肝，共同起到平肝熄风、清热活血、补益肝肾的功效。

主治

肝阳偏亢,肝风上扰证。症见头痛,眩晕,失眠,舌红苔黄,脉弦数。

运用

1. 适应证: 本方为治疗肝阳偏亢,肝风上扰证的常用方。以头痛,眩晕,失眠,舌红苔黄,脉弦为辨证要点。

2. 加减: 眩晕头痛剧者,可酌加羚羊角、龙骨、牡蛎等,以增强平肝潜阳熄风之力;若肝火盛,口苦面赤,心烦易怒,加龙胆草、夏枯草,以加强清肝泻火之功;脉弦而细者,宜加生地、枸杞子、何首乌以滋补肝肾。重症可将生决明替换为羚羊角,则药力增加。

3. 现代运用: 常用于高血压病、急性脑血管病、内耳性眩晕等属于肝阳上亢,肝风上扰者。

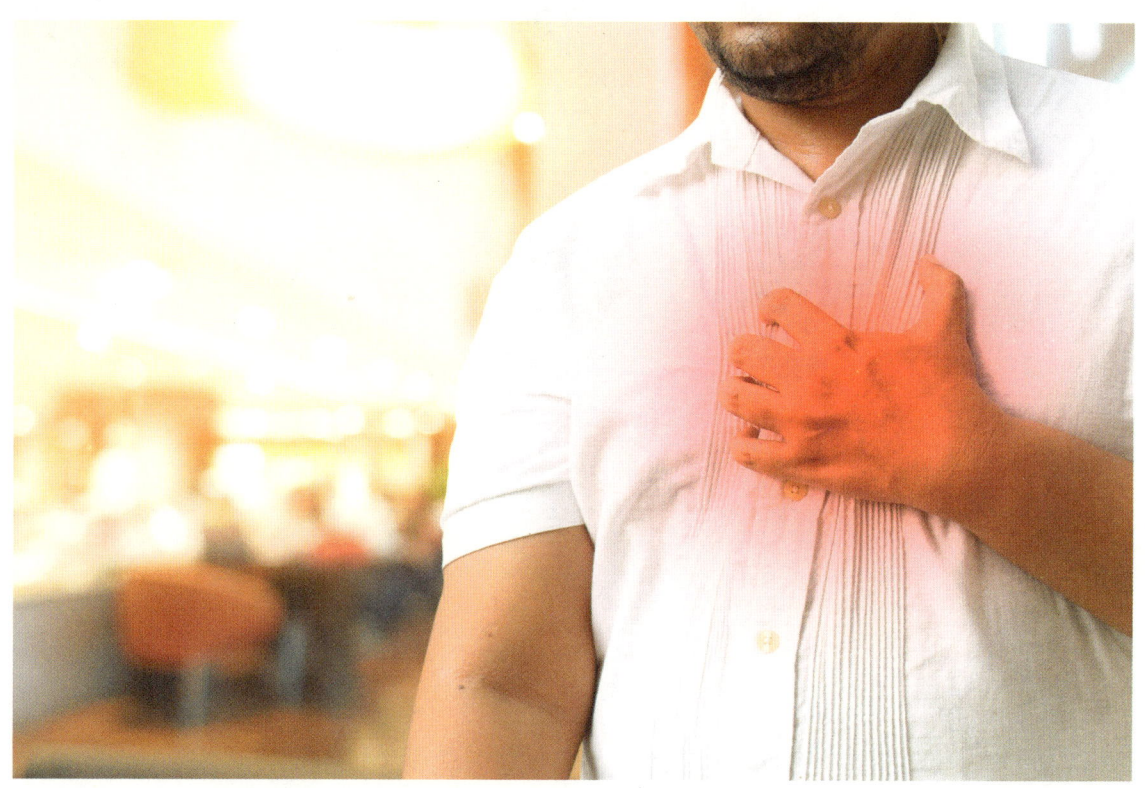

高血压可伴有心、脑、肾等器官的功能或器质性损害,是心脑血管病最主要的危险因素。

第十五章
治燥剂

凡以甘凉滋润药物为主要组成，具有轻宣外燥或滋阴润燥等作用，用于治疗燥证的方剂，都是治燥类方剂。代表方剂如麦门冬汤、增液汤等。

麦门冬汤

方剂来源《金匮要略》

● 滋养肺胃，降逆下气

方歌 麦门冬汤用人参，枣草粳米半夏存，肺痿咳逆因虚火，清养肺胃此方珍。

组成

麦冬42克，半夏、甘草、粳米各6克，人参9克，大枣4枚。

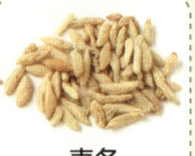
麦冬

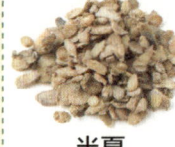
半夏

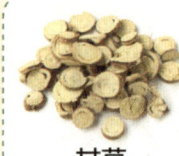
甘草

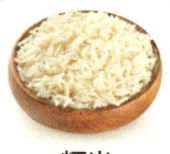
粳米

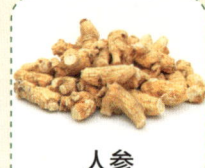
人参

用法

水煎服。

方解

方中重用麦门冬为君，甘寒清润，养阴生津，滋液润燥，兼清虚热，两擅其功。臣以一升温燥之半夏降逆下气、化痰和胃，一则降逆以止咳、呕，二则开胃行津以助润肺，三则防大剂量麦冬之滋腻壅滞，麦冬得半夏滋而不腻，半夏得麦冬燥不伤津，二者相反相成。人参健脾补气，使脾胃气旺，上润于肺。甘草、粳米、大枣甘润性平，合人参以和中滋液，培土生金，以上俱为佐药。甘草调和药性，兼作使药。诸药相合，甘寒清润之中佐以辛温降逆之品，滋而不腻，温而不燥，肺胃并治，使肺胃阴复，逆气得降，中土健运，诸症自愈。

主治

1. 虚热肺痿。症见咳唾涎沫，短气喘促，咽干口燥，舌红少苔，脉虚数。

2. 胃阴不足证。症见气逆呕吐，口渴咽干，舌红少苔，脉虚数。

运用

1 适应证： 本方为治疗肺胃阴伤，火逆上气证的常用方。以咳唾涎沫，短气喘促，或呕吐，口渴咽干，舌红少苔，脉虚数为辨证要点。

2 加减： 若津伤甚者，可加沙参、玉竹以养阴液；若阴虚胃痛、脘腹灼热者，可加石斛、白芍以增加养阴益胃止痛之功。

3 现代运用： 常用于慢性支气管炎、支气管扩张、慢性咽喉炎、矽肺、肺结核等属肺胃阴虚，气火上逆者。也治胃及十二指肠溃疡、慢性萎缩性胃炎、妊娠呕吐等属胃阴不足，气逆呕吐者。

杏苏散

方剂来源《温病条辨》

● 轻宣凉燥，理肺化痰

方歌 杏苏散内夏陈前，枳桔苓草姜枣研，轻宣温润治凉燥，咳止痰化病自痊。

组成

苏叶、半夏、茯苓、前胡、杏仁各9克，甘草3克，桔梗、枳壳、橘皮各6克，生姜3片，大枣（去核）3枚。

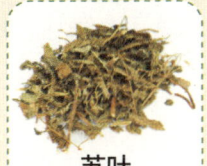
苏叶

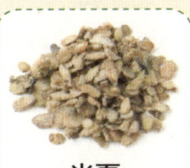
半夏

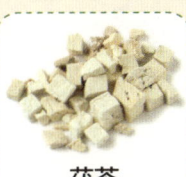
茯苓

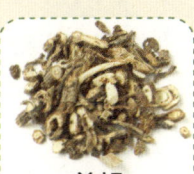
前胡

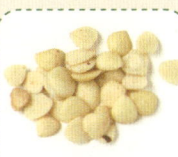
杏仁

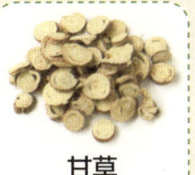
甘草

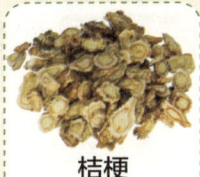
桔梗

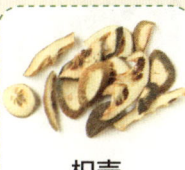
枳壳

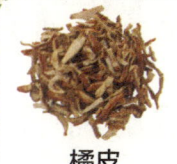
橘皮

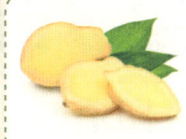
生姜

用法

水煎温服。

方解

方中苏叶辛温不燥,发汗解表,宣畅肺气,使凉燥之邪从表而解;杏仁苦温而润,肃降肺气,润燥止咳。二药配伍,苦辛温润,共为君药。前胡既助苏叶疏风解表,又助杏仁降气化痰;桔梗、枳壳宣降肺气,既疏理胸膈气机,又化痰止咳祛邪。三药合用,有宣有降,使气顺津布,痰消咳止,共用为臣。橘皮、半夏行气燥湿化痰;茯苓渗湿健脾以杜生痰之源;生姜、大枣调和营卫,滋脾生津以助润燥,共为佐药。甘草调和药性,且合桔梗宣肺利咽,为佐使之用。诸药配伍,外可轻宣凉燥,内可理肺健脾化痰,使表解痰消,肺气和降,诸症可除。

主治

外感凉燥证。症见恶寒无汗,头微痛,咳嗽痰稀,鼻塞咽干,苔白,脉弦。

运用

1 适应证: 本方为治疗凉燥证的代表方。以恶寒无汗,咳嗽痰稀,鼻塞咽干,苔白,脉弦为辨证要点。

2 加减: 若无汗,脉弦甚或紧,加羌活以解表发汗;汗后咳不止,去苏叶、羌活,加苏梗以降肺气;兼泄泻腹满者,加苍术、厚朴以化湿除满;头痛兼眉棱骨痛者,加白芷以祛风止痛;热甚者,加黄芩以清解肺热。

3 现代运用: 常用于上呼吸道感染、慢性支气管炎、肺气肿等证属外感凉燥(或外感风寒轻证),肺失宣降,痰湿内阻者。

养阴清肺汤

方剂来源《重楼玉钥》

● 养阴清肺,解毒利咽

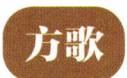

方歌: 养阴清肺是妙方,玄参草芍冬地黄,薄荷贝母丹皮入,时疫白喉急煎尝。

组成

生地6克，麦门冬4克，生甘草、薄荷各2克，玄参5克，贝母（去心）、丹皮、炒白芍各3克。

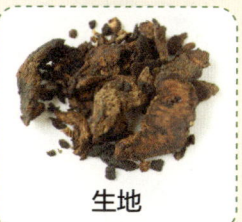
生地

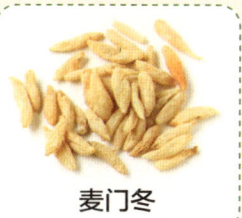
麦门冬

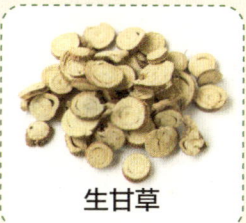
生甘草

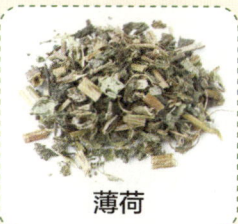
薄荷

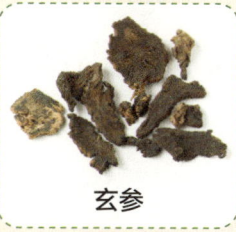
玄参

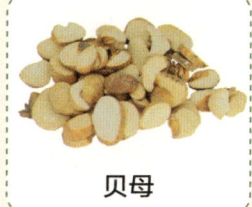
贝母

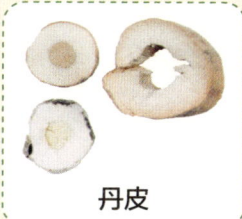
丹皮

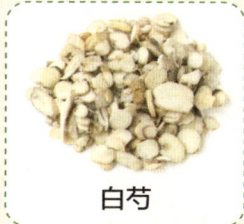
白芍

用法

水煎服。

方解

方中重用生地，既能滋肾水而救肺燥，又能清热凉血而解疫毒，标本兼治。麦门冬养阴润肺清热，益胃生津润喉；玄参清热解毒散结；白芍敛阴和营泄热，三药共助生地养阴清热、凉血解毒。丹皮凉血活血消肿，贝母润肺化痰散结，薄荷辛凉宣散利咽。生甘草清热解毒兼以调和药性。全方甘寒辛凉并用，清解之中寓以宣散之法，养阴扶正与清肺解毒相合，正邪并治，标本兼顾。

主治

阴虚肺燥之白喉。症见喉间起白如腐，不易拭去，咽喉肿痛，初期或发热或不发热，鼻干唇燥，或咳或不咳，呼吸有声，似喘非喘，脉数无力或细数。

运用

1 适应证： 本方为治疗阴虚白喉的常用方。以喉间起白如腐，不易拭去，咽喉肿痛，鼻干唇燥为辨证要点。

2 加减： 若阴虚甚者，加熟地滋阴补肾；热毒甚者，加银花、连翘以清热解毒；燥热甚者，加天冬、鲜石斛以养阴润燥。

3 现代运用： 常用于急性扁桃体炎、急性咽喉炎、鼻咽癌等证属阴虚燥热者。

4 注意事项： 白喉忌解表，尤忌辛温发汗。如有内热及发热，不必投表药，照方服去，其热自除。

增液汤

方剂来源《温病条辨》

● 增液润燥

方歌 增液汤用玄地冬，无水舟停便不通，或合硝黄作泻剂，补泄兼施妙不同。

组成

玄参30克，麦冬（连心）、细生地各24克。

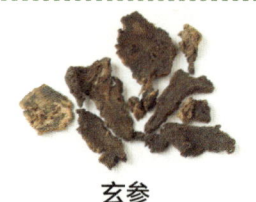
玄参

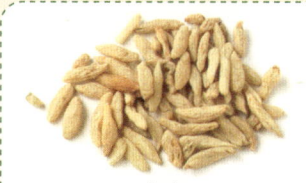
麦冬

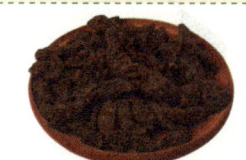
细生地

用法

水煎服。

方解

方中重用玄参为君药，其苦咸而寒，清热养阴生津，启肾水以滋肠燥。以细生地为臣药，其甘苦而寒，清热滋阴，壮水生津，与君药玄参相须相宜。麦冬甘寒，滋肺增液，生津润肠以润燥，为佐药。三药重剂，咸寒甘润，增水行舟，养阴增液而清热，使肠燥得润，大便自下，因此得名"增液汤"。

主治 阳明温病，津亏肠燥便秘证。症见大便秘结，口渴，舌干红，脉细数或脉沉无力者。

运用

1 适应证： 本方是主治热病伤津、肠燥便秘证的基础方，增水行舟法的代表方，以大便秘结、舌干红、脉细数或沉而无力为辨证要点。

2 加减： 热结甚者，可加大黄、芒硝以清热泻下；阴虚牙痛者，可加牛膝、丹皮以凉血、泻火、解毒；胃阴不足、舌质光绛、口干唇燥者，可加沙参、玉竹、石斛等以养阴生津。

3 现代运用： 常用于温热病津亏肠燥便秘，以及习惯性便秘、慢性咽喉炎、复发性口腔溃疡、糖尿病、皮肤干燥综合征、肛裂、慢性牙周炎等属阴津不足者。

4 注意事项： 阳明实热引起的便秘，不宜用本方。

附方

增液承气汤（《温病条辨》）

玄参30克，麦冬（连心）、细生地各24克，大黄9克，芒硝4.5克。水煎服，芒硝溶服。

功用 滋阴增液，泄热通便。

主治 阳明热结阴亏证。症见大便秘结，下之不通，脘腹胀满，口干唇燥，舌红苔黄，脉细数。

益胃汤

方剂来源 《温病条辨》

● 养阴益胃

方歌 益胃汤能养胃阴，冰糖玉竹与沙参，麦冬生地同煎服，甘凉滋润生胃津。

组成

沙参9克，麦冬、细生地各15克，冰糖3克，玉竹（炒香）4.5克。

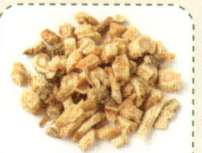
沙参

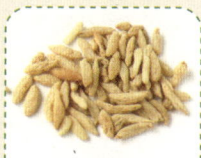
麦冬

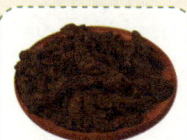
细生地

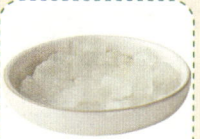
冰糖

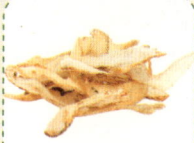
玉竹

用法

以上药材加水五杯，煮取二杯，分二次服，渣再煮一杯服。

方解

方中重用细生地、麦冬，味甘性寒，养阴清热，生津润燥，为甘凉益胃之上品，共为君药。配伍沙参、玉竹为臣，养阴生津，助生地、麦冬益胃养阴之力。冰糖濡养肺胃，调和诸药，为佐使药。全方甘凉清润，重在益胃，清而不寒，润而不腻，共同起到养阴益胃的功效。

主治

胃阴不足证。症见饥不欲食，口干咽燥，大便干结，舌红少津，脉细数。

运用

1 适应证： 本方为滋养胃阴的常用方。以饥不欲食，口干咽燥，舌红少津，脉细数为辨证要点。

2 加减： 若汗多，气短，兼有气虚者，加党参、五味子以益气敛汗；食后脘胀者，加陈皮、神曲以理气消食。

3 现代运用： 常用于慢性胃炎、糖尿病、小儿厌食症等属胃阴亏损者。

附方

玉液汤（《医学衷中参西录》）

生山药30克，生黄芪15克，知母18克，生鸡内金（捣细）6克，葛根5克，五味子、天花粉各9克。水煎服。

功用 益气养阴，固肾生津。

主治 气阴两虚之消渴。症见口干而渴，饮水不解，小便频数量多，或小便浑浊，困倦气短，舌嫩红而干，脉虚细无力。

第十六章
祛湿剂

凡以祛湿药为主要组成,具有化湿利水,通淋泄浊等作用,治疗水湿病症的方剂,都是祛湿类方剂。代表方剂如真武汤、萆薢分清散等。

三仁汤

方剂来源 《温病条辨》

● 宣畅气机,清利湿热

方歌 三仁杏蔻薏苡仁,朴夏白通滑竹伦,水用甘澜扬百遍,湿温初起法堪遵。

组成

杏仁、半夏各15克,飞滑石、薏苡仁各18克,通草、白蔻仁、竹叶、厚朴各6克。

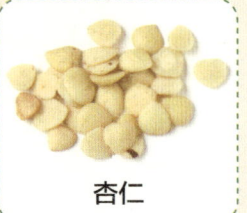
杏仁

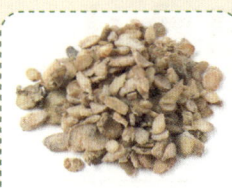
半夏

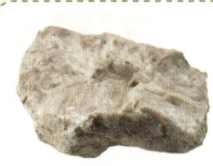
飞滑石

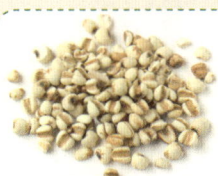
薏苡仁

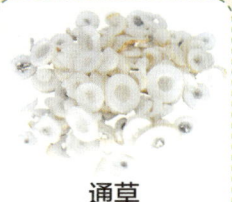
通草

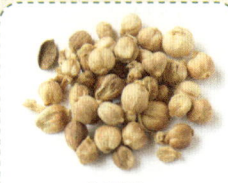
白蔻仁

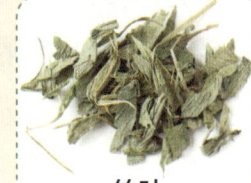
竹叶

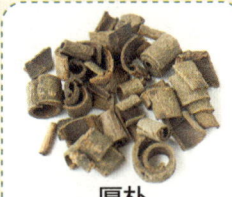
厚朴

用法

以上药材用甘澜水八碗,煮取三碗,每服一碗,日三服。

方解

方中以薏苡仁、杏仁、白蔻仁三仁相伍,上中下三焦并治。其中薏苡仁淡渗利湿以健脾,使湿热从下焦而去;白蔻仁芳香化湿,利气宽胸,畅中焦之脾气以助祛湿;杏仁宣利上焦肺气。重用滑石,清热利湿而解暑,寓意治湿利小便之法,使暑湿之邪从小便而去,又入通草、竹叶甘寒淡渗,以助利湿清热之效;半夏、厚朴行气除满,化湿和胃,以助理气除湿之功。原方以甘澜水煎药,意在取其下走之性以助利湿之效。

诸药相合，芳化苦燥寒清同用，宣上畅中渗下并行，使三焦湿热上下分消，气行湿化，热清暑解，水道通利，则湿温可除。

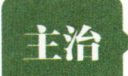

主治 湿温初起或暑温夹湿之湿重于热证。症见头痛恶寒，身重疼痛，肢体倦怠，面色淡黄，胸闷不饥，午后身热，苔白不渴，脉弦细而濡。

运用

1 适应证： 本方为治疗湿温初起，湿重于热证的代表方。以头痛恶寒，身重疼痛，午后身热，苔白不渴为辨证要点。

2 加减： 若湿温初起，卫分症状较明显者，可加藿香、香薷以解表化湿；若寒热往来者，可加青蒿、草果以和解化湿。

3 现代运用： 常用于肠伤寒、胃肠炎、肾盂肾炎、布氏杆菌病、肾小球肾炎以及关节炎等属湿重于热者。

4 注意事项： 舌苔黄腻，热重于湿者则不宜使用。

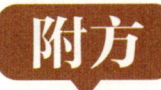

1 藿朴夏苓汤（《感证辑要》）

杏仁、半夏各6～9克，蔻仁2.5克，厚朴2.5～3克，藿梗、猪苓、泽泻各4.5～6克，薏苡仁12～18克，通草9～15克，茯苓9～12克。先用通草煎汤代水，煎上药服。

功用 化湿解表。

主治 湿温初起。症见身热恶寒，肢体倦怠，胸闷口腻，舌苔薄白，脉濡缓。

2 黄芩滑石汤（《温病条辨》）

黄芩、滑石、茯苓皮、猪苓各9克，大腹皮6克，白蔻仁、通草各3克。以上药材加水六杯，煮取二杯，渣再煮一杯，分温三服。

功用 清热利湿。

主治 湿热蕴结中焦之湿温病。症见发热身痛，汗出热解，继而复热，渴不多饮，或竟不渴，舌苔淡黄而滑，脉缓。

甘露消毒丹

方剂来源 《医效秘传》

● 利湿化浊，清热解毒

方歌 甘露消毒蔻藿香，茵陈滑石木通菖，芩翘贝母射干薄，暑疫湿温为末尝。

组成

飞滑石15克，淡黄芩10克，绵茵陈11克，石菖蒲6克，川贝母、木通各5克，藿香、连翘、白豆蔻、薄荷、射干各4克。

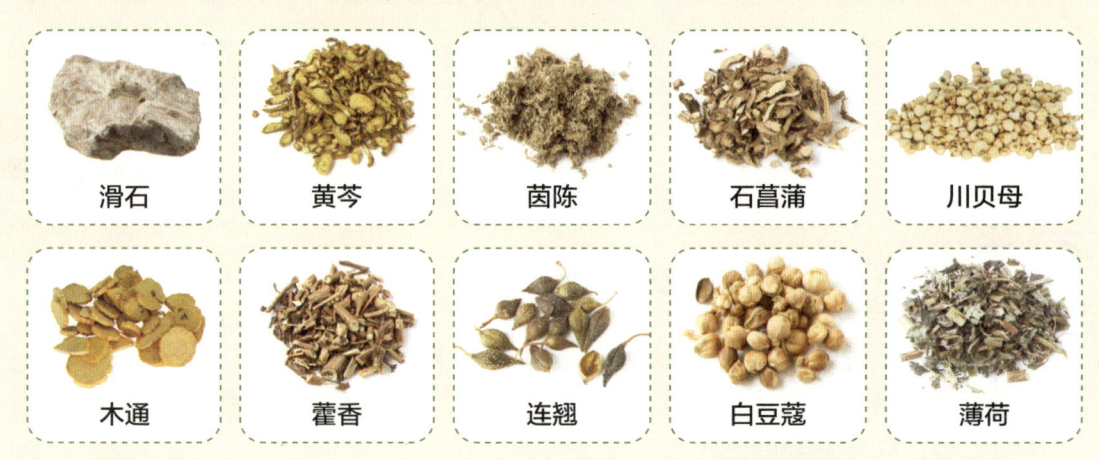

滑石　黄芩　茵陈　石菖蒲　川贝母

木通　藿香　连翘　白豆蔻　薄荷

用法

散剂，每服6～9克；丸剂，每服9～12克；汤剂，水煎服。

方解

方中重用滑石、茵陈、黄芩，其中滑石利水渗湿，清热解暑，两擅其功；茵陈善清利湿热而退黄；黄芩清热燥湿，泻火解毒，三药相伍，正合湿热并重之病机。以白豆蔻、石菖蒲、藿香行气化湿，悦脾和中，令气畅湿行，助祛湿之力。连翘、薄荷、射干、贝母清热解毒，透邪散结，消肿利咽，增解毒之功；木通清热通淋，以导湿热从小便而去。诸药苦寒芳化渗利同用，上解中化下利并行，共同起到利湿化浊、清热解毒的功效。

主治 湿温时疫之湿热并重证。症见发热口渴，胸闷腹胀，肢酸倦怠，颐咽肿痛，或身目发黄，小便短赤，或泄泻淋浊，舌苔白腻或黄腻或干黄，脉濡数或滑数。

运用

1 适应证：本方为暑湿初起、湿热于热之证，以身热肢酸，口渴尿赤，或咽痛身黄，舌苔白腻或微黄为辨证要点。

2 加减：黄疸明显者，加栀子、大黄清泄湿热；咽颐肿甚者，加山豆根、板蓝根等以解毒消肿利咽。

3 现代运用：常用于肠伤寒、急性胃肠炎、黄疸型传染性肝炎、钩端螺旋体病、胆囊炎等属湿热并重者。

4 注意事项：若湿热入营、谵语舌绛者，则非本方所宜。

连朴饮

方剂来源《霍乱论》

● 清热化湿，理气和中

方歌 连朴饮用香豆豉，菖蒲半夏焦山栀，芦根厚朴黄连入，湿热霍乱此方施。

组成

制厚朴6克，川黄连（姜汁炒）、石菖蒲、制半夏各3克，淡豆豉（炒）、焦栀各9克，芦根60克。

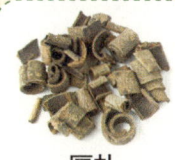
厚朴

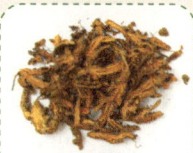
川黄连

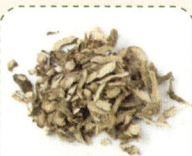
石菖蒲

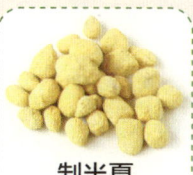
制半夏

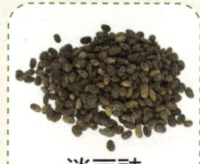
淡豆豉

用法

水煎温服。

方解

方中芦根用量独重,取其清热止呕除烦,兼具利小便而导湿热之功。黄连苦寒,清热燥湿,姜制又增和胃止呕之功;厚朴辛苦性温,宣畅气机,化湿行滞。半夏辛燥性温,降逆和胃止呕;栀子苦寒,清心泻热,导湿热从小溲而出;石菖蒲芳香化湿醒脾;淡豆豉宣郁止烦,合栀子以清宣郁热而除心烦。诸药相伍,苦辛合法,寒温并用,清化降利以和中,俾湿热去、脾胃和,则痞闷、吐泻诸症可除。

主治

湿热霍乱。症见胸脘痞闷,恶心呕吐,口渴不欲多饮,心烦溺赤,泄泻,或霍乱吐泻,舌苔黄腻,脉濡数。

运用

1 适应证: 本方为治疗湿热霍乱证的常用方。以呕吐泄泻,胸脘痞闷,舌苔黄腻,脉濡数为辨证要点。

2 加减: 腹泻重者,可加白扁豆、薏苡仁以渗湿止泻。

3 现代运用: 常用于急性胃肠炎、肠伤寒、副伤寒等证属湿热并重者。

附方

蚕矢汤(《霍乱论》)

蚕沙15克,薏苡仁、大豆黄卷各12克,陈木瓜、川黄连(姜汁炒)各9克,制半夏、黄芩(酒炒)、通草各3克,焦栀4.5克,陈吴萸(泡淡)1克,阴阳水煎,稍凉徐服。

功用 清热利湿,升清降浊。

主治 湿热霍乱。症见吐泻,腹痛转筋,口渴烦躁,舌苔黄厚而干,脉濡数。

当归拈痛汤

方剂来源 《医学启源》

● 利湿清热，疏风止痛

方歌 当归拈痛羌防升，猪泽茵陈芩葛人，二术苦参知母草，疮疡湿热服皆应。

组成

羌活、甘草、茵陈（酒炒）各15克，防风、苍术、当归身、知母（酒洗）、猪苓、泽泻各9克，升麻、白术、黄芩（炒）各3克，葛根、人参、苦参（酒浸）各6克。

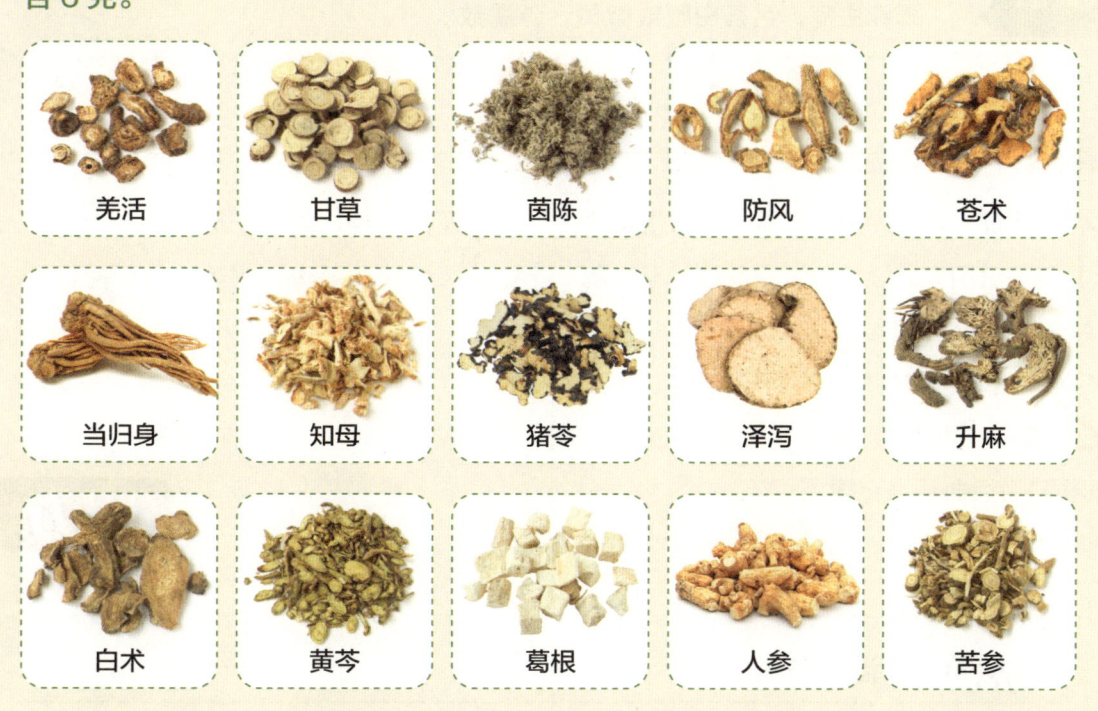

用法

以上药材锉如麻豆大。每服30克，加水二盏半，先以水拌湿，候少时，煎至一盏，去滓温服。

方解

方中羌活辛散祛风，苦燥胜湿，通痹止痛，尤擅治上肢肩背之痛；茵陈苦泄下降，清热利湿，两药相合，共成祛风散邪、除湿清热、通痹止痛之功，使风湿热邪由内外分消。猪苓、泽泻甘淡以助茵陈渗湿热于下；黄芩、苦参寒凉以助茵陈清热毒于内。入防风、升麻、葛根辛散以助羌活祛风湿于外；苍术辛温，擅除内外之湿；白术甘温，专以健脾燥湿；知母苦寒质润，既可助诸药清热之力，又可防苦燥渗利伤阴之偏；当归养血活血；人参、甘草补脾养正气，使苦药不能伤胃，二药合当归亦能补益气血，使辛散温燥而无耗气伤阴之虞。甘草清热解毒，调和诸药。共同起到利湿清热、疏风止痛的功效。

主治

湿热相搏，外受风邪证。遍身肢节烦痛，或肩背沉重，或脚气肿痛，脚膝生疮，舌苔白腻或微黄，脉濡数。

运用

1 适应证：本方为治疗风湿热痹或湿热脚气的常用方。以肢节沉重肿痛，苔白腻微黄，脉数为辨证要点。

2 加减：若脚膝肿甚，可加防己、木瓜以祛湿消肿；若身痛甚者，可加姜黄、海桐皮以活血通络止痛。

3 现代运用：常用于风湿性关节炎、类风湿性关节炎属湿热内蕴而兼风湿表证者。

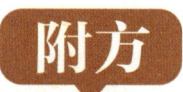

宣痹汤（《温病条辨》）

防己、杏仁、薏苡仁、滑石各15克，连翘、山栀、半夏（醋炒）、晚蚕沙、赤小豆皮（赤小豆凉水浸取皮）各9克。以上药材加水八杯，煮取三杯，分温三服。痛甚者，加片子姜黄6克、海桐皮9克。

功用 清热祛湿，通络止痛。

主治 风湿热痹证。症见寒战热炽，骨节烦疼，面目萎黄，舌色灰滞。

二妙散

方剂来源 《丹溪心法》

● 清热燥湿

方歌 二妙散中苍柏煎，若云三妙膝须添，痿痹足疾堪多服，湿热全除病自痊，再加苡仁名四妙，渗湿健脾功更全。

组成 黄柏（炒）、苍术（米泔水浸，炒）各15克。

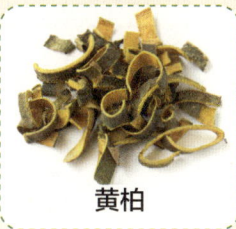
黄柏

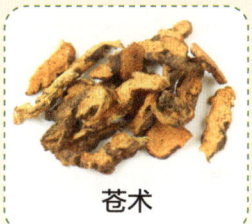
苍术

用法 二药等分，研细末和匀，每次3～6克；或制成丸剂，每次6克；也可做汤剂，水煎服。

方解 方中黄柏寒凉苦燥，其性沉降，擅清下焦湿热，为君药。苍术辛苦而温，其性燥烈，一则健脾助运以治生湿之本，一则芳化苦燥以除湿阻之标，为臣药。二药互制其苦寒或温燥之性，以防败胃伤津之虞。再入姜汁少许调药，既可借其辛散以助祛湿，又可防黄柏苦寒伤中。

主治 湿热下注证。症见筋骨疼痛，或两足痿软，或足膝红肿疼痛，或湿热带下，或下部湿疮，小便短赤，舌苔黄腻。

运用

1 适应证： 本方为治疗湿热下注之痿痹、脚气、带下、湿疮等病症的基础方。以足膝肿痛，小便短赤，舌苔黄腻为辨证要点。

2 加减： 湿热痿证，加豨莶草、木瓜、萆薢等祛湿热，强筋骨；湿热脚气，加薏苡仁、木瓜、槟榔等渗湿降浊；下部湿疮、湿疹，加赤小豆、土茯苓等清湿热，解疮毒。

3 现代运用： 常用于风湿性关节炎、阴囊湿疹、阴道炎等属湿热下注者。

附方

三妙丸（《医学正传》）

黄柏（切片，酒拌，略炒）12克，苍术（米泔浸一二宿，细切，焙干）18克，川牛膝（去芦）6克。以上药材研为细末，面糊为丸，如梧桐子大，每服10～15克，空腹，以姜、盐汤下。忌鱼腥、荞麦、热面、煎炒等物。

功用 清热燥湿。

主治 湿热下注之痿痹。症见两脚麻木或肿痛，或如火烙之热，痿软无力。

真武汤

方剂来源《伤寒论》

● 温阳利水

方歌 真武汤壮肾中阳，茯苓术芍附生姜，少阴腹痛有水气，悸眩瞤惕保安康。

组成

茯苓、白芍、生姜（切）、附子（炮，去皮，破八片）各9克，白术6克。

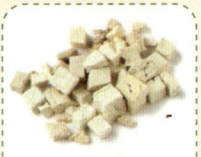
茯苓

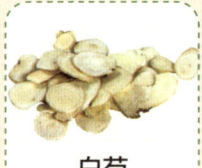
白芍

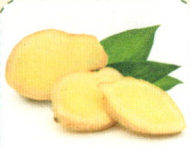
生姜

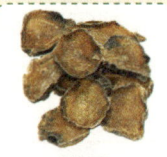
附子

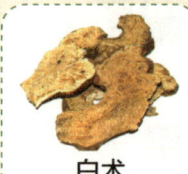
白术

用法

以上药材以水八升，煮取三升，去滓，温服七合，日三服。

方解

方中君以大辛大热之附子，温肾助阳以化气行水，暖脾抑阴以温运水湿。臣以茯苓、白术补气健脾，利水渗湿，合附子可温脾阳而助运化，三药配伍，温阳利水之功彰。以辛温之生姜，配附子温阳散寒，配伍苓、术辛散水气，并可和胃而止呕。配伍酸收之白芍，利小便以行水气，柔肝缓急以止腹痛，敛阴舒筋以解筋肉瞤动；防附子燥热伤阴，亦为佐药。方中辛热渗利合法，纳酸柔于温利之中，泻中寓补，标本同治，脾肾兼顾，重以温肾，共同起到温阳利水的功效。

主治

1. 阳虚水泛证。症见小便不利，四肢沉重疼痛，浮肿，腰以下为甚，畏寒肢冷，腹痛，下利，或咳，或呕，舌淡胖，苔白滑，脉沉细。
2. 太阳病发汗太过，阳虚水泛证。症见汗出不解，其人仍发热，心下悸，头眩，身瞤动，振振欲擗地。

运用

1 适应证： 本方为温阳利水的基础方。以小便不利，肢体沉重或浮肿，舌质淡胖，苔白，脉沉为辨证要点。

2 加减： 若水寒射肺而咳者，加干姜、细辛温肺化饮，五味子敛肺止咳；阴盛阳衰而下利甚者，去白芍，加干姜以助温里散寒；水寒犯胃而呕者，加重生姜用量以和胃降逆，可更加吴茱萸以助温胃止呕。

3 现代运用： 常用于慢性肾小球肾炎、心源性水肿、甲状腺功能低下、慢性支气管炎、慢性肠炎、肠结核等属脾肾阳虚，水湿内停者。

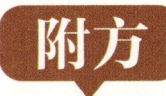

附子汤（《伤寒论》）

附子（炮，去皮，破八片）15克，茯苓、芍药各9克，人参6克，白术12克。以上五味药，以水八升，煮取三升，去滓，温服一升，日三服。

功用 温经助阳，祛寒化湿。

主治 寒湿内侵，身体骨节疼痛，恶寒肢冷，苔白滑，脉沉微。

羌活胜湿汤

方剂来源《脾胃论》

● 祛风胜湿止痛

方歌 羌活胜湿羌独芎，甘蔓藁本与防风，湿气在表头腰重，发汗升阳有奇功。

组成

羌活、独活各6克，藁本、防风、炙甘草各3克，蔓荆子2克，川芎1.5克。

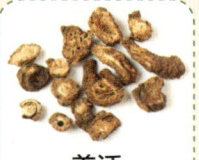
羌活

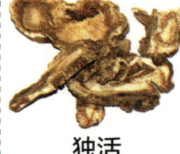
独活

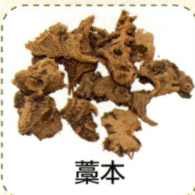
藁本

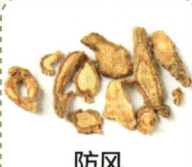
防风

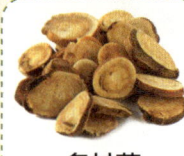
炙甘草

用法

以上药材㕮咀，都做一服，水二盏，煎至一盏，去滓，饭后温服。

方解

方中羌活、独活辛苦温燥，可祛风除湿，通利关节。其中羌活善祛上部风湿，独活善祛下部风湿，二者合用，可散周身风湿而止痹痛，共为君药。防风散风胜湿而治一身之痛；川芎上行头目，旁通络脉，既可疏散周身风邪，又能活血行气而止头身之痛，共助君药散邪通痹止痛之力，用为臣药。藁本疏散太阳经之风寒湿邪，且善达巅顶而止头痛；蔓荆子亦轻浮上行，主散头面之邪，并可清利头目，俱为佐药。炙甘草缓诸药辛散之性，并调和诸药，为佐使药。诸药配伍，可祛风胜湿，宣痹止痛。

主治

风湿犯表之痹证。症见肩背痛不可回顾，头痛身重，或腰脊疼痛，难以转侧，苔白，脉浮。

运用

1. **适应证**：本方为治疗风湿在表痹证的常用方。以头身重痛，或腰脊疼痛，苔白脉浮为辨证要点。

2. **加减**：若湿邪较重，肢体酸楚甚者，加苍术、细辛以助祛湿通络；郁久化热者，加黄芩、黄柏、知母等清里热。

3. **现代运用**：常用于风湿性关节炎、类风湿性关节炎、骨质增生症、强直性脊柱炎等属风湿在表者。

独活寄生汤

方剂来源《备急千金要方》

● 祛风湿，止痹痛，益肝肾，补气血

方歌　独活寄生艽防辛，芎归地芍桂苓均，杜仲牛膝人参草，冷风顽痹屈能伸。

组成

独活9克，桑寄生、杜仲、牛膝、细辛、秦艽、茯苓、肉桂心、防风、川芎、人参、甘草、当归、芍药、干地黄各6克。

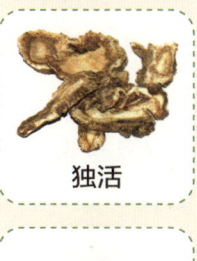
独活

桑寄生

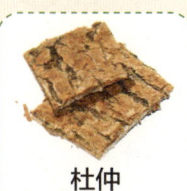
杜仲

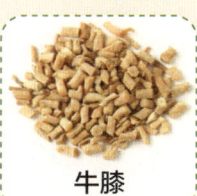
牛膝

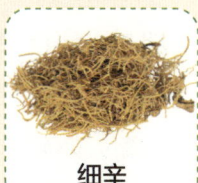
细辛

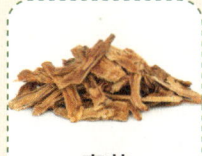
秦艽

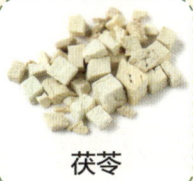
茯苓

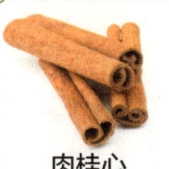
肉桂心

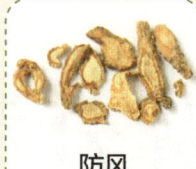
防风

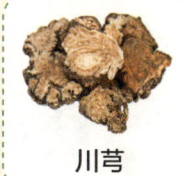
川芎

人参

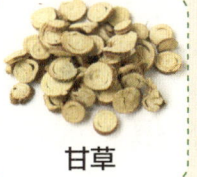
甘草

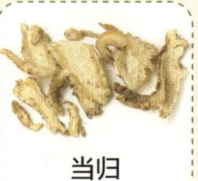
当归

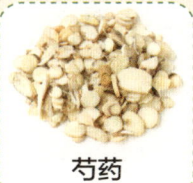
芍药

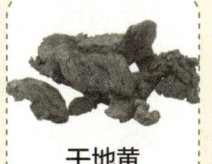
干地黄

用法

以上药材㕮咀，以水一斗，煮取三升，分三服，服药后注意保暖，避免身体受冷。

方解

方中重用独活为君，辛苦微温，善治伏风，长于祛下焦风寒湿邪而除痹痛。细辛发散阴经风寒，搜剔筋骨风湿；防风、秦艽祛风胜湿，活络舒筋；肉桂心温里祛寒，通行血脉。四药助君药祛风胜湿，宣痹止痛，共为臣药。桑寄生、牛膝、杜仲补肝肾，祛风湿，壮筋骨；当归、芍药、干地黄、川芎养血活血；人参、茯苓、甘草补气健脾，皆为佐药。甘草调和诸药，又兼为使药。诸药合用，辛温行散则风寒湿邪俱除，甘温滋柔则肝肾强健，气血充盛，如此邪正兼顾，诸症自缓。

主治

痹证日久，肝肾两虚，气血不足证。症见腰膝疼痛，肢节屈伸不利，或麻木不仁，畏寒喜温，心悸气短，舌淡苔白，脉细弱。

运用

1 **适应证：** 本方为治疗风寒湿痹日久，肝肾两虚，气血不足证的常用方。以腰膝冷痛，关节屈伸不利，心悸气短，舌淡苔白，脉细弱为辨证要点。

2 **加减：** 痹证疼痛较剧者，可酌加制川乌、制草乌、白花蛇等以助搜风通络，活血止痛；寒邪偏盛者，酌加附子、干姜以温阳散寒；湿邪偏盛者，去地黄，酌加防己、薏苡仁、苍术以祛湿消肿；正虚不甚者，可减干地黄、人参。

3 **现代运用：** 常用于慢性关节炎、类风湿性关节炎、风湿性坐骨神经痛、腰肌劳损、骨质增生症、小儿麻痹等属风寒湿痹日久，正气不足者。

4 **注意事项：** 痹证之属湿热实证者忌用。

中医视频课

萆薢分清散

方剂来源《杨氏家藏方》

● 温肾利湿，分清化浊

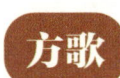

方歌

萆薢分清石菖蒲，萆薢乌药益智俱，或益茯苓盐煎服，通心固肾浊精驱。

组成

益智仁、川萆薢、石菖蒲、乌药各9克。

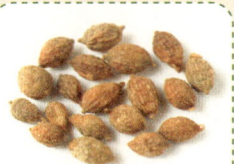
益智仁

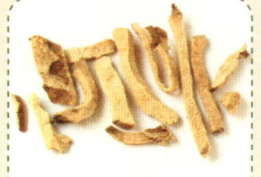
川萆薢

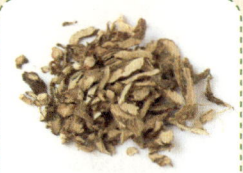
石菖蒲

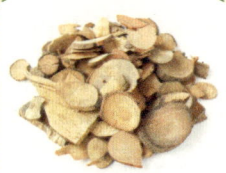
乌药

用法

以上药材研为细末，每服9克，水一盏半，入盐一捻，同煎至七分，饭前温服。

方解

方中萆薢味苦性平，可利湿祛浊，为治疗白浊、膏淋之要药，故为君药。益智仁温补肾阳，涩精缩尿，为臣药。石菖蒲辛香苦温，化浊祛湿，兼祛膀胱之寒，以助萆薢分清化浊；乌药温肾散寒，行气止痛，能除膀胱冷气，治小便频数，为佐药。加盐同煎，则取其咸以入肾，引药直达下焦，为使药。诸药合用，利温相合，通中寓涩，药简效专，共奏温肾祛湿、分清化浊之功。

主治

下焦虚寒之膏淋、白浊。症见小便频数，混浊不清，白如米泔，凝如膏糊，舌淡苔白，脉沉。

运用

1 适应证： 本方为治疗下焦虚寒淋浊的常用方。以小便混浊频数，舌淡苔白，脉沉为辨证要点。

2 加减： 若兼虚寒腹痛者，可加肉桂、盐茴以温中祛寒；久病气虚者，可加黄芪、白术以益气祛湿。

3 现代运用： 常用于乳糜尿、慢性前列腺炎、慢性肾盂肾炎、慢性肾炎、慢性盆腔炎等下焦虚寒，湿浊下注者。

4 注意事项： 湿热白浊则非本方所宜。

附方

萆薢分清饮（《医学心悟》）

川萆薢 6 克，黄柏（炒至褐色）、石菖蒲、莲子心各 2 克，茯苓、白术各 3 克，丹参、车前子各 4.5 克，水煎服。

功用 清热利湿，分清化浊。

主治 湿热白浊。症见小便混浊，尿有余沥，舌苔黄腻。

中医视频课

五苓散

方剂来源 《伤寒论》

● 利水渗湿，温阳化气

方歌 五苓散治太阳腑，白术泽泻猪茯苓，膀胱化气添桂枝，利便消暑烦渴清。

组成

猪苓（去皮）、白术、茯苓各 9 克，泽泻 15 克，桂枝（去皮）6 克。

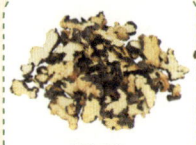
猪苓

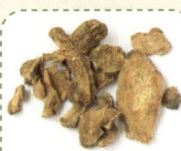
白术

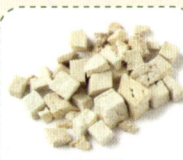
茯苓

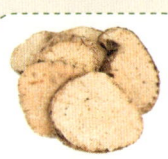
泽泻

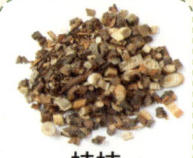
桂枝

用法

散剂，每服 6～10 克，多饮热水，取微汗；也可做汤剂，水煎服，温服取微汗。

方解

方中重用泽泻为君，利水渗湿。臣以茯苓、猪苓助君药利水渗湿。佐以白术补气健脾以运化水湿，合茯苓既可彰健脾制水之效，又可奏输津四布之功。佐以桂枝温阳化气以助利水，且可辛温发散以祛表邪，一药而表里兼治。诸药相伍，表里通治，重在渗湿治里，标本兼顾，重在利水治标，共同起到淡渗利湿、健脾助运、温阳化气、解表散邪的功效。

主治

1. 蓄水证。症见小便不利，头痛微热，烦渴欲饮，甚则水入即吐，舌苔白，脉浮。
2. 痰饮。症见脐下动悸，吐涎沫而头眩，或短气而咳者。
3. 水湿内停证。症见水肿，泄泻，小便不利，以及霍乱吐泻等。

运用

1 适应证：本方为利水化气的代表方。以小便不利，舌苔白，脉浮或缓为辨证要点。

2 加减：水肿兼有表证者，可与越婢汤合用；水湿壅盛者，可与五皮散合用；泄泻偏热盛者，去桂枝，加车前子、木通以利水清热。

3 现代运用：常用于急慢性肾炎、水肿、肝硬化腹水、心源性水肿、急性肠炎、尿潴留、脑积水等属水湿内停者。

附方

1 胃苓汤（《世医得效方》）

五苓散、平胃散各3～6克。二药混合，加紫苏、乌梅煎汤下；不见效者，加木香、缩砂、白术、丁香煎服。

功用 祛湿和胃，行气利水。

主治 夏秋之间，脾胃伤冷，水谷不分，泄泻如水，以及水肿、腹胀、小便不利者。

2 四苓散（《丹溪心法》）

白术、茯苓、猪苓各 5 克，泽泻 8 克。以上药材研为末，每次 12 克，水煎服。

功用 利水渗湿。

主治 水湿内停证。症见水泻，小便不利。

防己黄芪汤

方剂来源《金匮要略》

● 益气祛风，健脾利水

方歌 黄芪防己金匮方，术甘姜枣共煎尝，此治风水与诸湿，身重汗出服之良。

组成

防己 12 克，甘草（炒）6 克，白术 9 克，黄芪（去芦）15 克。

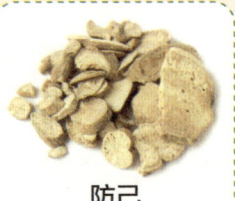
防己

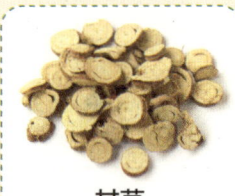
甘草

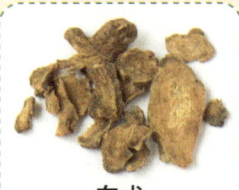
白术

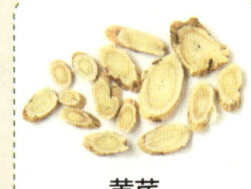
黄芪

用法

加生姜 4 片，大枣 1 枚，水煎服。

方解

方中防己祛风胜湿以止痛，黄芪益气固表而利水，二药相使而用，祛风除湿而不伤正，益气固表而不恋邪，共为君药。白术补气健脾祛湿，既助防己祛湿行水之力，又增黄芪益气固表之功，为臣药。煎时加生姜以助防己祛风湿，加大枣以助芪、术补脾气，姜枣为伍，调和营卫，俱为佐药。甘草益气和中，调和诸药，兼司佐使之职。诸药相伍，祛风除湿与益气固表并用，祛邪而不伤正，固表而不留邪，共同起到益气祛风、健脾利水的功效。

> **主治** 表虚之风水或风湿。症见汗出恶风，身重或肿，或肢节疼痛，小便不利，舌淡苔白，脉浮。

运用

1 适应证： 本方为治疗风湿、风水属表虚证的常用方。以汗出恶风，小便不利，苔白脉浮为辨证要点。

2 加减： 兼喘者，加麻黄以宣肺平喘；腹痛肝脾不和者，加芍药以柔肝理脾；冲气上逆者，加桂枝以平冲降逆；水湿偏盛，腰膝肿者，加茯苓、泽泻以利水退肿。

3 现代运用： 常用于慢性肾小球肾炎、心源性水肿、风湿性关节炎等属风水、风湿而兼表虚证者。

4 注意事项： 若水湿壅盛肿甚者，非本方所宜。

附方

防己茯苓汤（《金匮要略》）

防己、黄芪、桂枝各 9 克，茯苓 18 克，甘草 6 克。以上药材以水六升，煮取二升，分温三服。

功用 利水消肿，益气通阳。

主治 卫阳不足之皮水。症见四肢肿，水气在皮肤中，四肢聂聂动者。

五皮散 方剂来源《中藏经》

● 利水消肿，理气健脾

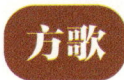 **方歌** 五皮散用五般皮，陈茯姜桑大腹奇，或用五加易桑白，脾虚肤胀此方司。

组成

生姜皮、桑白皮、陈皮、大腹皮、茯苓皮各9克。

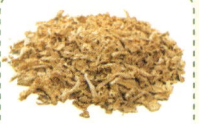
生姜皮

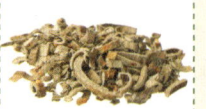
桑白皮

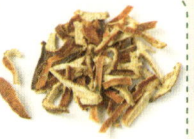
陈皮

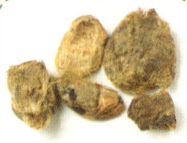
大腹皮

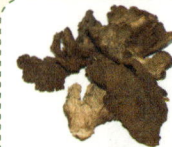
茯苓皮

用法

水煎服。

方解

方中茯苓皮甘淡性平,专行皮肤水湿,以奏健脾渗湿、利水消肿之功;大腹皮行气消胀,利水消肿;陈皮理气和胃,醒脾化湿;生姜皮散皮间水气以消肿;桑白皮肃降肺气以通调水道。诸药相伍,纳行气于利水之中,佐肃肺于健运之内,共成"以皮行皮"健脾行气利水之剂。

主治

水停气滞之皮水证。症见一身悉肿,肢体沉重,心腹胀满,上气喘急,小便不利,以及妊娠水肿,苔白腻,脉沉缓。

运用

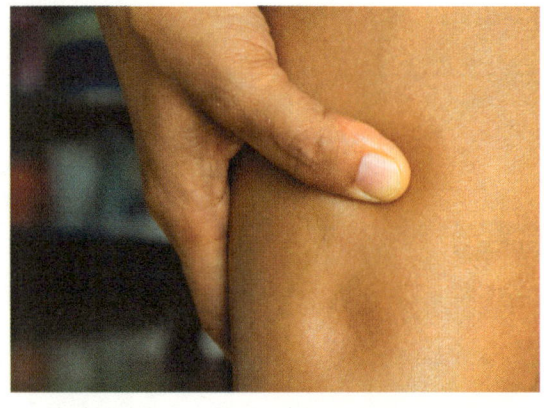

肾源性水肿是由于肾脏疾病引起组织疏松部分不同程度的水肿,临床表现为血尿、少尿、蛋白尿等。

1. **适应证:** 本方为治疗皮水的常用方。以一身悉肿,心腹胀满,小便不利为辨证要点。

2. **加减:** 偏寒者,可加附子、干姜等温阳利水;偏热者,可加滑石、木通等清利湿热;妊娠水肿,可加白术等健脾利湿而安胎。

3. **现代运用:** 常用于肾炎水肿、心源性水肿、妊娠水肿等属脾湿壅盛者。

第十七章
祛痰剂

凡以祛痰药为主要组成，具有消除痰涎作用，治疗各种痰证的方剂，都是祛痰类方剂。代表方剂如滚痰丸、温胆汤、小陷胸汤等。

定痫丸

方剂来源《医学心悟》

● 涤痰熄风，清热定痫

方歌 定痫二茯贝天麻，丹麦陈蒲远半夏，胆星全蝎蚕琥珀，竹沥姜汁草朱砂。

组成

明天麻、川贝母、半夏（姜汁炒）、茯苓（蒸）、茯神（去木，蒸）各30克，胆南星（九制者）、石菖蒲（石杵碎，取粉）、全蝎（去尾，甘草水洗）、僵蚕（甘草水洗，去咀，炒）、真琥珀（腐煮，灯草研）各15克，陈皮（洗，去白）、远志（去心，甘草水泡）各20克，丹参（酒蒸）、麦冬（去心）各60克，辰砂（细研，水飞）9克。

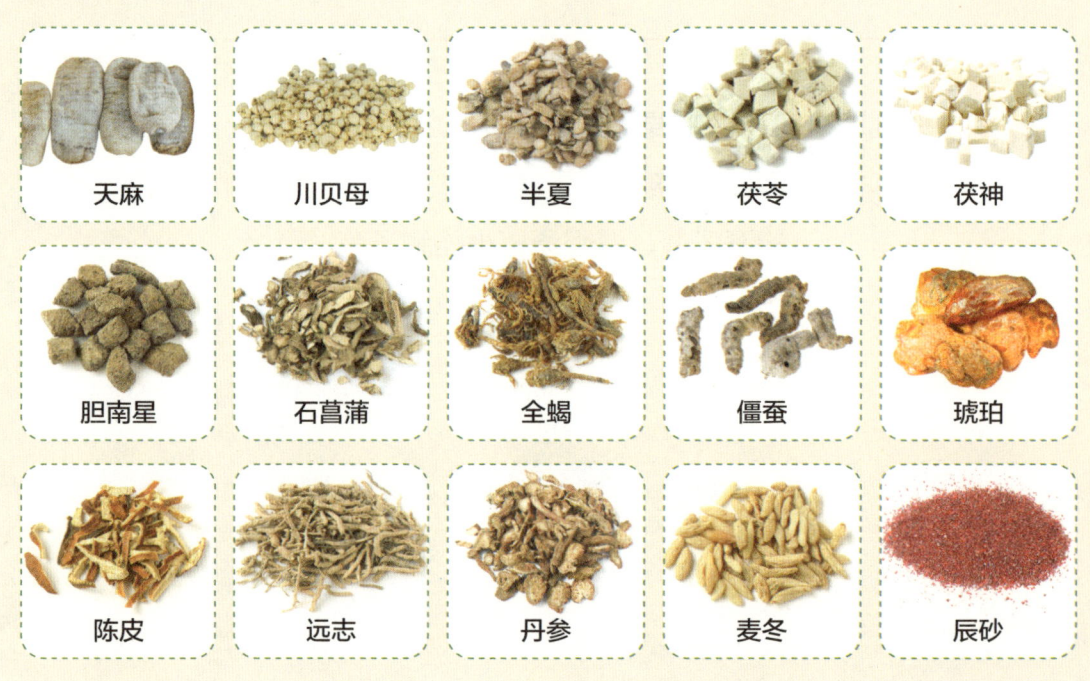

用法

以上药材共研为细末，用甘草120克熬膏，加竹沥100毫升、姜汁50毫升，和匀调药为小丸，每服6克，早晚各一次，温开水送下。

方解

方中竹沥善于清热化痰，定惊利窍；配伍胆南星性凉味苦，清热化痰，熄风止痉，合竹沥则豁痰利窍之功倍增，共为君药。天麻功善平肝熄风；半夏燥湿化痰，与天麻相配，则增化痰熄风之效，助君药以治风痰，为臣药。石菖蒲芳香化浊，除痰开窍；远志开心窍，安心神，两药助君药增强祛痰通窍醒神之力，同为臣药。佐以陈皮燥湿化痰，使气顺则痰消；茯苓健脾渗湿，以杜生痰之源；川贝母化痰清热；全蝎、僵蚕熄风止痉，通络化痰，以定肝风之内动；丹参、麦冬清心除烦；辰砂、琥珀、茯神安神定惊；又以姜汁化痰涎，且助竹沥化痰而行经络。使以甘草调和诸药，补虚缓急。诸药相伍，清化与熄风共施，醒神与镇惊并行，共同起到涤痰熄风、清热定痫的功效。

主治

痰热痫证。症见忽然发作，眩仆倒地，不省高下，目斜口㖞，甚则抽搐，痰涎直流，叫喊作声，舌苔白腻微黄，脉弦滑略数。亦用于癫狂。

运用

1. **适应证**：本方为治疗风痰蕴热之痫证的常用方。痫证发作之时以舌苔白腻微黄，脉弦滑略数为辨证要点。

2. **加减**：对久病频发者，须调补正气，方内加人参9克。

3. **现代运用**：常用于癫痫病发作期属风痰蕴热者。

4. **注意事项**：本方着重涤痰熄风先治其标，待痫病缓解，则须化痰熄风与培本扶正兼顾，并应注意饮食，调摄精神，以收全功。

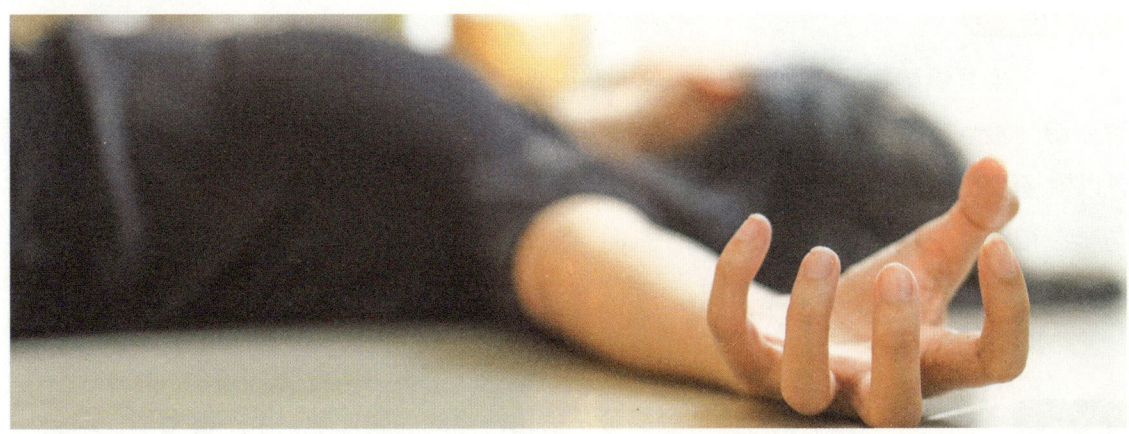

癫痫患者突然发作时，应将其及时扶至床上，来不及者可顺势使其躺倒，防止意识突然丧失而跌伤。

茯苓丸

方剂来源《全生指迷方》

● 燥湿行气，软坚化痰

方歌 指迷茯苓丸最精，风化芒硝枳半并，臂痛难移脾气阻，停痰伏饮有嘉名。

组成

茯苓6克，枳壳（麸炒，去瓤）3克，半夏12克，风化朴硝1克。

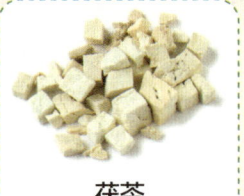
茯苓

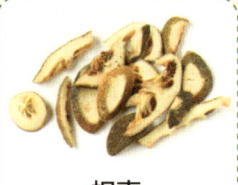
枳壳

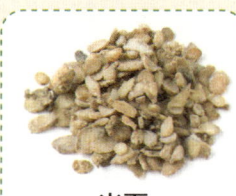
半夏

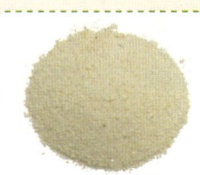
风化朴硝

用法

以上药材研为末，姜汁糊丸，每服6克，生姜汤或温开水送下；也可做汤剂，加生姜3～5片，水煎服，最后放朴硝溶化。

方解

方中半夏燥湿化痰，为君药，茯苓健脾渗湿，为臣药。佐以枳壳理气宽中，又佐以软坚润下之风化朴硝，取其消痰破结，与半夏相合，一燥一润，一辛一咸，意在消解顽痰，相制为用；与茯苓相伍，可从二便分消结滞之伏痰。更以姜汁糊丸，且姜汤送服，既能开胃化痰，又可兼制半夏毒性。诸药配伍，消下并用，咸寒软坚与辛燥行化相合，且以丸剂渐消缓化中脘伏痰，使脾运复健，流于四肢之痰亦潜消默运。

主治

痰伏中脘，流注经络证。症见两臂酸痛或抽掣，手不得上举，或左右时复转移，或两手麻木，或四肢浮肿，舌苔白腻，脉沉细或弦滑。

运用

1 适应证： 本方为治疗痰伏中脘，流注经络之臂痛证的代表方。以两臂酸痛，舌苔白腻，脉沉细或弦滑为辨证要点。

2 加减： 用于臂痛或肢节肿痛，可加入通络活血之品，如桑枝、地龙等。用治咳嗽痰稠时，可酌加海蛤、瓜蒌等。

3 现代运用： 常用于肩周炎、颈椎病、慢性支气管炎、上肢血管性水肿等属于湿痰者。

4 注意事项： 风湿臂痛者不宜使用本方。

滚痰丸

方剂来源《泰定养生主论》

● 泻火逐痰

方歌　滚痰丸用青礞石，大黄黄芩沉水香，百病多因痰作祟，顽痰怪症力能匡。

组成

大黄（酒蒸）、片黄芩（酒洗净）各24克，礞石（捶碎，同焰硝一两，投入小砂罐内盖之，铁线缚定，盐泥固济，晒干，火煅红，候冷取出）3克，沉香2克。

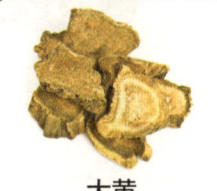
大黄

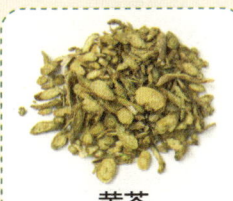
黄芩

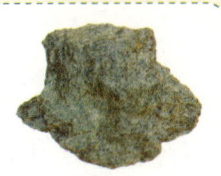
礞石

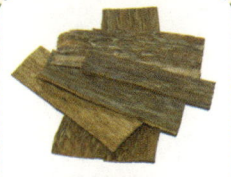
沉香

用法

水泛小丸，每服6～9克，日1～2次，温开水送下。

方解

　　方中礞石味甘咸而性平质重，咸能软坚，质重沉坠，下气坠痰以攻逐陈积伏匿之顽痰，并平肝镇惊而治痰火上攻之惊痫，且制以火硝，煅后攻逐下行之力尤强，为治顽痰的要药,为君药。臣以大黄苦寒降泄,荡涤实热,开痰火下行之路。大黄与礞石相伍,攻下与重坠并用,攻坚涤痰泻热之力尤胜。黄芩苦寒,清肺及上焦之实热;沉香行气开郁,降逆平喘,令气顺痰消,共为佐药。四药相合,重坠速降,下、清、消三法并施,药简而效宏,为泻火逐痰之峻剂。

> **主治**
>
> 实热老痰证。症见癫狂昏迷,或惊悸怔忡,或咳喘痰稠,或胸脘痞闷,或眩晕耳鸣,或绕项结核,或口眼蠕动,或不寐,或梦寐奇怪之状,或骨节猝痛难以名状,或噫息烦闷,大便秘结,舌苔黄厚腻,脉滑数有力。

运用

1 适应证: 本方为治疗实热老痰证的常用方。以癫狂惊悸,大便干燥,苔黄厚腻,脉滑数有力为辨证要点。

2 加减: 急重病,每服9~12克;慢性病,每服6~9克,均临卧服。次夜剂量根据腹泻次数及症状缓解程度而进行调整。部分患者出现咽喉稠涎而壅塞不利者,乃药力相攻,痰气上泛之象,一般次日早晨当有大便,其余几次泻下痰片黏液,为顽痰浊垢自肠道而下之象。

3 现代运用: 常用于中风、精神分裂症、癫痫、偏头痛、神经官能症等属实火顽痰胶固者。

4 注意事项: 本方药力峻猛,体虚之人及孕妇均不可轻用,以免损伤正气。

附方

竹沥达痰丸(《古今医鉴》)

半夏(汤泡七次,生姜汁浸透,晒干切片,瓦上微炒熟用)、橘红、茯苓、大黄(酒蒸晒干)、黄芩(酒炒)各6克,人参4.5克,沉香、炙甘草各1.5克,礞石3克。以上研为细末,竹沥二大碗,姜汁三盅,为丸如桐子大。每服五七十丸,饭后白汤送下。

功用 利水消肿,益气通阳。

主治 咳喘痰多,恶心呕吐,惊悸怔忡,或眩晕耳鸣,或骨节卒痛,四肢浮肿,苔黄腻,脉滑。

苓甘五味姜辛汤

方剂来源《金匮要略》

● 温肺化饮

方歌 苓甘五味姜辛汤，温肺化饮常用方，半夏杏仁均可加，寒痰水饮咳嗽康。

组成

茯苓12克，甘草、干姜各9克，细辛3克，五味子5克。

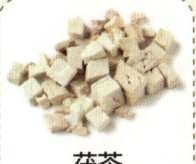
茯苓

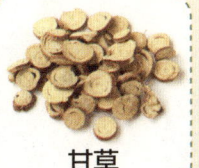
甘草

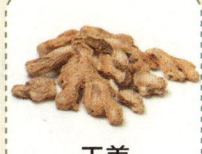
干姜

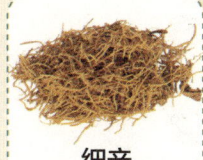
细辛

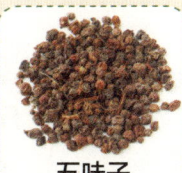
五味子

用法

以上五味，以水八升，煮取三升，去滓，温服半升，日三服。

方解

方中用干姜为君，入肺、脾经，既温肺化饮，又温脾化湿。细辛为臣，温肺散寒化饮，助干姜温散凝聚之寒饮，两者相伍，温肺化饮之力倍增。茯苓健脾渗湿，既可化已聚之痰，又能杜生痰之源，也为臣药。佐以五味子敛肺止咳，与干姜、细辛为伍，一散一收，开阖相济，散不伤正，收不留邪，既防辛散耗伤肺气，又使肺脏宣降有权。甘草和中，调和药性，为佐使药。诸药合用，温散之中佐以酸收，开阖相济，共同起到温肺化饮的功效。

主治 寒饮咳嗽。症见咳嗽痰多，清稀色白，胸膈痞满，舌苔白滑，脉弦滑。

运用

1. 适应证： 本方为治疗寒饮咳嗽的常用方。以咳嗽痰稀色白，舌苔白滑，脉弦滑为辨证要点。

2. 加减： 痰多欲呕者，加半夏以温化寒痰，降逆止呕；咳甚喘急者，加杏仁、厚朴以降气止咳；脾虚食少者，可加人参、白术、陈皮等以益气健脾。

3. 现代运用： 常用于慢性支气管炎、肺气肿等属寒饮内停者。

4. 注意事项： 凡肺燥有热、阴虚咳嗽、痰中带血者，忌用本方。

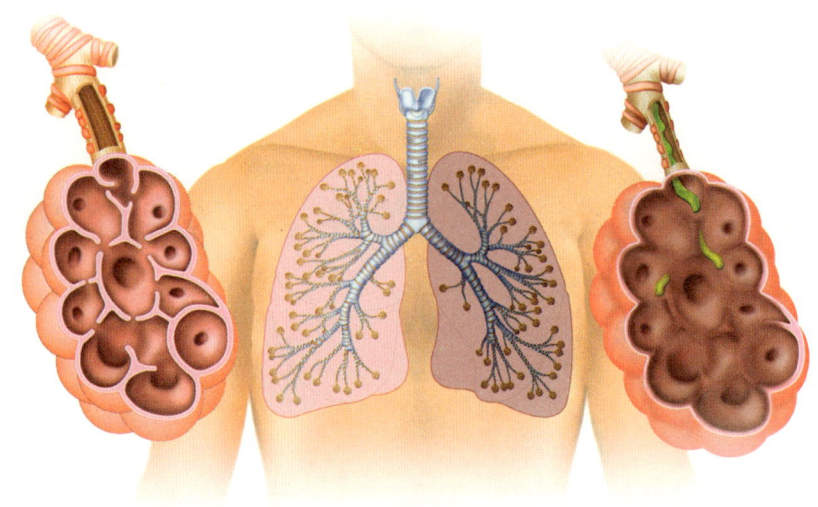

肺气肿早期可无症状或仅在劳动、运动时感到气短，随着病情进展而呼吸困难加重。

附方

冷哮丸（《张氏医通》）

麻黄（泡）、生川乌、细辛、蜀椒、生白矾、牙皂（去皮弦子，酢炙）、半夏曲、陈胆星、杏仁（去双仁者，连皮共用）、生甘草各3克，紫菀茸、款冬花各6克。以上药材共研细末，用姜汁调神曲末，并加入适量的水搅拌成糊状，每遇发作时，临睡前用生姜汤送服6克，身体虚弱的患者服3克。此外，以三建膏贴在肺俞穴上，服后时吐顽痰，胸膈自宽。连续服用数日后，用补脾肺药进行调理。

功用 散寒涤痰。

主治 寒痰哮喘。背受寒邪，遇冷即发，咳嗽痰多，胸膈痞满，倚息不得卧。

温胆汤

方剂来源 《三因极一病证方论》

● 理气化痰，清胆和胃

方歌　温胆夏茹枳陈助，佐以茯草姜枣煮，理气化痰利胆胃，胆郁痰扰诸症除。

组成

半夏（汤洗七次）、竹茹、枳实（麸炒，去瓤）各6克，陈皮9克，炙甘草3克，茯苓4.5克。

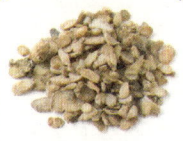
半夏

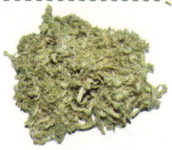
竹茹

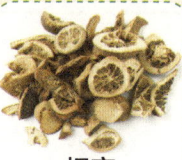
枳实

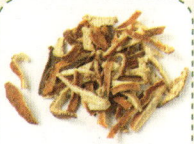
陈皮

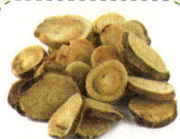
炙甘草

用法　以上药材加生姜5片，大枣1枚，水煎服。

方解　方中半夏燥湿化痰，和胃止呕，为君药。竹茹清胆和胃，清热化痰，除烦止呕，为臣药。君臣相配，既化痰和胃，又清胆热，令胆气清肃，胃气顺降，则胆胃得和，烦呕自止。陈皮理气和中，燥湿化痰；枳实破气化痰；茯苓渗湿健脾以消痰；生姜、大枣和中培土，使水湿无以留聚，共为佐药。炙甘草益气和中，调和诸药，为佐使药。诸药相伍，温凉兼进，不寒不燥，理气化痰以和胃，胃气和降则胆郁得舒，痰浊得去则胆无邪扰，诸症自愈。

主治　胆胃不和，痰热内扰证。症见胆怯易惊，虚烦不宁，失眠多梦，或呕恶呃逆，或眩晕，或癫痫等，苔腻微黄，脉弦滑。

运用

1. 适应证： 本方为治疗胆胃不和，痰热内扰证的常用方。以虚烦不眠，眩悸呕恶，苔白腻微黄，脉弦滑为辨证要点。

2. 加减： 心热烦甚者，加黄连、山栀、豆豉以清热除烦；失眠者，加琥珀粉、远志以宁心安神；惊悸者，加珍珠母、生牡蛎、生龙齿以重镇定惊；呕吐呃逆者，酌加苏叶或梗、枇杷叶、旋覆花以降逆止呕；眩晕，可加天麻、钩藤以平肝熄风；癫痫抽搐，可加胆南星、钩藤、全蝎以熄风止痉。

3. 现代运用： 常用于神经官能症、急慢性胃炎、胃及十二指肠溃疡、慢性支气管炎、梅尼埃病、更年期综合征、癫痫等属胆郁痰扰者。

附方

十味温胆汤（《世医得效方》）

半夏（汤洗七次）、枳实（去瓤切，麸炒）、陈皮（去白）各9克，白茯苓（去皮）4.5克，酸枣仁（微炒）、大远志（去心）、甘草（水煮，姜汁炒）、北五味子、熟地黄（切，酒炒）、条参各3克，粉草1.5克。以上药材锉散，每服12克，水盏半，姜五片，枣一枚，煎，不以时服。

功用 化痰宁心，益气养血。

主治 痰浊内扰，心胆虚怯证。症见触事易惊，心悸不宁，不眠多梦，心胸烦闷，坐卧不安，短气乏力，或癫狂，舌淡苔腻，脉弦而虚。

小陷胸汤

方剂来源《伤寒论》

● 清热化痰，宽胸散结

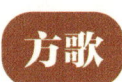

方歌 小陷胸汤连夏蒌，宽胸开结涤痰周，邪热大陷胸汤治，甘遂硝黄一泻柔。

组成

黄连6克,半夏(洗)12克,瓜蒌实20克。

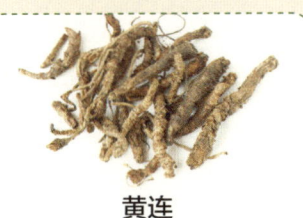
黄连

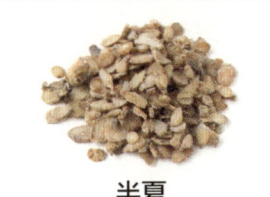
半夏

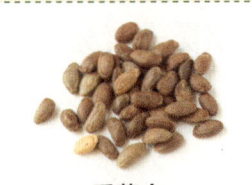
瓜蒌实

用法

水煎服。

方解

方中瓜蒌实味甘性寒,既可清热涤痰以除胸中之痰热邪气,又能利气散结而宽胸以治气郁不畅之胸满痞痛,为君药。黄连苦寒,泻热降火,为臣药,与瓜蒌实相合则清热化痰之力倍增。半夏祛痰降逆,开结消痞,为佐药。半夏与黄连同用,辛开苦降,既清热化痰,又开郁除痞。全方药虽三味,配伍精当,苦降辛开,润燥相得,可除热散结于胸。

主治

痰热互结之小结胸证。症见心下痞闷,按之则痛,或心胸闷痛,或咳痰黄稠,舌红苔黄腻,脉滑数。

运用

1 适应证: 本方为治疗痰热互结证的常用方。以胸脘痞闷,按之则痛,舌红苔黄腻,脉滑数为辨证要点。

2 加减: 心胸闷痛者,加柴胡、桔梗、郁金、赤芍等以行气活血止痛;咳痰黄稠难咯者,可减半夏用量,加胆南星、杏仁、贝母等以清润化痰。

3 现代运用: 常用于急性胃炎、胆囊炎、肝炎、冠心病、肺心病、急性支气管炎、胸膜炎、胸膜粘连等属痰热互结心下或胸膈者。

附方

柴胡陷胸汤（《重订通俗伤寒论》）

柴胡、桔梗各3克，姜半夏9克，小川连2.5克，黄芩、小枳实各4.5克，瓜蒌仁15克，水煎，临服冲入4滴生姜汁。

功用 和解清热，涤痰宽胸。

主治 邪陷少阳，痰热结胸证。症见寒热往来，胸胁痞满，按之疼痛，呕恶不食，口苦且黏，目眩，或咳嗽痰稠，苔黄腻，脉弦滑数。

三子养亲汤

方剂来源《韩氏医通》

● 温肺化痰，降气消食

方歌 三子养亲痰火方，芥苏莱菔共煎汤，外台别有茯苓饮，参术陈姜枳实尝。

组成

白芥子、紫苏子、莱菔子各9克。

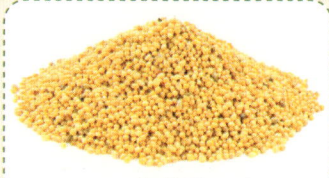
白芥子

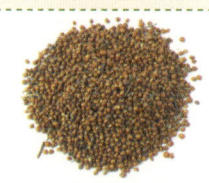
紫苏子

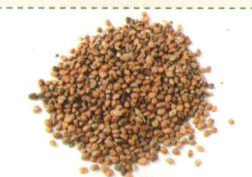
莱菔子

用法

三药捣碎，用纱布包裹，煎汤频服，不宜煎煮太过。

方解

方中白芥子温肺化痰，利气畅膈；紫苏子降气消痰，止咳平喘；莱菔子消食导滞，降气祛痰。三药均属消痰理气之品，白芥子豁痰力强，紫苏子以降气为长，莱菔子消食独胜。诸药合用，祛痰理气消食，使气顺痰消，食积得化，则咳喘自平。

主治

痰壅气逆食滞证。症见咳嗽喘逆，痰多胸痞，食少难消，舌苔白腻，脉滑。

运用

1 适应证： 本方为治疗痰壅气逆食滞证的常用方。以咳喘痰多色白，食少脘痞，舌苔白腻为辨证要点。

2 加减： 常与二陈汤合用，有助于提高疗效；若兼有表寒，可再合用三拗汤。如病情得以缓解，可改用六君子汤以善其后；若大便素实者，临服加熟蜜少许，若冬寒，加生姜三片。

3 现代运用： 常用于顽固性咳嗽、慢性支气管炎、支气管哮喘、肺心病等痰壅气逆食滞者。

4 注意事项： 本方是一种治标方，不能从根本上治疗疾病。服后，一旦病情得到缓解，应该采取标本兼治的方法。气虚者不宜单独使用。

中医视频课

贝母瓜蒌散

方剂来源《医学心悟》

● 润肺清热，理气化痰

方歌

贝母瓜蒌天花粉，橘红茯苓加桔梗，肺燥有痰咳难出，润肺化痰此方珍。

组成

贝母9克，瓜蒌6克，天花粉、茯苓、橘红、桔梗各5克。

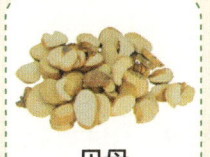
贝母

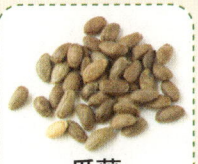
瓜蒌

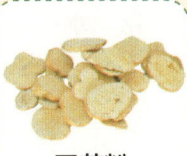
天花粉

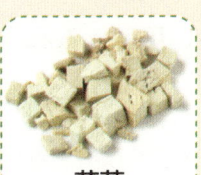
茯苓

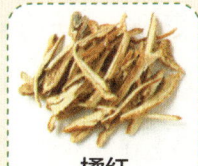
橘红

用法

水煎服。

方解

方中贝母甘而性微寒，主入肺经，清热化痰，润肺止咳，为君药。瓜蒌功善清热涤痰，利气润燥，与贝母相须为用，增强清润化痰止咳之力，为臣药。佐以天花粉清肺生津，润燥化痰。茯苓健脾渗湿以祛痰，橘红理气化痰，使气顺痰消；桔梗宣利肺气，化痰止咳，使肺宣降有权，亦为佐药。诸药相伍，甘寒而清润，化痰而不伤津，使肺得清润而燥痰自化，宣降有权而咳逆自平。

主治

燥痰咳嗽。症见咳嗽痰少，咯痰不爽，涩而难出，咽喉干燥，苔白而干。

运用

1 适应证： 本方为治疗燥痰证的常用方。以咳嗽痰少，咯痰不爽，咽喉干燥，苔白而干为辨证要点。

2 加减： 如兼感风邪，咽痒而咳，微恶风者，可加桑叶、杏仁、蝉蜕、牛蒡子等宣肺散邪；燥热较甚，咽喉干涩哽痛明显者，可加麦冬、玄参、生石膏等清燥润肺；声音嘶哑、痰中带血者，可去橘红，加南沙参、阿胶、白及等养阴清肺，化痰止血。

3 现代运用： 常用于肺结核、肺炎等属燥痰证者。

4 注意事项： 肺肾阴虚，虚火上炎之咳嗽，则非所宜。

附方

二母二冬汤（《症因脉治》）

麦门冬、天门冬、贝母、知母各12克，水煎服。

功用 养阴润肺，化痰止咳。

主治 燥痰咳嗽。症见咳嗽喘逆，时咳时止，痰不能出，面赤，舌红苔少，尺脉沉数。

第十八章
消食剂

凡以消食药为主要组成,具有消食运脾、化积导滞等作用,治疗食积停滞的方剂,都是消食类方剂。代表方剂如保和丸、健脾丸等。

葛花解酲汤

方剂来源 《内外伤辨惑论》

● 分消酒湿，理气健脾

方歌 葛花解酲香砂仁，二苓参术蔻青陈，神曲干姜兼泽泻，温中利湿酒伤珍。

组成

白豆蔻仁、缩砂仁、葛花各15克，干姜、神曲（炒黄）、泽泻、白术各6克，橘皮（去白）、猪苓（去皮）、人参（去芦）、茯苓各4.5克，木香3克，青皮（去瓤）3克。

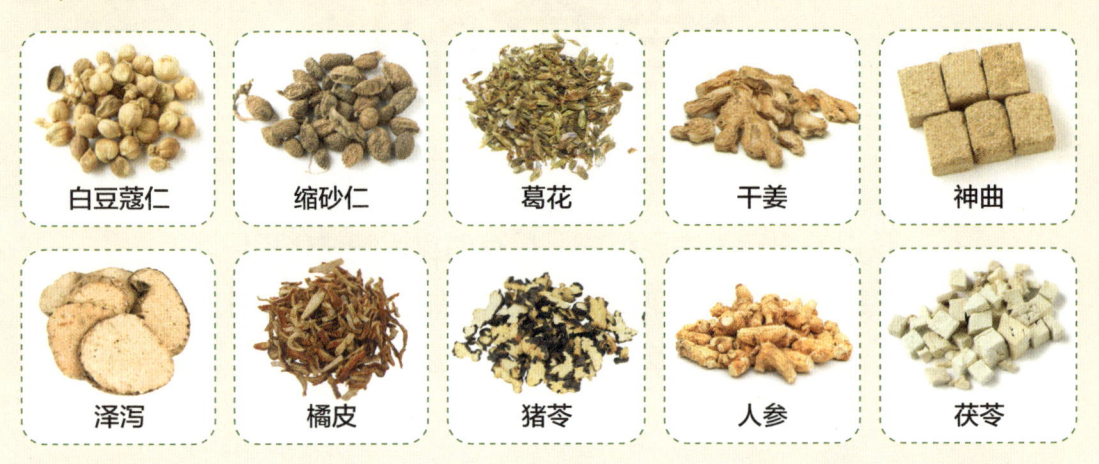

| 白豆蔻仁 | 缩砂仁 | 葛花 | 干姜 | 神曲 |
| 泽泻 | 橘皮 | 猪苓 | 人参 | 茯苓 |

用法

以上药材共研为极细末，和匀，每服9克，温开水调下；也可做汤剂，水煎服。

方解

方中以葛花为君，甘寒芳香，独入阳明，解酒醒脾。神曲消食和胃，尤善消酒食之积；缩砂仁化湿行气，温中止泻；白豆蔻仁化湿行气，温中止呕，二药合用，理气开胃醒脾，辛散解酒，合葛花之芳香以散酒毒，三者同为臣药。茯苓、猪苓、泽泻淡渗利湿，引酒湿从小便而出；青皮、橘皮、木香行气和胃；干姜、人参、白术温中健脾，共为佐药。诸药同用，芳化渗利，消中寓补，行中寓温，共同起到分消酒湿、温中健脾的功效。

主治 酒积伤脾证。眩晕呕吐，胸膈痞闷，食少体倦，小便不利，大便泄泻，舌苔腻，脉滑。

运用

1 适应证： 本方为治疗酒积的常用方。以头痛眩晕，胸闷呕吐，食少苔腻等为辨证要点。

2 加减： 若偏寒者，加吴茱萸以温中祛寒；若湿从热化，湿热内盛而见面赤烦热、口渴饮冷等证，当减去辛燥之品，改用黄芩、黄连等清热燥湿之药。

3 现代运用： 常用于饮酒过量致醉，或嗜酒成性者。

4 注意事项： 本方耗气伤津，不宜久服。

枳实导滞丸

方剂来源 《内外伤辨惑论》

● 消食导滞，清热祛湿

方歌 枳实导滞首大黄，芩连曲术茯苓襄，泽泻蒸饼糊丸服，湿热积滞力能攘。

组成

大黄30克，枳实（麸炒，去瓤）、神曲（炒）各15克，茯苓（去皮）、黄芩（去腐）、黄连（拣净）、白术各9克，泽泻6克。

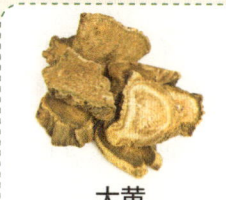
大黄

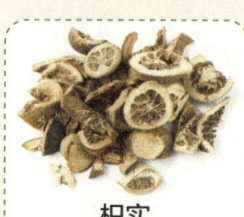
枳实

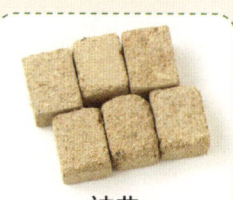
神曲

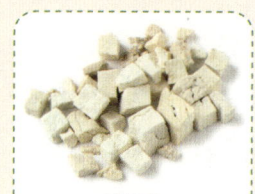
茯苓

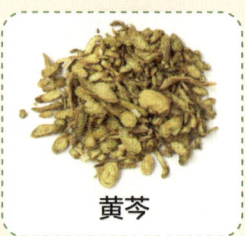 黄芩
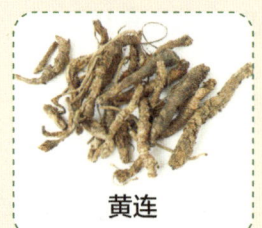 黄连
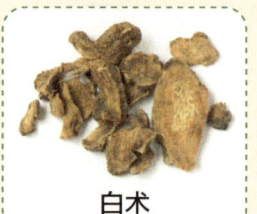 白术
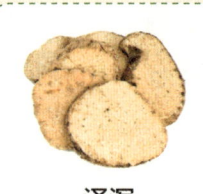 泽泻

用法

以上药材共为细末，水泛小丸，每服6～9克，食后温开水送下，每日2次；也可做汤剂，水煎服。

方解

方中以苦寒之大黄为君药，攻积泻热，使积滞湿热从大便而下。以苦辛微寒之枳实为臣，行气化滞，既助大黄攻积之力，又解气滞之腹满痞痛；神曲甘辛性温，消食健脾，使食消而脾胃得和。佐苦寒之黄连、黄芩清热燥湿，且可厚肠止痢；茯苓、泽泻甘淡渗湿，使湿热从小便分消；白术甘苦性温，健脾燥湿，协苓、泽以祛湿，且可防大黄、枳实攻积伤正，以及芩、连苦寒败胃。诸药合用，下消清利合法，以下助消，消中寓补，使积去食消，湿化热清，对于湿热食积证较重者尤为适宜。

主治

湿热食积证。症见脘腹胀痛，大便秘结，或下痢泄泻，小便短赤，舌苔黄腻，脉沉有力。

运用

1 适应证：本方为治疗湿热食积证的常用方。以脘腹胀满，泻痢或便秘，苔黄腻，脉沉有力为辨证要点。

2 加减：腹胀满较甚者，里急后重者，加木香、槟榔等以助理气导滞。

3 现代运用：常用于急慢性胃炎、神经官能症、梅尼尔氏综合征、更年期综合征、癫痫、急慢性支气管炎等属胆郁痰扰者。

4 注意事项：泄泻无积滞及孕妇不宜使用。

附方

1. 木香导滞丸（《幼科发挥》）

枳实（炒）、厚朴（姜汁炒）、槟榔各15克，黄连、黄芩、黄柏、大黄各22克，木香、黑牵牛（半生半炒，取头末）各7.5克。以上药材研为末，酒糊为丸，如小豆大，白汤送下。

功用 行气导滞，清热祛湿。

主治 痢不问赤白，有湿热食积，可下者。

2. 木香槟榔丸（《儒门事亲》）

木香、槟榔、青皮、陈皮、广茂（烧）、黄连（麸炒）各3克，黄柏、大黄各9克，香附子（炒）、牵牛各12克。以上研为细末，水丸，如小豆大，每服30丸，饭后生姜送下。

功用 行气导滞，攻积泄热。

主治 痢疾，食积。症见脘腹痞满胀痛，或赤白痢疾，里急后重，或大便秘结，舌苔黄腻，脉沉实。

保和丸

方剂来源《丹溪心法》

● 消食化滞，理气和胃

方歌 保和神曲与山楂，苓夏陈翘莱子加，曲糊为丸白汤下，亦可方中用麦芽。

组成

山楂 18 克，神曲 6 克，半夏、茯苓各 9 克，陈皮、连翘、莱菔子各 3 克。

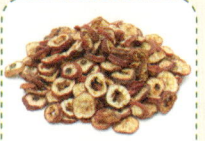 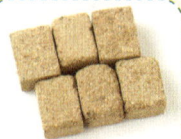 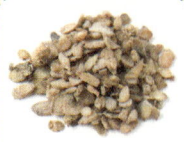 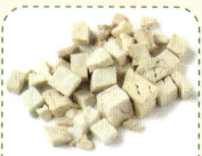 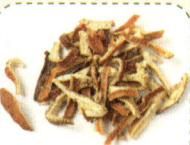

| 山楂 | 神曲 | 半夏 | 茯苓 | 陈皮 |

用法

以上药材共研为末，水泛为丸，每服 6～9 克，温开水送下；也可做汤剂，水煎服。

方解

方中以山楂为君药，可消一切饮食积滞，尤善消肉食油腻之积。臣以神曲消食健脾，更长于化酒食陈腐之积；莱菔子下气消食，长于消麦面痰气之积。三药同用，可消各种饮食积滞。佐以半夏、陈皮行气化痰，和胃止呕；茯苓利湿健脾，和中止泻。佐以苦而微寒之连翘，既可散结以助消积，又可清解食积所生之热。全方合用，消食之中兼以行气理脾，共同起到消食和胃的功效，使食积得化，脾胃调和，热清湿去，则诸症可愈。

主治

食积证。症见脘腹痞满胀痛，嗳腐吞酸，恶食呕逆，或大便泄泻，舌苔厚腻，脉滑。

运用

1 适应证： 本方为治疗食积轻证的常用方。以脘腹胀满，嗳腐厌食，苔厚腻，脉滑为辨证要点。

2 加减： 食积较重者，可加枳实、槟榔；苔黄脉数者，加黄连、黄芩；大便秘结者，可加大黄；兼脾虚者，可加白术。

3 现代运用： 常用于消化不良、小儿厌食。

4 注意事项： 本方不宜长期服用。

> **附方**
>
> **大安丸**（《丹溪心法》）
>
> 山楂、白术各12克，神曲（炒）、半夏、茯苓各6克，陈皮、莱菔子、连翘各3克。以上药材研为末，粥糊丸服。
>
> **功用** 消食健脾。
>
> **主治** 食积兼脾虚证。症见饮食不消，脘腹胀满，纳少肢倦，大便稀溏，以及小儿食积。

枳实消痞丸（又名失笑丸）

方剂来源 《兰室秘藏》

● 行气消痞，健脾和胃

方歌 枳实消痞四君全，麦芽夏曲朴姜连，蒸饼糊丸消积满，清热破结补虚痊。

组成

干生姜、炙甘草、麦蘖面、茯苓、白术各6克，半夏曲、人参各9克，厚朴（炙）12克，枳实、黄连各15克。

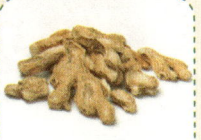
干生姜

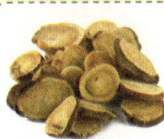
炙甘草

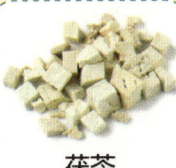
茯苓

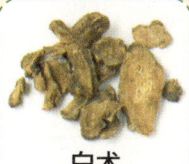
白术

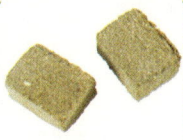
半夏曲

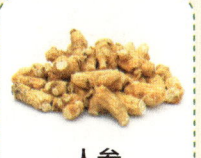
人参

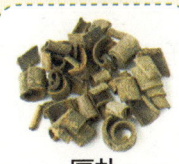
厚朴

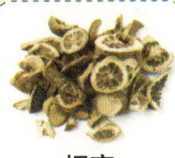
枳实

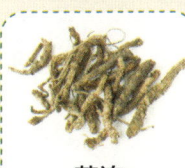
黄连

用法

以上药材共研为细末，水泛小丸或糊丸，每服6~9克，饭后温开水送下，日2次；也可做汤剂，水煎服。

方解

方中枳实苦辛微寒，行气消痞，涤荡郁陈，功力峻猛，为君药。臣以厚朴、黄连，厚朴苦辛性温，芳香化湿，下气除满，与枳实相须为用，以增强行气消痞之力；重用黄连苦寒降泄，清热燥湿而开痞。佐以半夏散曲结和胃，干生姜温中祛寒，二者与黄连相伍，辛开苦降以除痞。又伍以麦糵面（麦芽曲）消食和胃，人参、白术、茯苓、炙甘草补中健脾，亦为佐药。炙甘草尚具调药之用，兼为使药。诸药合用，消补同施，消大于补；寒热并用，辛开苦降，共同起到行气消痞、健脾和胃的功效。

主治

脾虚气滞，寒热互结证。症见心下痞满，不欲饮食，倦怠乏力，舌苔腻而微黄，脉弦。

运用

1. **适应证**：本方为治疗脾虚气滞，寒热互结之心下痞满证的常用方。以心下痞满，食少倦怠，苔腻微黄为辨证要点。

2. **加减**：脾虚甚者，重用人参、白术以增益气健脾之功；偏寒者，减黄连，加重干姜用量，可再加高良姜、肉桂等以助温中散寒之力；胀满重者，加陈皮、木香以加强行气消胀之效。

3. **现代运用**：常用于慢性胃炎、慢性支气管炎、胃肠神经症等属脾虚气滞，寒热互结者。

附方

1. 枳术汤（《金匮要略》）

枳实12克，白术6克，以上二味，以水五升，煮取三升，分温三服。

功用 行气消痞。

主治 气滞水停。症见心下坚，大如盘，边如旋盘。

2 枳术丸（《脾胃论》）

枳实（麸炒黄色，去瓤）30克，白术60克。以上药材研为极细末，荷叶裹烧饭为丸，如梧桐子大，每服9克，多用白汤下，不拘时服。

功用 健脾消痞。

主治 脾虚气滞，饮食停积。症见胸脘痞满，不思饮食，舌淡苔白，脉弱。

健脾丸

方剂来源《证治准绳》

● 健脾和胃，消食止泻

方歌 健脾参术苓草陈，肉蔻香连合砂仁，楂肉山药曲麦炒，消补兼施不伤正。

组成

白术（炒）15克，木香（另研）、黄连（酒炒）、甘草各6克，茯苓（去皮）10克，人参9克，神曲（炒）、陈皮、砂仁、麦芽（炒）、山楂（取肉）、山药、肉豆蔻（面裹，纸包槌去油）各6克。

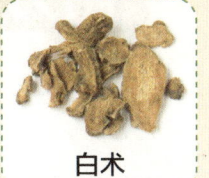 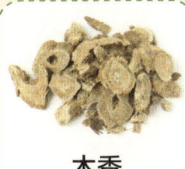 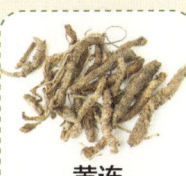 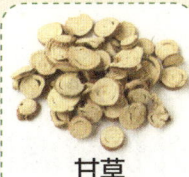 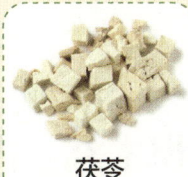

| 白术 | 木香 | 黄连 | 甘草 | 茯苓 |

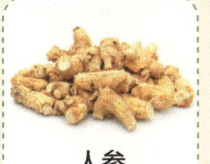 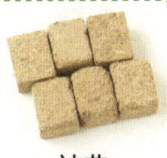 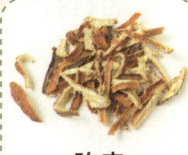 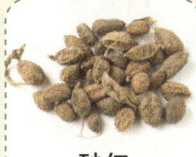 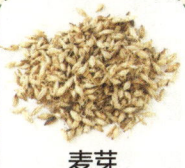

| 人参 | 神曲 | 陈皮 | 砂仁 | 麦芽 |

用法

以上药材共研为细末,糊丸或水泛小丸,每服 6～9 克,温开水送下,日 2 次;也可做汤剂,水煎服。

方解

方中人参、白术、茯苓用量居多,重在补气健脾运湿以止泻,共用为君。臣以山楂、神曲、麦芽消食和胃,除已停之积。再佐肉豆蔻、山药健脾止泻;木香、砂仁、陈皮理气开胃,醒脾化湿,且使全方补而不滞;黄连清热燥湿,以除食积所生之热。甘草补中和药,是为佐使之用。诸药共用,消补兼施,补重于消,补而不滞,消中寓清,使脾健、食消、气畅、热清、湿化。

主治

脾虚食积证。症见食少难消,脘腹痞闷,大便溏薄,倦怠乏力,苔腻微黄,脉虚弱。

运用

1 适应证: 本方为治疗脾虚食积证的常用方。以食少难消,脘腹痞闷,大便溏薄,苔腻微黄,脉虚弱为辨证要点。

2 加减: 湿甚者,加车前子、泽泻以利水渗湿;兼寒者去黄连,加干姜以温中祛寒。

3 现代运用: 常用于慢性胃肠炎、消化不良、婴幼儿腹泻等属脾虚食积证者。

附方

枳术丸《内外伤辨惑论》

枳实(炒)30 克,白术 60 克。以上药材共研为末,糊丸,每服 6~9 克,荷叶煎汤或温开水送下,每日 2 次。

功用 健脾消痞。

主治 脾虚气滞,饮食停聚。胸脘痞满,不思饮食。

第十九章
驱虫剂

凡以驱虫药为主要组成，具有驱虫、杀虫或安蛔等作用，治疗人体寄生虫病的方剂，都是驱虫类方剂。代表方剂如乌梅丸等。

化虫丸

方剂来源《太平惠民和剂局方》

● 驱虫杀虫

方歌　化虫丸中用胡粉，鹤虱槟榔苦楝根，少加枯矾面糊丸，专治虫病未虚人。

组成

胡粉（炒）、鹤虱（去土）、槟榔、苦楝根（去浮皮）各15克，枯白矾3克。

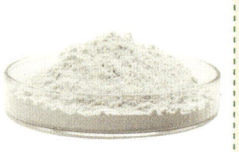
胡粉

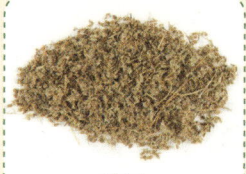
鹤虱

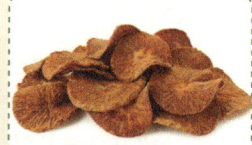
槟榔

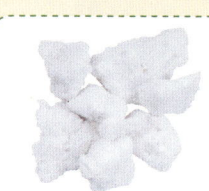
枯白矾

用法

以上药材研为末，面糊为麻子大小丸，每服6～9克，日1次，空腹米汤送下，儿童用量酌减。

方解

方中鹤虱苦辛平，有小毒，能驱杀诸虫；苦楝根苦寒，有小毒，既可驱杀蛔虫，又可缓解腹痛；槟榔辛苦温，既能杀绦虫、姜片虫，又能行气导滞，促进虫体排出；胡粉（铅粉）辛寒有毒，性能杀虫；枯矾酸咸而寒，能燥湿杀虫。诸药相合，集诸杀虫之品于一方，效专力宏，杀虫驱虫之力颇强。

主治

肠中诸虫。症见腹痛时作时止，往来上下，或呕吐清水涎沫，或吐蛔虫，多食而瘦，面色青黄。

运用

1 适应证： 本方为治疗肠道寄生虫的常用方，尤以治疗蛔虫为佳。以腹痛时作，呕吐或吐虫为辨证要点。

2 加减： 若虫积较重者，去胡粉、枯白矾，加使君子、芜荑、玄明粉、大黄以泻下驱虫。

3 现代运用： 常用于消化道各种寄生虫病，如蛔虫病、蛲虫病、绦虫病等。

4 注意事项： 本方毒性较大，要严格把握用量，不宜久服。使用后要注意调补脾胃以扶助正气，若虫未尽，可隔周再服。年老体弱者、小儿慎用，孕妇忌用。

乌梅丸

方剂来源《伤寒论》

中医视频课

● 温脏安蛔

方歌 乌梅丸用细辛桂，人参附子椒姜继，黄连黄柏及当归，温脏安蛔寒厥剂。

组成

乌梅30克，细辛3克，干姜、黄连各9克，当归、附子（炮，去皮）、桂枝、人参、黄柏各6克，蜀椒（炒香）5克。

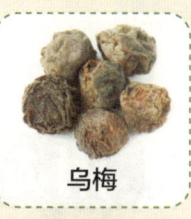 乌梅　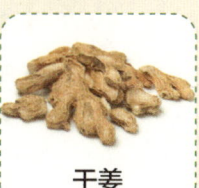 细辛　干姜　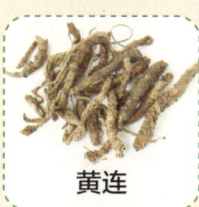 黄连　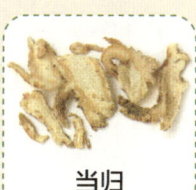 当归

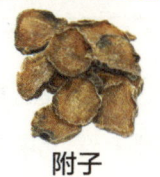 附子　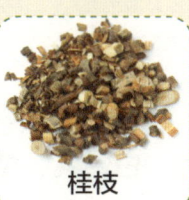 桂枝　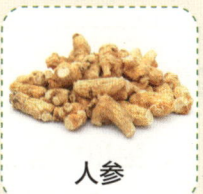 人参　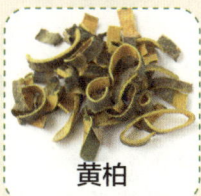 黄柏　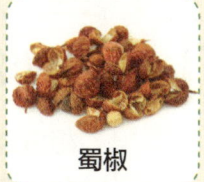 蜀椒

用法

乌梅用醋浸一宿，去核打烂，和余药打匀，烘干或晒干，研成细末，加蜜制丸，每服9克，日2～3次，空腹温开水送下；也可做汤剂，水煎服。

方解

本方重用味酸之乌梅以安蛔，使蛔静痛止，又能涩肠以止泻止痢，为君药。以味辛性温之蜀椒、细辛，温脏而驱蛔；味苦性寒之黄连、黄柏，清热而下蛔，二药又为止痢之要药，共为臣药。附子、干姜、桂枝助其温脏祛寒、伏蛔之力；以人参、当归益气补血，扶助正气，与桂、附、姜相配，既可养血通脉，以除四肢厥冷，也有利于温脏安蛔，合为佐药。炼蜜为丸，甘缓和中，为使药。诸药合用，酸苦并进，寒温并用，邪正兼顾，共同起到温脏安蛔、扶正祛邪的功效。

主治

蛔厥证。症见腹痛时作，手足厥冷，烦闷呕吐，时发时止，得食即呕，常自吐蛔。也治久泻、久痢。

运用

1 适应证： 本方为治疗蛔厥证的代表方。以腹痛时作，常自吐蛔，甚或手足厥冷为辨证要点。

2 加减： 本方以安蛔为主，临床运用时可酌加使君子、苦楝根皮、榧子、槟榔等以增强驱虫作用；若热重者，可去附子、干姜；寒重者，可减黄连、黄柏；口苦，心下疼热甚者，重用乌梅、黄连，并加川楝子、白芍；无虚者，可去人参、当归；呕吐者，可加吴茱萸、半夏；大便不通者，可加大黄、槟榔。

3 现代运用： 常用于胆道蛔虫症、肠道蛔虫症、慢性菌痢、慢性胃肠炎、结肠炎等证属寒热错杂，气血虚弱者。

4 注意事项： 方药性偏温，以寒重者为宜。蛔虫病发作之时，可先用本方安蛔，再行驱虫。

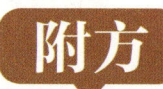

附方

1 连梅安蛔汤（《通俗伤寒论》）

胡黄连3克，川椒（炒）、生川柏各2克，白雷丸、尖槟榔（磨汁冲）各9克，乌梅肉5克。水煎，空腹时服。

功用 清热安蛔。

主治 肝胃热盛蛔动证。症见腹痛，不思饮食，食则吐蛔，甚或烦躁，厥逆，面赤口燥，舌红，脉数。

② 理中安蛔汤（《万病回春》，原名安蛔汤）

人参7克，白术、茯苓各10克，干姜（炒黑）5克，乌梅9克，花椒（去目）3克。以上药材锉，水煎服。

功用 温中安蛔。

主治 中焦虚寒蛔扰证。症见便溏溲清，腹痛肠鸣，便蛔或吐蛔，四肢不温，舌苔薄白，脉虚缓。

肥儿丸 | 方剂来源 《太平惠民和剂局方》

● 杀虫消积，健脾清热

方歌 肥儿丸内用使君，豆蔻香连曲麦槟，猪胆为丸热水下，虫疳食积一扫清。

组成

神曲（炒）、黄连（去须）、槟榔（不见火，细锉，晒）各10克，肉豆蔻（面裹，煨）、使君子（去皮）、麦芽（炒）各5克，木香2克。

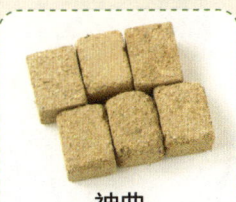
神曲

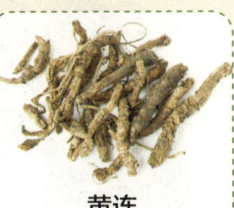
黄连

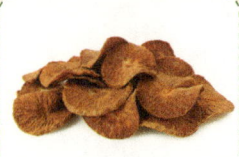
槟榔

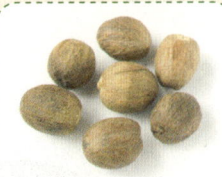
肉豆蔻

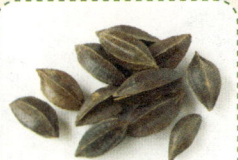
使君子

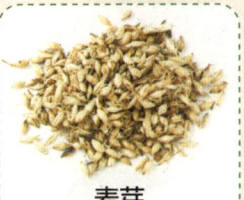
麦芽

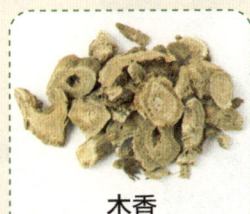
木香

用法

以上药材共研为细末,取猪胆汁和丸,每次 3 克,空腹服。一岁以内小儿酌减。

方解

方中神曲重在消食,使君子专于杀虫,两药相合,祛食、虫之积,除致病之因,共为君药。臣以麦芽增强神曲消食之力,还可健脾和胃;槟榔既能驱虫,又能行气消胀,以除胀满;黄连清热燥湿,泻其疳热,苦又下虫,以助使君子、槟榔之力。佐以肉豆蔻、木香行气止痛,其中肉豆蔻又可涩肠止泻。更用胆汁和药为丸,与黄连配合,则清热之功更佳。全方标本兼顾,杀虫消食并举,健脾除疳,使食消虫去,气畅热清。

主治

小儿虫疳。症见食欲不振,面黄形瘦,肚腹胀大,口臭发热,大便溏薄,虫积腹痛,舌苔黄腻。

运用

1 适应证: 本方为治疗小儿虫疳的常用方。以面黄体瘦,肚腹胀大,发热口臭为辨证要点。

2 加减: 虚者,加米仁、山药;虚甚,加人参;有虫,加川楝子、使君子肉、鹤虱。

3 现代运用: 常用于小儿消化不良、虫积腹痛、面黄肌瘦、食少腹胀泄泻。

4 注意事项: 脾气虚弱者慎用,孕妇、哺乳期妇女不宜用。

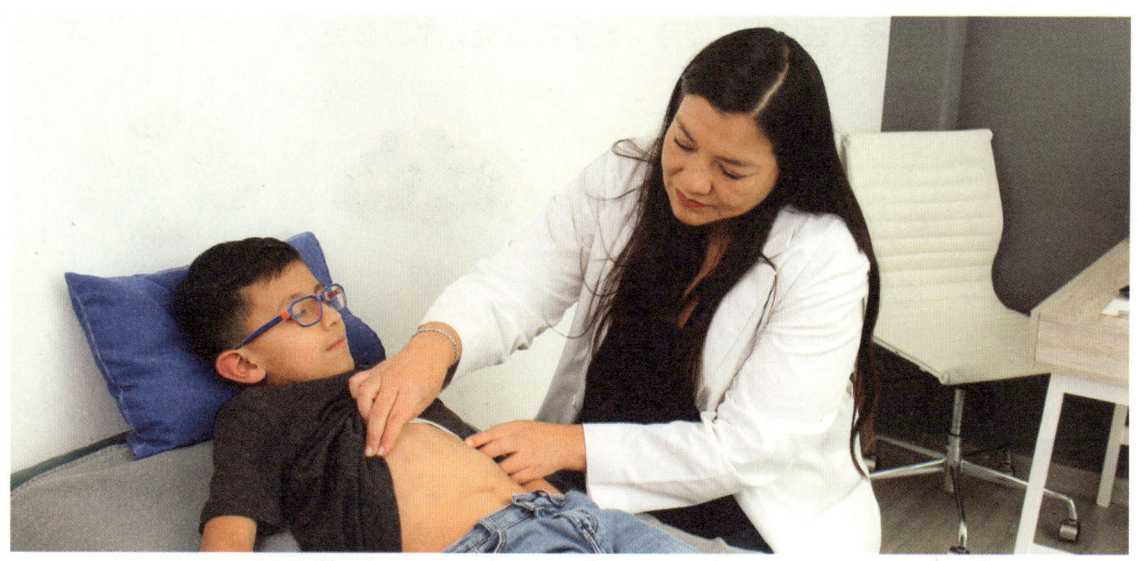

小儿消化不良主要表现为上腹痛、腹胀、早饱、嗳气、恶心、呕吐、上腹灼热感等。

第二十章
涌吐剂

凡以涌吐药为主要组成，具有涌吐痰涎、宿食、毒物等作用，治疗痰涎、食积及胃中毒物的方剂，都是涌吐类方剂。代表方剂如瓜蒂散等。

瓜蒂散

方剂来源《伤寒论》

● 涌吐痰涎宿食

方歌 瓜蒂散用赤豆研，豆豉煎汁送下安，痰涎宿食填上脘，逐邪宣壅服之先。

组成 瓜蒂（熬黄）、赤小豆各3克。

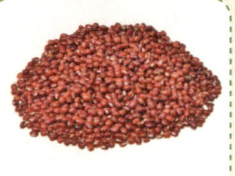
赤小豆

用法 将二药研细末和匀，每服1～3克，用淡豆豉9克，煎汤送服。

方解 方中瓜蒂苦寒有小毒，能涌吐痰涎宿食，为君药。赤小豆酸平，与瓜蒂相须为用，酸苦涌泻，善吐胸脘实邪，为臣药。以淡豆豉煎汤调服，既可宣解胸中邪气，利于涌吐，又可安中护胃，使催吐而不伤胃气，为佐使药。三药合用，涌吐痰涎宿食，宣越胸中陈腐之邪就近从上而解。全方酸苦相须，意在涌泄，佐以安中，使吐不伤胃。

主治 痰涎、宿食壅滞胸脘证。症见胸中痞硬，烦懊不安，欲吐不出，气上冲咽喉不得息，寸脉微浮。

运用

1. 适应证： 本方为涌吐的代表方。以胸中痞硬，欲吐不出，气上冲咽喉不得息，或误食毒物仍在胃中者为辨证要点。

2. 现代运用： 常用于暴饮暴食之胃扩张、误食毒物、精神分裂症、精神抑郁症等属于痰食壅滞胸脘证者。

3. 注意事项： 方中瓜蒂苦寒有毒，催吐力峻，易伤胃气，体虚者应慎用；若宿食已离胃入肠，或痰涎不在胸膈，应禁用。

附方

1. 三圣散（《儒门事亲》）

防风（去芦）9克，瓜蒂（炒黄）、藜芦（去苗心）各3克。以上药材共研为粗末，水煎徐徐服，以吐为度。

功用 涌吐风痰。

主治 中风闭证，口眼㖞斜或不省人事，牙关紧闭，脉浮滑实；癫痫，浊痰壅塞胸中，上逆时发；误食毒物，停于上脘者。

2. 盐汤探吐方（《金匮要略》）

盐30克，水600毫升。煮至盐溶解，分三服，当吐出食，便痊愈。

功用 涌吐宿食。

主治 宿食停滞胃中，脘腹胀痛不舒；或干霍乱，欲吐不得吐，欲泻不得泻，腹中绞痛，烦满不舒者。

急救稀涎散

方剂来源《圣济总录》

● 开关涌吐

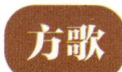

稀涎皂角白矾班，或益藜芦微吐间，风中痰升人眩仆，当先服此通其关。

组成

猪牙皂角（须是肥实不蛀，削去黑皮）、白矾（光明通莹者）各30克。

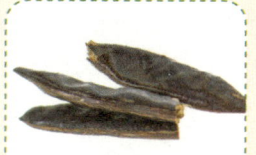
猪牙皂角

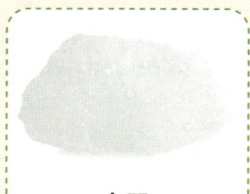
白矾

用法

二味共研为细末，每服1.5～4.5克，温开水调下。

方解

方中白矾酸苦涌泻，能化顽痰，并有开闭催吐之功。皂角辛咸，善于通窍开闭，荡涤痰浊。合而用之，酸苦辛咸相须，通关涌吐，共通起到稀痰催吐、通关开窍的。

主治

中风闭证。症见痰涎壅盛，喉中痰声辘辘，气闭不通，心神瞀闷，四肢不收，或倒仆不省，或口角㖞斜，微有涎出，脉滑实有力者。也治喉痹。

运用

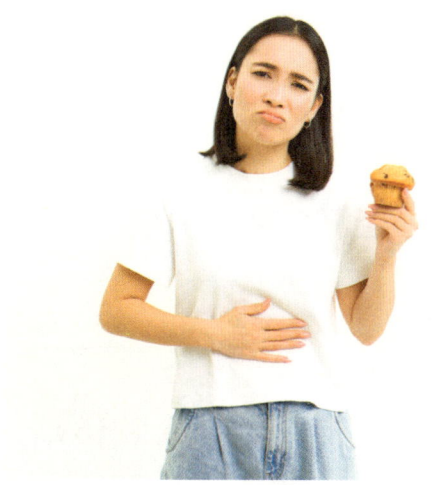

气温较高的夏秋季节易发生胃肠型食物中毒，表现为恶心、呕吐、腹痛、腹泻等急性胃肠炎症状。

1 适应证： 本方为急救中风闭证及喉痹的代表方。以喉中痰声辘辘，气闭不通，心神瞀闷，人事不省，脉滑实有力为辨证要点。

2 加减： 本方涌吐之功较弱，若用于痰食壅滞胸脘重证，可酌加瓜蒂、藜芦，以增强其涌吐作用。

3 现代运用： 常用于脑血管意外、食物中毒等。

4 注意事项： 本方开关急救，等痰涎排出，神志清醒以后，便不可续进，应随证调治。中风脱证则禁用本方。

第二十一章
治痈疡剂

凡具有散结消痈、解毒排脓、生肌敛疮等作用,治疗痈疽疮疡证的方剂,都是治痈疡方。代表方剂如阳和汤、透脓散等。

四妙勇安汤

方剂来源《验方新编》

● 清热解毒，活血止痛

方歌 四妙勇安金银花，玄参甘草当归加，清热解毒兼活血，热毒脱疽效堪夸。

组成

金银花、玄参各90克，当归60克，甘草30克。

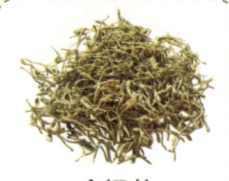
金银花

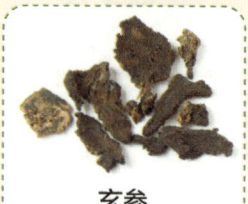
玄参

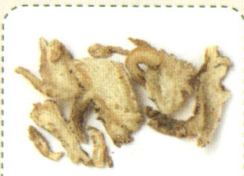
当归

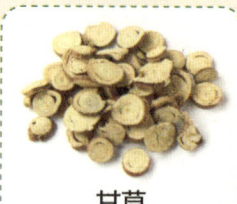
甘草

用法

水煎服，一连十剂，忌抓擦。

方解

方中金银花味甘性寒，尤善清热解毒而治痈疽，为君药。玄参长于清热凉血，泻火解毒，并能散结软坚，与君药合用，既清气分之邪热，又解血分之热毒；当归性味甘辛而温润，养血活血，既可行气血、化瘀通脉而止痛，又合玄参养血滋阴而生新，共为臣药。甘草生用，既助金银花清热解毒，合当归、玄参养阴生津，又能调和诸药，为之佐使。四药配伍，清热解毒之中寓活血养血之法，气血兼顾，通脉止痛，则诸证自愈。

主治 热毒炽盛之脱疽。症见患肢暗红微肿灼热，疼痛剧烈，久则溃烂腐臭，甚则脚趾节节脱落，延及足背，烦热口渴，舌红，脉数。

运用

1 适应证： 本方为治疗热毒脱疽的代表方。以患肢暗红微肿灼热，疼痛剧烈，烦热口渴，舌红，脉数为辨证要点。

2 加减： 如湿热重者，加川柏、苍术、知母、泽泻；血瘀明显者，加桃仁、红花、虎杖；气血两虚者，加党参、炙黄芪、生地、白术、鸡血藤。

3 现代运用： 常用于血栓闭塞性脉管炎、静脉炎、下肢溃疡、坐骨神经痛、下肢深静脉栓塞等。

4 注意事项： 脾胃虚弱、大便溏薄者慎用。

犀黄丸

方剂来源 《外科证治全生集》

● 活血行瘀，解毒消痈

方歌　犀黄丸内用麝香，乳香没药与牛黄，乳岩横痃或瘰疬，正气未虚均可尝。

组成

犀牛黄（牛黄代替）1克，乳香、没药各30克，麝香4.5克。

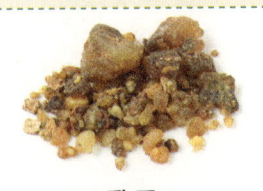
乳香

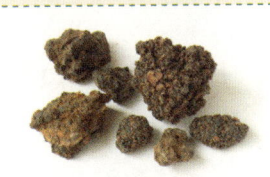
没药

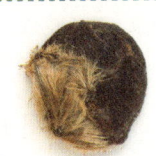
麝香

用法

以上四味，除牛黄、麝香外，另取黄米30克，蒸熟烘干，与乳香、没药粉碎成细粉；将牛黄、麝香研细，与上述粉末配研，过筛，混匀。用水泛丸，阴干即得。每服9克，以陈酒送服。

方解

方中犀黄（牛黄）味苦甘，性凉，长于清热解毒，化痰散结，为清热解毒之要药，为君药。麝香芳香辛窜，通经络，散结滞，辟邪毒，除秽浊，为臣药。乳香、没药活血祛瘀，消肿定痛，共为佐药。黄米饭为丸，调胃和中；陈酒送服，宣通血脉，加强解毒散结之功，共为佐使。诸药相伍，清消并用，解毒消痈，化痰散结，活血祛瘀，使气血流通，诸病皆除。

主治 火郁痰凝、气滞血瘀所致的乳岩、瘰疬、横痃、痰核、流注、肿痛、小肠痈等见舌红、脉滑数者。

运用

1 适应证： 本方为治疗内外痈疽肿毒的代表方。以舌质红，脉滑数为辨证要点。

2 现代运用： 常用于淋巴结炎、乳腺囊性增生、乳腺癌、多发性脓肿、骨髓炎等见舌红、脉滑数者。

3 注意事项： 有虚火者不宜用；肺痈万不可用。孕妇忌服，体弱者慎用。

牛蒡解肌汤

方剂来源《疡科心得集》

● 疏风清热，凉血消肿

方歌 牛蒡解肌用荆夏，山栀丹皮石斛翘，玄参薄荷共成方，头面风热疮疡消。

组成 牛蒡子、山栀、丹皮、玄参各12克，薄荷、荆芥、连翘各6克，石斛3克，夏枯草15克。

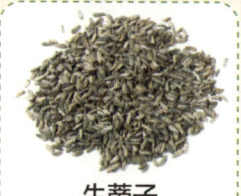

牛蒡子

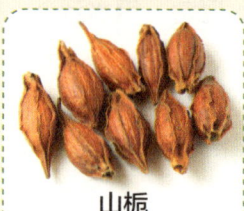

山栀

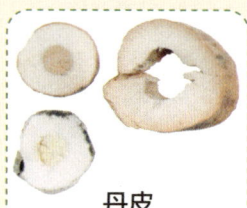

丹皮

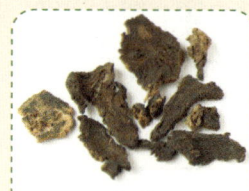

玄参

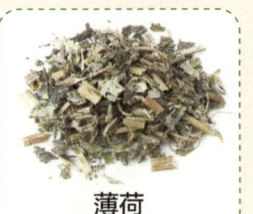
薄荷

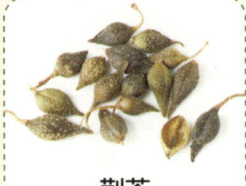
荆芥

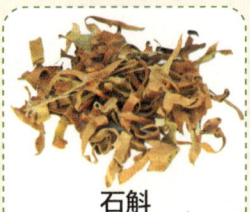
石斛

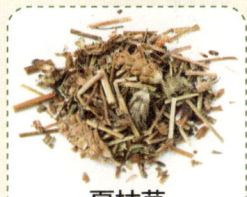
夏枯草

用法

水煎服。

方解

方中牛蒡子辛苦而寒，性偏滑利，功善疏散风热，解毒散肿。薄荷、荆芥辛能疏风，透邪解表，连翘清热解毒，散结消痈，三药相配，既助牛蒡子以增强疏散风热之力，又清中有散。夏枯草、山栀清气泻火，解毒散结，以解痰火之郁结；丹皮、玄参、石斛凉血解毒，软坚散瘀，滋阴清热，以泄血分之伏火。诸药相配，辛苦甘寒合法，散中有清，清中有养，清消之中寓辛散之法，则痰火得清，痈疮得消。

主治

风火热毒上攻之痈疮。症见风火牙痛，颈项痰毒，兼有表热证；外痈局部焮红肿痛，寒轻热重，汗少口渴，小便黄，苔白或黄，脉浮数。

运用

1. 适应证： 本方为治疗风火热毒上攻痈疮的常用方。以风火牙痛，头面风热，兼有表热证，及外痈局部焮红肿痛，寒轻热重，汗少口渴，小便黄，脉浮数，苔白或黄为辨证要点。

2. 现代运用： 常用于流行性腮腺炎、急性咽炎、急性淋巴结炎等病症。

中医视频课

阳和汤

方剂来源《外科证治全生集》

● 温阳补血，散寒通滞

方歌

阳和汤法解寒凝，外症虚寒色属阴，熟地鹿胶姜炭桂，麻黄白芥草相承。

组成

熟地黄30克,麻黄、炮姜炭各2克,鹿角胶9克,白芥子(炒研)6克,肉桂、生甘草各3克。

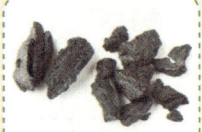
熟地黄

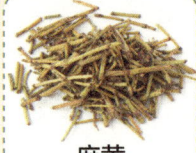
麻黄

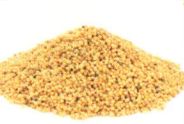
白芥子

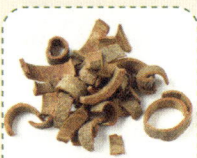
肉桂

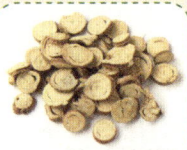
生甘草

用法

水煎服。

方解

方中熟地黄温补营血,填精益髓;鹿角胶温肾助阳,补益精血。两者合用,温阳补血,以治其本,共为君药。肉桂、姜炭药性辛热,均入血分,温阳散寒,温通血脉,共为臣药。白芥子辛温,可达皮里膜外,温化寒痰,通络散结;少量麻黄,辛温达表,宣通毛窍,开腠理,散寒凝,合为佐药。方中鹿角胶、熟地黄得姜、桂、芥、麻之宣通,则补而不滞;麻、芥、姜、桂得熟地黄、鹿角胶之滋补,则温散而不伤正。生甘草为使,解毒并调诸药。全方配伍,宣化寒凝而通经脉,补养精血而扶阳气,使筋骨、肌肉、血脉、皮里膜外凝聚之阴邪,皆得尽去,因此得名"阳和汤"。

主治

阴疽。如贴骨疽、脱疽、流注、痰核、鹤膝风等。患处漫肿无头,皮色不变,酸痛无热,口中不渴,舌淡苔白,脉沉细或迟细。

运用

1 适应证: 本方是治疗阴疽的常用方。以患处漫肿无头,皮色不变,酸痛无热者为辨证要点。

2 加减: 若兼气虚不足者,加党参、黄芪等甘温补气;若阴寒重者,加附子温阳散寒。

3 现代运用: 常用于慢性骨髓炎、骨膜炎、慢性淋巴结炎、类风湿性关节炎、无菌性肌肉深部脓肿、血栓闭塞性脉管炎、慢性支气管炎、慢性支气管哮喘、妇女乳腺小叶增生、痛经等证属阳虚寒凝者。

4 注意事项: 方中熟地用量宜重,麻黄用量宜轻。阳证疮疡红肿热痛,或阴虚有热,或疽已溃破者,不宜用此方。

小金丹

方剂来源《外科证治全生集》

● 化痰除湿，祛瘀通络

方歌 金丹内麝草乌，灵脂胶香与乳没，木鳖地龙归墨炭，诸疮肿痛最宜服。

组成

白胶香、草乌（制）、五灵脂、地龙、木鳖子各150克，没药（去油）、乳香（去油）、当归身各75克，麝香15克，墨炭12克。

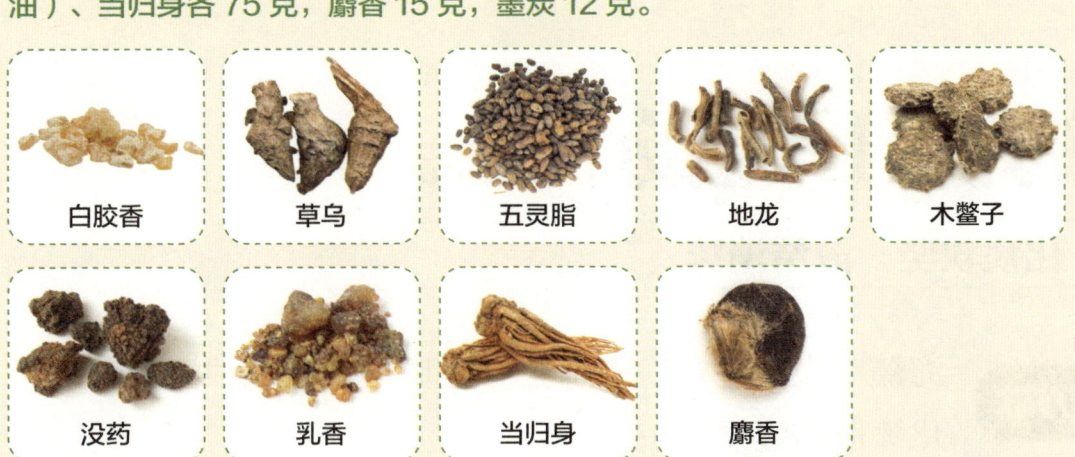

用法

将除麝香外的药材粉碎成细粉，麝香研细，与上粉末配研，过筛。每100克粉末加糯米粉25克，混匀。另用糯米粉5克，制稀糊泛丸，阴干或低温干燥即得。每服2~5丸，一日二次，小儿酌减。

方解

方中木鳖子性温味苦微甘，散结消痰，攻毒疗疮。草乌辛热有毒，温经散寒，除湿通络。二药相配，解散寒凝之力益彰。麝香、五灵脂、地龙散瘀化滞，活血通络；乳香、没药、白胶香散瘀定痛，活血消痈；当归活血补血，使破瘀而不耗血；墨炭色黑入血，消肿化痰。糯米粉为丸，取其养胃和中之用。诸药合方，重在温通消散，剂以为丸，峻药缓用，共同起到温散寒湿、祛瘀止痛、消肿散结的功效。

主治 寒湿痰瘀所致的流注、痰核、瘰疬、乳岩、横痃、贴骨疽等病。初起皮色不变、肿硬作痛者。

运用

1 适应证： 本方适用于阴疽、流注、痰核、瘰疬、乳岩、横痃等初起，证属寒湿痰瘀凝结者。以皮色不变，肿硬作痛为辨证要点。

2 现代运用： 常用于多种肿瘤，淋巴结核、慢性淋巴结炎、慢性腮腺炎、肌肉深部脓肿以及痰核、流注、瘰疬、乳房肿块，阴疽肿痛等病症。

3 注意事项： 忌生冷，孕妇忌服。服药后不能与含有人参的药物同时服用。

海藻玉壶汤

方剂来源《外科正宗》

● 化痰软坚，散结消瘿

方歌 海藻玉壶带昆布，青陈归芎夏贝母，连翘独活甘草入，化痰散结瘿瘤除。

组成

海藻、贝母、陈皮、昆布、青皮、川芎、当归、半夏、连翘、甘草节、独活各3克，海带1.5克。

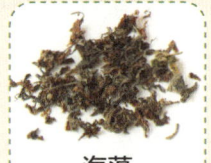
海藻

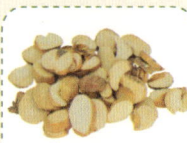
贝母

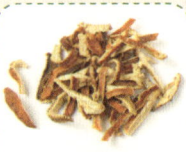
陈皮

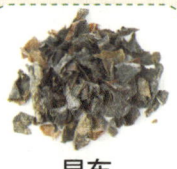
昆布

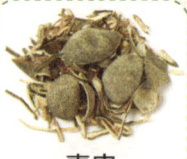
青皮

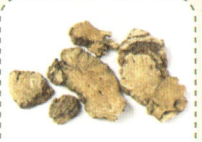
川芎

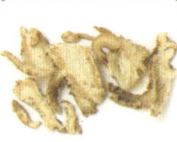
当归

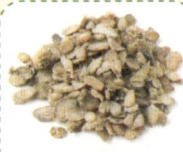
半夏

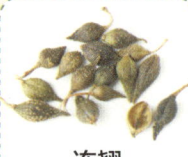
连翘

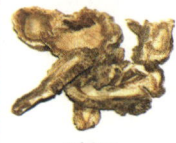
独活

用法

水煎服。

方解

方用海藻、昆布、海带化痰软坚，散结消瘿，为治瘿瘤之要药。青皮、陈皮行气解郁，使气顺则痰消；当归、川芎活血调营。四味相合，活血理气，调畅气血以助散结消瘿。半夏、贝母化痰散结，以增消瘿之力；连翘清热散结，独活辛散通络。甘草结与海藻相反，取其相反相成，以激发药力，且调和诸药。诸药配伍，相反相成，化痰软坚之中寓行气活血之法，化痰、散结、行气、活血并施，以散结消瘿。

主治

气滞痰凝之瘿瘤初起。症见漫肿或结块，皮色不变，不痛，不溃，或肿或硬，或赤不赤。也治石瘿，坚硬如石，推之不移，皮色不变。

运用

1 适应证： 本方为治疗瘿瘤的常用方。多发于颈部，以漫肿或结块，皮色不变，不痛，不溃为辨证要点。

2 现代运用： 常用于瘿瘤初起、甲状腺功能亢进、脂膜炎、乳腺增生、淋巴结核、结核性腹膜炎、多发性疖病等。

3 注意事项： 服药期间，避免食用油腻、厚重、辛辣类食物，同时节制性生活。

透脓散 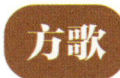方剂来源《外科正宗》

● 补气养血，托毒溃痈

方歌

透脓散治毒成脓，芪归山甲皂刺芎，程氏又加银蒡芷，更能速奏溃破功。

组成

黄芪12克,穿山甲(炒末)3克,川芎9克,当归6克,皂刺5克。

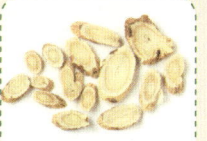黄芪 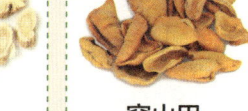穿山甲 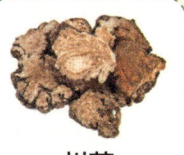川芎 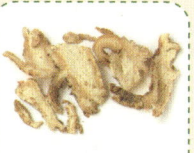当归 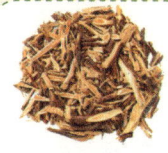皂刺

用法

水煎服,临服入酒适量。

方解

方中重用黄芪,甘温益气,托疮生肌,为君药。当归养血活血;川芎活血行气,化瘀通络。两药与黄芪相伍,既补益气血,又活血通脉,使气旺血充,血脉通畅,则可透脓外泄,生肌长肉,共为臣药。穿山甲、皂角刺善于消散穿透,软坚溃痈;加酒少许,宣通血脉,以助药力,均为佐药。诸药配伍,重用甘温以扶助正气,寓消于补以托毒透脓。

主治

气血两虚,疮痈脓成难溃。疮痈内已成脓,无力外溃,漫肿无头,或酸胀热痛。

运用

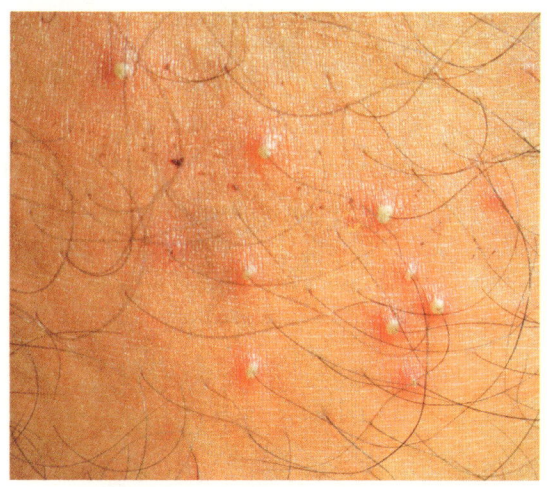

毛囊炎,成人主要发生于多毛的部位,小儿则好发于头部。

1 适应证: 本方为治气血两虚,痈疮脓成难溃的常用方。以疮痈脓成而体虚无力外溃,舌淡,脉细弱为辨证要点。

2 加减: 热毒炽盛、红肿热痛者,加蒲公英、紫花地丁等清热毒;脓甚胀痛者,加桔梗、薏苡仁、冬瓜仁排脓消肿。

3 现代运用: 常用于体表化脓性疾病属邪实正盛、酿脓难溃者。

4 注意事项: 脓已成而不溃者,本方服之即破;本方用之不宜过早,疮疡初起未成脓者禁用。

附方

透脓散（《医学心悟》）

黄芪 12 克，皂刺、白芷、川芎、牛蒡子、穿山甲（炒，研）各 3 克，金银花、当归各 1.5 克，酒水各半煎服。

功用 益气活血，溃痈解毒。

主治 痈毒内已成脓，不穿破者。

内补黄芪汤

方剂来源《外科发挥》

● 温补气血，生肌敛疮

方歌 内补黄芪地芍冬，参苓远志加川芎，当归甘草官桂并，力补痈疽善后功。

组成

黄芪（盐水拌炒）、麦门冬（去心）、熟地黄（酒拌）、人参、茯苓各 9 克，甘草（炙炒）4 克，白芍（炒）、远志（去心，炒）、川芎、肉桂、当归（酒拌）各 6 克。

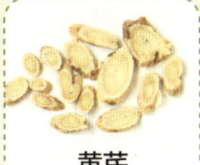
黄芪

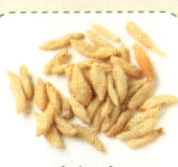
麦门冬

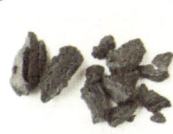
熟地黄

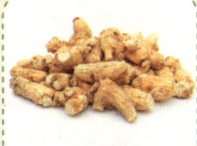
人参

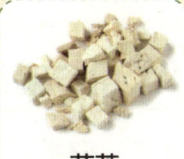
茯苓

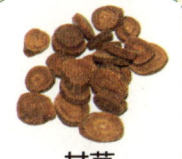
甘草

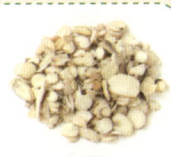
白芍

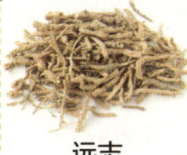
远志

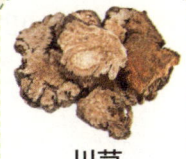
川芎

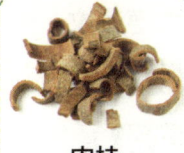
肉桂

用法

以上药材加水二盅，生姜三片，大枣一枚，煎八分，饭后半小时服。

方解

方中黄芪善补脾肺之气，生肌敛疮；人参大补元气，补脾益肺。二者相合，益气生肌敛疮力著。肉桂温阳散寒，通畅气血，与补气药相配伍则能温补阳气，以鼓舞气血之化生。熟地黄滋养阴血，与黄芪同用，益气养血，以益祛腐生肌、收敛疮口之效。当归、川芎活血养血，行滞通络。麦门冬、白芍滋阴补血，敛阴以配阳。远志宁心安神，疏泄壅滞而消痈疽。茯苓健脾泄浊；生姜、大枣调补脾胃以益中州、促运化。炙甘草益气和中，调和诸药。诸药配伍，气血并补，佐以温通，共同起到生肌敛疮的功效。

主治

痈疽溃后，气血两虚证。痈疽发背，溃后虚羸少气，溃疡作痛，或疮口经久不敛，脓水清稀，倦怠懒言，少食乏味，自汗口干，夜寐不安，间有发热，经久不退，舌淡苔白，脉细弱。

运用

1 适应证： 本方为治疗痈疽溃后、气血不足、疮口经久不敛证的常用方。以痈疽发背，溃后虚羸少气力，溃疡作痛，或疮口经久不敛，脓水清稀，倦怠懒言，舌淡苔白，脉细弱为辨证要点。

2 现代运用： 常用于疖、痈、蜂窝织炎已溃破。

3 注意事项： 本方为补虚而设，溃后虽气血亏虚但毒邪未尽时切勿使用；疮疡早期、成脓期热毒尚盛者禁用。

附方

保元大成汤（《外科正宗》）

人参、白术、黄芪（蜜水拌炒）各6克，茯苓、白芍、陈皮、当归身、炙甘草、附子、山萸肉、五味子各3克，木香、砂仁各1.5克。水二盅，煨姜三片去皮，大枣三枚，煎八分，饭后半小时服。

功用 益气温阳，生肌敛疮。

主治 胃气将绝，元阳衰微之溃疡。症见睡卧昏倦，足冷身凉，便溏或秘，胸膈或宽或不宽，食而无味，舌润少津，脉虚细。